新形态教材

CHANGJIAN SUNSHANG
YUNDONG KANGFU
ZHIDAO SHOUCE

常见损伤运动康复指导手册

周同　主编

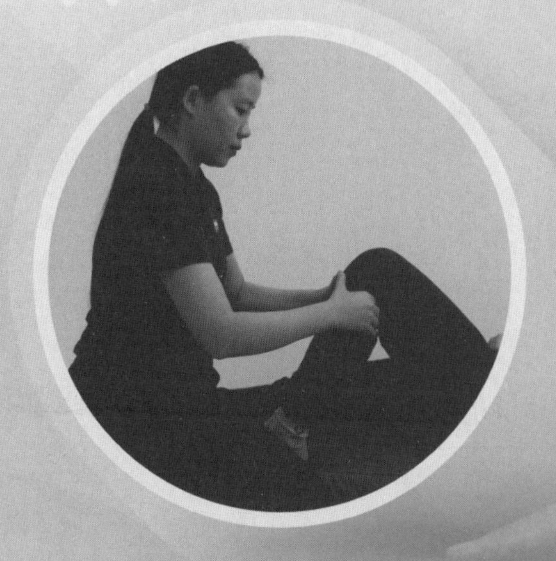

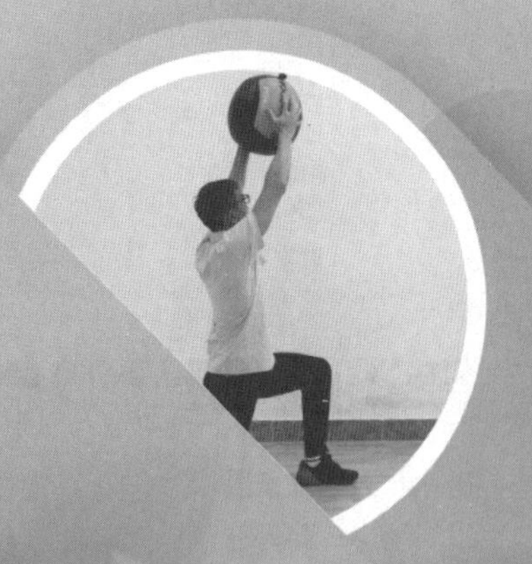

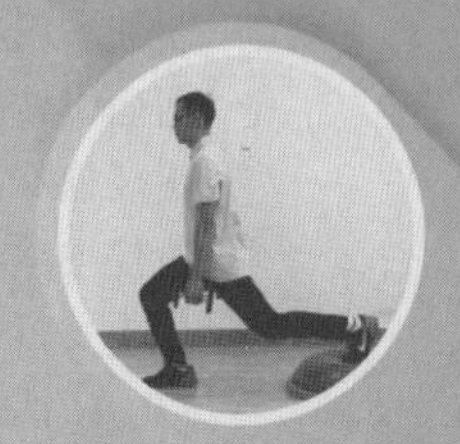

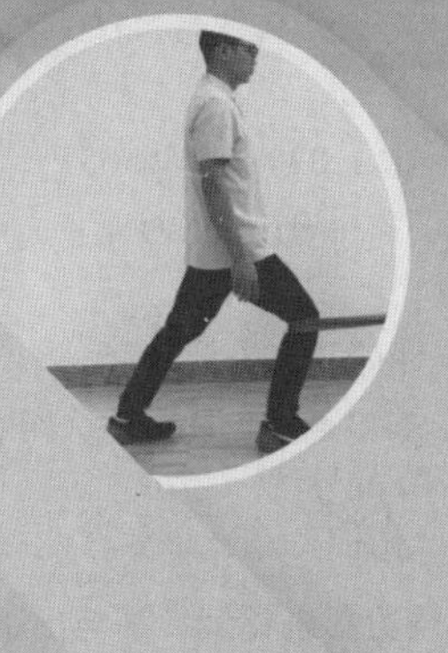

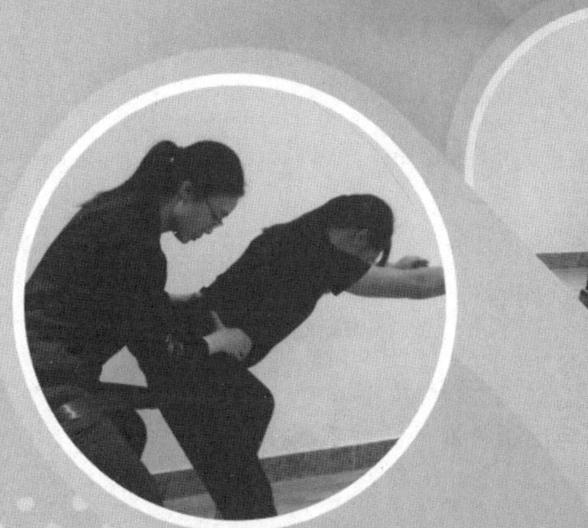

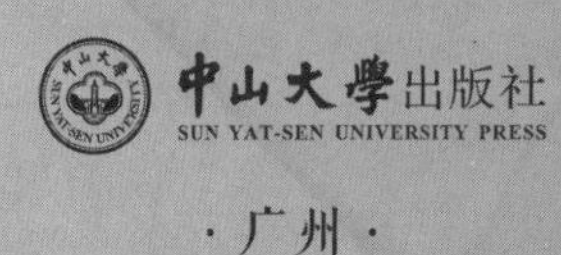

·广州·

图书在版编目（CIP）数据

常见损伤运动康复指导手册 / 周同主编. -- 广州：中山大学出版社，2024. 12. -- ISBN 978-7-306-08347-0

Ⅰ. R454-62

中国国家版本馆 CIP 数据核字第 2025NQ6682 号

CHANGJIAN SUNSHANG YUNDONG KANGFU ZHIDAO SHOUCE

出 版 人：王天琪
策划编辑：曾育林
责任编辑：曾育林
封面设计：曾　斌
责任校对：丘彩霞　陈生宇
责任技编：靳晓虹
出版发行：中山大学出版社
电　　话：编辑部 020-84113349，84110776，84111997，84110779，84110283
　　　　　发行部 020-84111998，84111981，84111160
地　　址：广州市新港西路 135 号
邮　　编：510275　　　　　　传　真：020-84036565
网　　址：http://www.zsup.com.cn　E-mail：zdcbs@mail.sysu.edu.cn
印 刷 者：广州市友盛彩印有限公司
规　　格：787mm×1092mm　13.5 印张　277 千字
版次印次：2024 年 12 月第 1 版　　2024 年 12 月第 1 次印刷
定　　价：68.00 元

编 委 会

主　编：周　同

副主编：李燕飞　谢霜敏　赵善灿

编　委：（按姓氏笔画排序）

王乐军　同济大学

邓　红　广州体育职业技术学院

付德荣　广东体育职业技术学院

李燕飞　广州体育职业技术学院

范陈朗　广东省重竞技体育训练中心

周　同　广州体育职业技术学院

赵善灿　广州精匠运动健康管理有限公司

姚亚娟　广东生态工程职业学院

徐朝阳　广州体育职业技术学院

谢霜敏　广州体育职业技术学院

慕容嘉颖　广州体育职业技术学院

MPR 出版物链码使用说明

亲爱的读者，本书是 MPR 出版物，但凡带有链码图标“═══”的地方，均可通过“泛媒关联”的“扫一扫”功能扫描链码，获得对应的多媒体内容。

您可以通过扫描下方的二维码，下载“泛媒关联”App。

前言

在《国务院关于加快发展现代职业教育的决定》（国发〔2014〕19号）和《国家职业教育改革实施方案》推动“三教”改革，倡导使用新型活页式、工作手册式教材等精神指导下，通过分析行业、企业及岗位需求，以综合职业能力培养为目标，广州体育职业技术学院组织校企行合作编写了新形态教材《常见损伤运动康复指导手册》。该教材的编写始终坚持“精理论，重实践”的教学理念，以体育保健与康复专业等的典型工作任务为载体，注重培养学生实际工作技能，以增加学习视频为手段，突出其应用性价值。

《常见损伤运动康复指导手册》是针对常见运动损伤的原因和特点，依据运动康复学的理论、知识和技能，运用运动康复技术，为运动相关人员提供损伤的预防、评估、治疗和康复等相关知识和技能的通识指导手册。该教材应用项目化理实一体设计，共分为九个项目：绪论，颈部损伤运动康复，肩部损伤运动康复，肘部损伤运动康复，腕部损伤运动康复，腰部损伤运动康复，髋部损伤运动康复，膝关节损伤运动康复，踝足部损伤运动康复。每个项目分为三个任务：常见损伤、功能解剖及功能障碍评估、运动康复。该教材按照“三基”（基础理论、基本知识和基本技能）和“五性”（思想性、科学性、先进性、启发性和适用性）的原则进行编写，体现高等职业教育特色，通过图文并茂的表现形式，并增加学习视频二维码，使学生易学、易懂、易用，期望能够成为满足高等职业院校体育保健与康复、运动防护等相关专业学生实践需求的教材及参考指导书。本教材内容贴近职业岗位需求，采用活页式教材装订方式，可根据内容灵活拆解及使用。

教材编写过程中，各位编者辛勤劳作，利用业余时间查阅收集资料，撰写和反

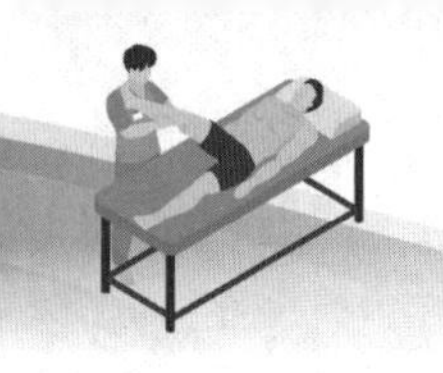

复修订负责内容，同时得到各位编者所在学校和单位的鼎力支持，在此一并表示衷心感谢！对本教材所引用的参考书籍和文献的责任者，表示深深的谢意！本教材图片及视频由编者及受邀的运动康复一线治疗师作为模特，精心拍摄图片及视频，在此一并表示感谢。

限于编者水平，教材中所列举的病例和技术不够全面，内容不当和错误之处在所难免，敬请各位老师、同学和其他读者批评指正，以便进一步修订和完善。

编　委

2024 年 9 月

目　录

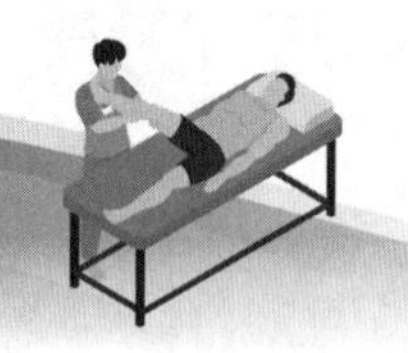

项目一

绪　论

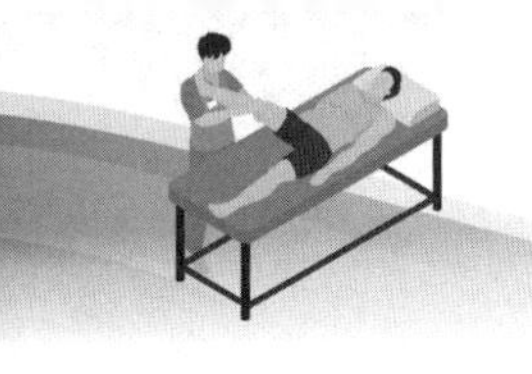

运动康复是物理治疗的重要分支，是研究如何将不同形式的运动应用到各种疾病和损伤的康复治疗中的一门综合性应用学科。它是在医疗保健与体育运动相结合的过程中发展起来的一门新兴的综合性交叉学科，也是体育、健康和医学交叉结合的前沿学科。《常见损伤运动康复指导手册》针对常见运动损伤的原因、特点及功能障碍情况，依据运动康复的理论、知识和技能，运用运动康复技术，提供损伤的预防、评估、治疗和运动康复等的相关知识和康复技能，满足常见损伤的相关人员及运动康复从业人员的技术技能需求，促进运动康复专业及行业的健康发展。

任务一　运动损伤概述

随着我国现代竞技体育事业的发展，训练和比赛的强度和难度不断提高，发生各种急、慢性损伤的概率也随之增加。特别是随着全民健身运动的蓬勃开展，大众参加体育运动的积极性和热情日益提高，发生运动损伤的概率也不断增加。因此，探究运动损伤的原因、机制、规律，制订有效的运动损伤预防、治疗及运动康复方案，减少运动损伤的发生，最大限度地保护和促进运动参与者的健康，是我们运动康复从业人员的职责所在。

一、运动损伤的分类

为有效预防运动损伤和指导治疗及运动康复计划的制订，有必要总结分析运动损伤的分类。运动损伤的分类方法较多，常见的运动损伤分类方法如下。

（一）按损伤过程分类

1. 急性损伤

急性损伤是指一次内发性或外因性的突发暴力所造成的运动损伤。一般，急性损伤的原因明确，有不同程度的功能障碍，如肌肉拉伤、关节扭伤等。

2. 慢性损伤

慢性损伤是指累积多次的微小损伤或者是急性损伤处理不当慢慢转化而来的损伤。慢性损伤较多见如颈椎病、肩袖损伤、腰背肌筋膜炎等。有些部位的慢性损伤，在局部运动负荷不当或动作错误等情况下，可急性发作变成急性损伤。

（二）按损伤程度分类

1. 轻度损伤

轻度损伤一般症状轻、损伤轻，经过适当现场处理，能够迅速缓解症状。受伤后能够按训练计划继续进行训练的损伤，称轻度损伤。

2. 中度损伤

中度损伤时症状较重，受伤后不能按训练计划进行训练，需要停止患部练习或减少患部活动的损伤，称中度损伤。

3. 重度损伤

重度损伤时运动者症状较重，完全不能坚持比赛，需要医疗介入。这类损伤不但影响训练计划的实施，还影响运动者的日常生活。

（三）按损伤后皮肤或者黏膜完整性分类

1. 开放性损伤

开放性损伤伤处皮肤或黏膜的完整性被破坏，有伤口与外界相通，如擦伤、刺伤等。

2. 闭合性损伤

闭合性损伤伤处皮肤或黏膜无破损，无伤口与外界相通，如肌肉拉伤、关节韧带损伤等。

（四）按损伤组织分类

1. 软组织损伤

软组织损伤是常见的损伤，以筋膜、肌腱、韧带和关节囊损伤最为多见。以急、慢性软组织损伤为主。

2. 关节与软骨损伤

关节损伤主要分为关节的病理损伤和结构异常两种。病理损伤以关节囊、韧带损伤最为常见，主要发生于手腕关节等部位。结构异常，急性软骨损伤多见于膝关节半月板，慢性损伤主要为软骨的退行性改变。

3. 骨组织损伤

骨组织损伤以骨折和骨膜炎为主，儿童训练者需要防止骨化中心慢性损伤。

4. 神经损伤

神经损伤可以分为中枢神经损伤及周围神经损伤。中枢神经损伤以脑组织慢性轻微损伤最为常见，如“击醉征”。周围神经损伤，如颈椎问题引起的神经卡压、尺神经或正中神经卡压等。

（五）按与运动技术的关系分类

1. 运动技术伤

运动损伤与运动技术特点密切相关。运动技术伤少数为急性损伤，如肱骨投掷骨折、跟腱断裂等；多数为过劳损伤或慢性损伤，如网球肘等。

2. 非运动技术伤

运动损伤与运动技术特点无关，多为意外损伤。

二、常见运动损伤的特点

运动损伤是指运动过程中发生的各种损伤。其损伤部位及损伤类别与运动项目及专项技术特点有关。一般而言，运动损伤具有以下几个普遍性的特点。

1. 多为轻度损伤

对于非专业的体育爱好者而言，参加体育运动引起的损伤多为轻度损伤，严重的损伤相对较少。而对于专业的运动员来讲，发生严重运动损伤的概率相对较高；时而发生的轻度损伤，也可能会影响其正常训练和比赛，降低运动表现；若不及时处理，病情可能会进一步发展。因此，要重视小伤、轻伤。

2. 多为软组织损伤

按照运动损伤组织分类，最常见的运动损伤多为软组织损伤，以筋膜、肌腱、韧带和关节囊损伤最为多见；其次是关节软骨、半月板、软骨盘等组织的损伤。软组织损伤与运动项目及运动技术特点密切相关。

3. 多为慢性损伤

按照运动损伤的过程分类，常见的运动损伤多为慢性损伤。慢性损伤多为积累性、劳损性伤病，或由多次轻伤所致，或为损伤较重未彻底治愈造成，常会反复发作，迁延不愈，严重影响运动者的运动表现。慢性损伤与运动项目及运动技术特点密切相关。

4. 多为复合性损伤

复合性损伤多发生在专业运动员或长期训练的运动爱好者身上，表现为多处多发的复合性损伤。其主要原因是动作技术不合理，大强度大运动量的训练，造成的损伤可能是多部位、多组织的。复合性损伤在运动损伤中也较为多见，需要引起足够的重视。

三、运动损伤的原因

常见运动损伤发生的原因复杂、众多，总体分析起来，造成直接运动损伤的原因有以下四个方面。

1. 训练技术水平不够

一般来说，“训练”必须包括以下四方面内容：基础身体训练、专项技术训练、战略战术训练及心理道德品质的培养。基础身体训练包括力量、耐力、速度、灵敏、平衡、协调等方面的训练，基础身体训练水平不足，是造成运动损伤的重要原因之一。专项技术训练是提高各运动项目运动表现的针对性训练，专项技术训练水平不足，也会引发运动损伤。良好的战略战术训练水平，可以帮助运动员顺利实施战略战术目标从而取得预期成绩，也可降低运动损伤风险。培养运动员良好的心理道德

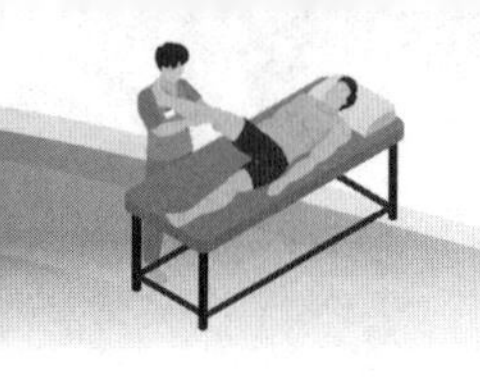

品质，如勇敢顽强、坚毅果断、胜不骄败不馁等，是训练工作中的重要环节，也是降低运动损伤风险的因素之一。

2. 比赛、教学或组织不合理

比赛、教学或组织不合理表现在以下方面。

（1）缺乏医务监督。在比赛或训练时，缺乏医务监督或因教练员、运动员不重视医生的意见，允许存在伤病或过度疲劳的运动员参加比赛或训练，常常容易引起创伤或促使运动员伤病加重。

（2）不遵守训练原则。训练原则包括自觉性或积极性原则、直观性原则、系统性原则、循序渐进性原则、区别对待和巩固性原则。在运动过程中，不遵守这些原则也容易造成运动损伤。

（3）缺乏保护。保护方法或措施不当，或未给予保护，也是造成运动损伤的原因。

（4）比赛训练组织安排不当。训练比赛安排场次密度过高，临时改变比赛日期或时间，参赛项目秩序不对等，也容易造成运动损伤。

（5）场地器材、运动装备损坏或环境不符合比赛及卫生要求等，也是造成运动损伤的重要原因之一。

3. 运动者的生理状态不良

运动者自身生理原因或训练不当等原因引发的生理状态不良，如疲劳或过度疲劳状态、患病或处于病后恢复阶段、女性生理周期参赛等，是造成运动损伤的重要原因之一。

4. 不良的气候原因

不良的气候等自然环境原因，如雨后路滑、光线不足、气温过高或过低、湿度过大、海拔过高导致缺氧等，也容易造成运动损伤。

四、运动损伤的处理原则

运动损伤的发生，有其自身原因、特点和发生规律，一旦发生就应该予以正确、及时的处理。常见运动损伤的处理原则如下。

1. 合理安排伤后训练

合理安排伤后训练是治疗运动损伤首要考虑和关注的内容。其主要目的是：保持运动员已获得的良好训练状态，使其一旦伤愈即能投入正规训练；防止因伤后停止训练而引起的各种健康问题；运动损伤特别是慢性小损伤和训练的技术动作有关，在治疗时应停止或减少这些动作的练习；合理安排训练还能加强关节的稳定性、适用性，并改善损伤组织的营养代谢。

2. 使用保护支持带

在治疗运动损伤时，应尽量使用合适的支持带或保护带，以防发生劳损、再伤或肌腱韧带的松弛。

3. 损伤局部治疗

针对运动损伤局部的治疗，可采用局部按摩、理疗、中药外敷、针灸、局部封闭等治疗方法。上述方法的主要作用是改善损伤局部的新陈代谢，消除局部水肿、疼痛，加速组织愈合及消除瘢痕粘连与萎缩等。

4. 注重全身治疗

运动损伤发生的原因也与全身状态不良有关联。可考虑采用调整睡眠，加强营养，如补充维生素 B、C、K 等方法，提高和改善运动者的整体身体状态，提升运动者健康水平，预防运动损伤。

五、运动损伤的预防原则

预防和减少运动损伤的发生，关键是把握运动损伤的发生原因和机制，针对不同运动项目特点和损伤发生规律，遵循运动损伤的预防原则。常见的预防原则如下。

1. 加强健康教育

预防运动损伤，首要就是加强健康教育。医务人员做好运动损伤预防与处理的宣传和教育工作，让运动员、教练员等增强对运动伤病原因及其发生机制的认识，做好运动前准备活动及运动后放松活动，提高预防运动伤病意识，开展运动防护工作。

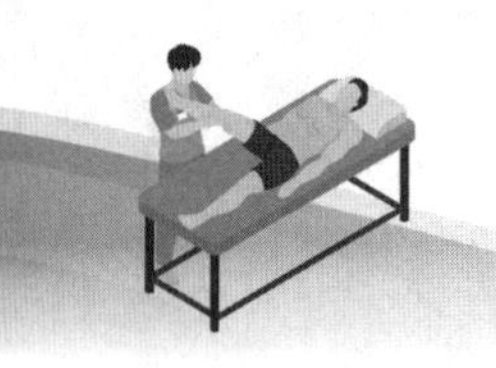

2. 开展科学训练

开展科学训练，加强思想教育、基本身体素质训练、专项技术训练及战略战术训练等综合素质训练，是预防运动损伤的重要方面。特别是针对不同运动项目特点及运动损伤发生的规律，对其易伤部位及解剖薄弱的位置进行针对性训练，是预防运动损伤的积极手段。

3. 加强运动中的防护

运动中正确的保护动作和帮助可以增强运动者的自信心，有助于运动者高质量地完成动作，避免运动损伤的发生。同时，运动者还应学会各种自我保护的方法，如学会运用各种滚翻动作缓冲与地面的撞击，佩戴合适的防护护具等。

4. 加强医务监督工作

医务工作者应定期对运动者进行筛查和评估等医务监督工作，特别是针对运动项目特点及易伤部位的检查，全面掌握运动者的身体状况或慢性损伤的类型、程度、时间等，以保障运动者处于正常状态并获得优异运动成绩。

5. 强化训练后恢复

运动者训练或比赛后如何实现快速、有效的恢复，是降低伤病风险并延长运动寿命的关键。训练或比赛后，加速运动者机体恢复的疗法分为被动恢复和主动恢复两类。被动恢复主要包括睡眠和休息等。主动恢复则包括物理、化学、医疗以及运动等手段，如冷热交替疗法，可以改善微循环；拉伸，使用泡沫轴、按摩棒等训练手段，可以恢复肌肉活性、调整张力失衡等。

任务二　运动康复的应用

运动康复随着体育学、运动医学、康复医学等的发展而发展，其作为一门应用性健康促进学科，将为常见运动损伤的治疗和康复提供支持和保障。本任务部分是在介绍运动康复的基础上，重点阐述运动康复的特点及应用，为后续内容奠定基础。

一、运动康复的概念

运动康复是新兴的体育、健康和医学交叉结合的前沿学科，是物理治疗的重要分支，针对伤、病、残者的功能障碍采用体育运动或功能练习的方法，以达到预防、治疗及康复的作用。运动康复不同于一般的体育运动。体育运动是健康人为增强体质和提高运动技能所开展的体育锻炼。运动康复必须根据伤病的特点和患者的体质情况，选用相应的运动疗法、安排适当的运动量来促进伤病的康复。

运动康复与运动医学、康复医学之间既存在密切联系又存在自身特色。运动医学是一门体育与医学相结合的学科，属于临床医学的二级学科，主要是研究运动与缺乏运动带来的医学问题，从而提高医疗、预防、康复、训练水平，增进健康并提高运动成绩；其目的是使体育更好地服务于全民健康，对专业运动员来说还有更重要的任务就是提高运动成绩，为国争光。康复医学是研究病、伤、残功能障碍的预防、评定和治疗，以改善身体功能、提高生活自理能力、改善生活质量为目的的一门应用学科，是医学的一个重要分支，具有独立的理论基础、功能评定方法和治疗技术。

二、运动康复的对象

运动康复的对象是因各种损伤以及急慢性疾病、老年病等造成功能障碍的人群，重点是运动损伤引起的功能障碍或骨伤科术后的功能障碍人群的康复。

运动康复作为一门新兴的学科，其对象有一个发展和拓展的过程，早期的对象主要是运动损伤、骨科术后人群。随着运动康复专业和行业的蓬勃发展，运动康复已逐步涉及脑卒中、脊髓损伤、颅脑损伤、腰腿疼等神经科疾病，还会涉及老年病、心肺疾病、慢性疼痛等。

三、运动康复的内容

运动康复主要包括运动康复理论基础、运动康复功能评定、运动康复技术等内容。

（一）运动康复理论基础

运动康复作为体育、健康和医学的交叉融合学科，其理论基础既有运动人体科

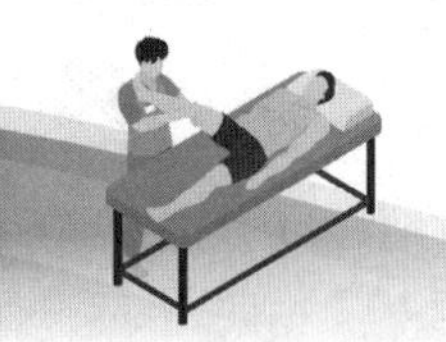
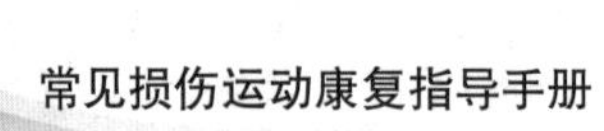

学、临床医学、康复医学基础知识，还包括运动康复的基本理论、技能和方法，并随着相关学科的发展而发展。其核心基础理论课程主要有运动解剖学、运动生理学、运动康复生物力学、运动损伤与康复、肌肉骨骼康复学等。

（二）运动康复功能评定

运动康复功能评定是指用客观的方法，有效和准确评定患者功能障碍的种类、性质、部位、范围、程度和预后，为制订和修订运动康复方案提供依据，保证运动康复目标的实现。

运动康复功能评定的主要内容如下。

（1）身体形态评定：身高、体重、姿势、肢体维度等基本信息。

（2）运动能力评定：关节活动度、肌力、耐力、步态、平衡、协调、呼吸模式、动作模式等。

（3）心肺功能评定及体能测定：肺功能、心功能、运动试验、体能测定等。

（4）其他评定内容：日常生活能力评定、发育评定、语言和心理等。

（三）运动康复技术

运动康复技术包括针对关节、肌肉、神经、心肺的功能促进技术，运动疗法是其主要技术方法。国际上，运动疗法在物理治疗中所占比重更大，是物理治疗的核心内容。在运动康复治疗实践中，在使用部分主要运动疗法技术的同时，还会使用手法治疗、物理治疗、医疗体操、传统功法等相关技术，也会应用瑞士球、泡沫轴、瑜伽垫、弹力带、壶铃等辅助器具。

1. 运动疗法

运动疗法是康复医学的重要治疗手段，即通过徒手或器械进行运动训练，以达到预防和治疗疾病，改善和恢复躯体功能的方法。运动疗法建立在运动学、生物力学和神经发育学的理论基础上，需根据疾病的特点和患者功能情况设计个性化的运动处方。

运动疗法要求患者能主动积极参与治疗过程，主要形式包括被动运动、主动运动、助力运动、抗阻运动、神经发育疗法及运动控制技术等。运动疗法常见训练方法如下。

（1）关节活动度训练：指利用各种方式维持和改善关节功能障碍的治疗技术，包括被动活动、助力活动和主动活动。适当的关节活动训练还可保持肌肉的生理长度和张力，是维持关节正常形态和功能的重要方式。

（2）关节松动技术：指通过徒手的被动运动，治疗关节僵硬、活动受限或疼痛，使关节恢复到正常的生理状态的治疗技术。

（3）肌力训练：即增强肌肉力量，包括肌力、爆发力和肌耐力的训练方法。临床常用不同的肌肉收缩形式和训练方法以达到不同的训练目的。

（4）有氧训练：指大肌群进行中等强度、节律性、周期性的运动，持续一定时间，以提高机体有氧代谢能力和全身耐力为目的的一种训练方式。常见形式包括步行、慢跑、自行车、游泳等。

（5）肌肉牵伸技术：肌肉牵伸技术是指运用外力（人力或机械力）牵伸缩短、挛缩或紧张的肌肉组织并使之延长，改善肌肉组织的伸展性、柔韧性，降低肌肉组织的张力，以改善或恢复关节活动度的治疗技术。常见形式包括被动牵伸、主动牵伸、本体感觉神经肌肉促进疗法牵伸等。

（6）牵引：是徒手或借助器械将作用力和反作用力作用于人体脊柱或四肢关节，通过持续牵拉的作用来达到治疗目的的一种康复治疗手段，包括颈椎牵引和腰椎牵引。

（7）平衡和协调功能训练：即提高患者维持身体平衡功能和运动协调能力的各种训练措施，训练过程需要骨骼肌肉系统和中枢神经系统的共同参与。

（8）移乘功能训练：包括体位转移训练、床与轮椅的移乘训练、各种辅助器具的使用以及步行训练等。

（9）运动再学习疗法：以生物力学、运动科学、神经科学等为理论基础，以作业或功能为导向，在强调患者主观参与和认知重要性的前提下，按照科学的运动学习方法对患者进行教育，使其恢复运动功能的一套方法。其强调重获运动功能是一个学习的过程，指导思想是强调早期活动和主动活动。

（10）麦肯基疗法：是麦肯基先生发明的一套诊疗体系。其应用了反复运动和保持体位的方法，可预测患者对各种运动和体位的反应。理论体系还形成了将下腰痛、颈痛明确地划分为姿势综合征、功能不良综合征和间盘移位综合征 3 种综合征的分类方法，提出了患者自我治疗和教育可以帮助患者独立、不依赖他人治疗和预防复发。

（11）悬吊技术：广泛应用于康复、体育等领域的一种新兴治疗技术。其不仅适用于神经系统疾患、骨骼肌肉系统疾患、儿童发育障碍等多种疾病，还可以用来测试人体肌肉链中存在的薄弱环节，通过快速测试，设计有针对性的治疗方案。

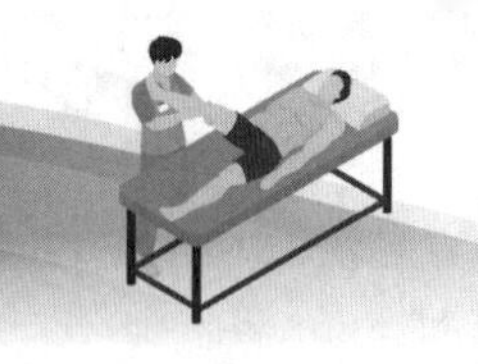

2. 运动康复相关技术

在运动康复技术实践中，还会涉及手法治疗、理疗技术等技术。

1）手法治疗。手法治疗是指通过治疗者的徒手力量或借助简单的器械作用于患者身体局部，达到防治疾病的一种治疗方法。其主要包括推拿、筋膜手法、关节松动等。

（1）推拿。推拿属于中医特色外治疗法，是指在中医理论指导下，在人体一定的部位或穴位上，运用各种手法和进行特定的肢体活动来防治疾病的一种医疗方法。推拿历史悠久，植根于民间，已形成众多各具特色的流派。推拿通过手法作用于人体体表的特定部位，对机体产生积极影响，具有疏通经络、行气活血、理筋整复、滑利关节、调整脏腑功能、增强抗病能力等作用。

常用方法有㨰、揉、拿、拨、搓、击、弹、按、摩、擦、推、捋、抹、点、拍、刮、摇、扳拔、踩、一指禅等。

（2）筋膜手法。筋膜手法是近年引入的徒手治疗技术，国际影响比较大的有美国、意大利和德国三大筋膜流派。筋膜释放技术是常用筋膜手法，属于美国筋膜流派技术。其是依据《解剖列车——徒手与动作治疗的肌筋膜经线》理论，理解治疗的目的和治疗区域的筋膜特性，以拇指、拳面、前臂、肘等作为工具，依据身体姿势的形态和筋膜、方向、深度，创造性用于个体的结构治疗手法模式。

其理论基础是对软组织施加压力可刺激筋膜液体的流动并影响神经、肌肉张力。治疗师手法所产生的压力和剪切力可以通过浅表软组织进行传递，并在较深的结构中产生相同方向的应力。通过力在压力区域下的运动，将在层与层之间产生更多的相对剪切力来松解结缔组织，并进一步刺激一定的本体感受器。治疗师应用手法“拉伸”结缔组织时，推按应缓慢，速度由所使用的工具（如拇指、拳面、前臂、肘等）和皮肤表面的润滑程度（可使用水、乳液、蜡基润滑剂等增加润滑度）决定，这个速度要能使患者的结缔组织松解并打开。

治疗师在做组织推按治疗时，上身要轻柔稳定，保持正确姿势，在接触点固定住，锁定组织。大腿，特别是前腿，要负责控制重心。同时，要尽可能地放松手，从腰部和骨盆处的核心发力，以让患者感觉舒适，接受度更高。

治疗师治疗工具的使用要求如下。

手的使用：利用全部手掌或掌根，在处理大片筋膜时使用，非常有效。

手指的使用：保持手指处于中立位或略弯曲非常重要，不要处于伸展位。同时，注意手腕处于中立位，要求所有动作的力在一条直线传递，从肘到腕，再到掌骨和指骨。

拳头的使用：手腕保持中立，手指轻轻握拳，拇指朝前，力量集中在近端指骨，靠近食指和中指掌指关节的近端。根据患者治疗区域的身体轮廓来调整治疗师的拳头接触面。

肘和前臂的使用：对于治疗阻力更加明显的区域，通过屈曲肘关节，利用肘部圆形接触点，能够提供合适、准确、有力的推按；对于背部和大腿等大面积区域，前臂是非常合适的治疗工具。

指间关节的使用：对于较短的推按或被卡住的区域，食指和中指的指间关节推按是经常使用的通用性的手法。

2）理疗技术。理疗技术也称物理因子疗法，是将人工或自然界物理因素作用于人体，使之产生有利的反应，达到预防和治疗疾病目的的方法。理疗技术是康复治疗的重要内容。

人工物理因素通过对局部的直接作用，和对神经、体液的间接作用引起人体反应，调整血液循环，改善营养代谢，提高免疫功能，调节神经系统功能，促进组织修复，消除致病因素，改善病理过程，达到治病目的。常用的人工物理因素有电、光、声、磁、温度和机械力等。电疗分直流电、低频电、中频电、高频电和静电等疗法；利用机械力的疗法有推拿、手法治疗、牵引和运动等。

3. 医疗体操

医疗体操是指专门用来防治疾病的体操，对创伤、手术后及瘫痪的功能恢复以及很多内科疾患具有良好的作用，在临床上得到广泛应用，是运动康复的重要内容之一。

1）编操原则：根据患者的年龄、伤病、日常锻炼等情况编制；局部运动与全身性运动相结合；循序渐进；编操需包括准备部分、基本部分和结束部分三部分。

2）基本方法：被动运动、助力运动、主动运动、抗阻运动、放松运动等。

3）主要种类：矫正运动、协调运动、平衡运动、呼吸运动、器械运动等。

（1）矫正运动：用来矫正身体畸形的一种运动。在有利于矫正畸形的预备姿势下进行选择性的肌力练习活动，以增强被畸形牵拉而削弱的肌肉，增强所有能促进畸形矫正的肌肉群，同时牵伸受畸形影响而缩短的肌肉和韧带。常用来矫正脊柱和胸廓的畸形、扁平足和某些外伤引起的畸形等。

（2）协调运动：恢复和加强动作协调性的运动，如上肢与下肢的协调运动、四肢与躯干的协调运动、左右两侧肢体的对称或不对称协调运动以及逐步由简单到复杂、由单个肢体到多个肢体的联合协调运动等。协调运动主要应用于中枢和周围神

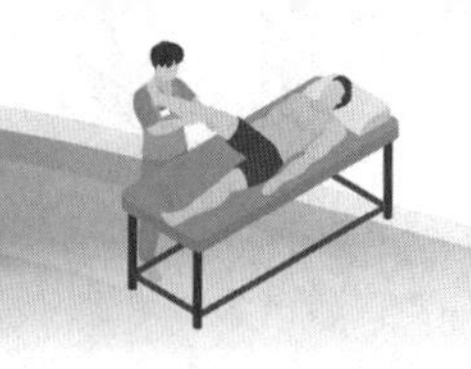

经的疾病和创伤。

（3）平衡运动：锻炼身体平衡功能的一种运动。锻炼主要从以下几方面着手：锻炼时身体的支撑面由大逐渐到小，身体的重心由低逐渐到高，由在视觉监督下活动逐渐过渡到闭眼活动。常应用于神经系统或前庭器官病变引起的平衡功能失调。

（4）呼吸运动：在医疗体育中应用很广。其分为一般呼吸运动、局部呼吸运动和专门呼吸运动。一般呼吸运动有单纯的呼吸和配合肢体或躯干运动的呼吸之分，常用来改善呼吸功能，促进血液循环，减轻心脏负担，或在体疗中调节运动量；局部呼吸运动是重点作用到某一侧或某部分肺叶的呼吸活动，如胸式呼吸主要作用于肺尖和肺上叶，腹（或膈）式呼吸主要作用于肺底部和肺下叶；专门呼吸运动，有延长呼气或吸气时间的呼吸，有在呼气时配合发音或用手压胸廓来增加排气量的呼吸等，主要应用于某些呼吸系统疾病，如慢性支气管炎、肺气肿和胸膜炎等。

（5）器械运动：借助器械进行主动、助力、抗阻或被动运动，利用器械的重量、杠杆作用、惯性或器械的依托来增强肌力，扩大运动幅度，发展动作的协调性。医疗体操中常用的器械有沙袋、哑铃、球类、扩胸器、墙拉力器、滑轮装置、体操棒、肋木、单杠、双杠、功率自行车、活动平板、各种关节练习器和练习手功能的各种器械等。

4）常见的医疗体操：颈部康复操、手腕操、髋关节操、眼保健操、姿势矫正操（图 1-1）。

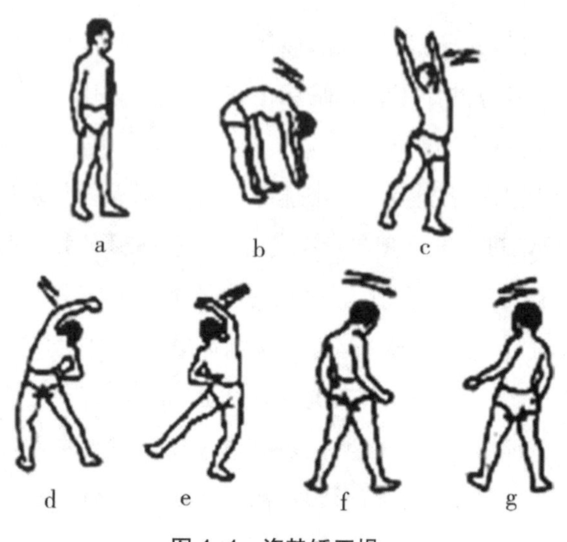

图 1-1　姿势矫正操

4. 常见的传统功法

中医的传统功法是我国劳动人民经过长期的探索和实践总结出来的，是人类养生智慧的结晶，是一种预防疾病、祛病延年的身心锻炼方法，主要有八段锦、五禽戏、易筋经等。

（1）八段锦：是流传最广，对我国古老的导引术发展影响最大的一种功法。八段锦有坐八段锦、站八段锦之分。站八段锦的主要八段练法口诀为：两手托天理三焦，左右弯弓似射雕，顶天立地臂单举，摇头摆尾去心火，双手攀足固肾腰，左顾右盼任耳瞧，攒拳怒目增气力，背后七颠百病消。八段锦的作用：前四段的主要作用是治病，后四段的主要作用是强身。

（2）五禽戏：是中国传统导引养生的一个重要功法，其创编者是华佗（约公元145—208年）。五禽戏发展至今，形成了不同的流派，华佗故里安徽亳州的华佗五禽戏现在主要由董文焕和刘时荣传承。2001年，国家体育总局健身气功管理中心成立后，委托上海体育学院迅速展开了对五禽戏的挖掘、整理与研究，于2003年由人民体育出版社出版发行了《健身气功·五禽戏》。其动作编排按照《三国志》的虎、鹿、熊、猿、鸟的顺序，动作数量按照陶弘景《养性延命录》的描述，每戏两动，共十个动作，分别仿效虎之威猛、鹿之安舒、熊之沉稳、猿之灵巧、鸟之轻捷，力求蕴涵“五禽”的神韵。五禽戏不仅能起到调养精神、调养气血、补益脏腑、通经活络等作用，还对高血压、冠心病、神经衰弱等慢性疾病有较好的治疗和康复作用（图1-2）。

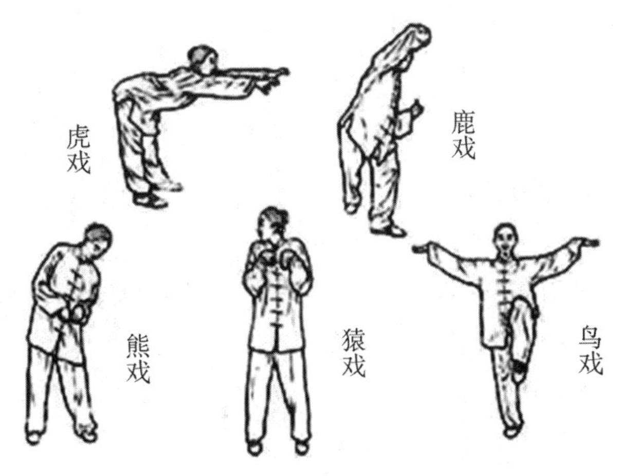

图1-2　五禽戏

（3）易筋经：是源于我国古代中医导引术，具有强健体魄、预防疾病的效果，长期以来在佛门及民间习武人士之间广为流传。易筋经包括内经和外经两种锻炼方法，各有12势。易筋经内经采用站式，以一定的姿势，借呼吸诱导，逐步加强筋脉和脏腑的功能。易筋经大多数采取静止性用力，呼吸以舒适自然为宜，不可屏气。

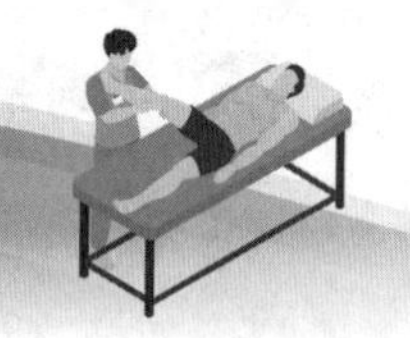

古代相传的易筋经姿势及锻炼法有 12 势，即韦驮献杵、横担降魔杵、掌托天门、摘星换斗、三盘落地、出爪亮翅、倒拽九牛尾、九鬼拔马刀、青龙探爪、卧虎扑食、打躬势、工尾势。

5. 常见的辅助器具

在运动康复治疗的实践中，常常会用到瑜伽垫、瑜伽球、BOSU 球、筋膜球、泡沫轴、弹力带、壶铃等辅助器具（图 1-3），以提高运动康复效果。

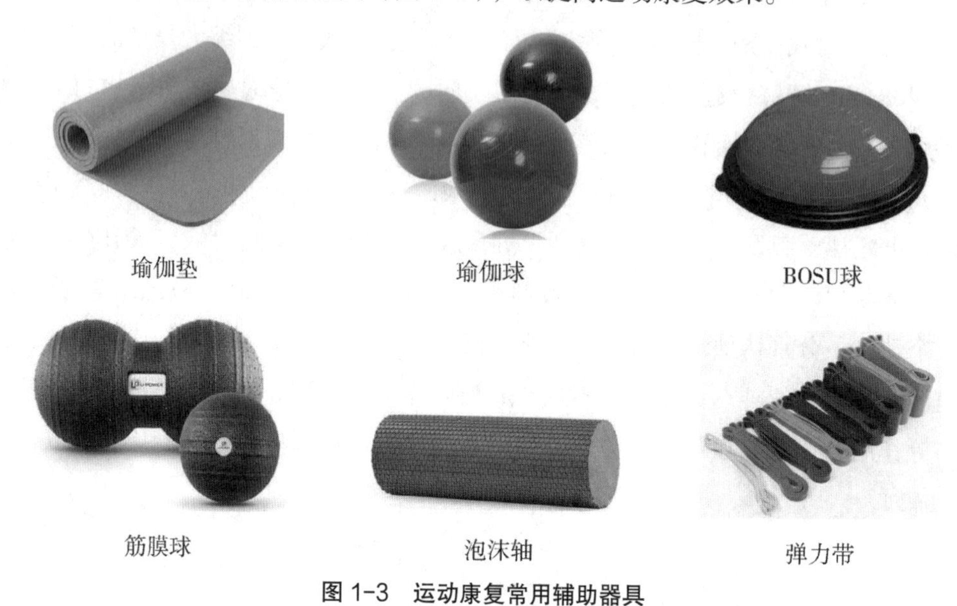

图 1-3 运动康复常用辅助器具

（四）运动康复的特点

运动康复主要通过运动的方式对治疗对象进行康复训练，运动康复理论对损伤和康复有其内涵认识：一是人体是具有多层次结构的统一整体；二是运动对于维持人的整体协调性、增进人类健康等方面具有积极作用；三是运动对人体的影响不是单一的，而是多方面的综合性效应。其特点是：

（1）整体统一性：运动康复强调在康复过程中，一是关注局部与整体相统一；二是重视形态与功能相统一；三是强调体能测试与运动方法统一。

（2）突出内因：通过具体分析选定相应的运动康复治疗手段。

（3）重视功能：能较全面地体现医疗的目的。

（4）既防又治：在预防、治疗和康复过程中均有重要作用。

任务三 运动康复的发展

一、运动康复专业的发展

1. 运动康复专业的发展历程

我国运动康复专业起步较晚。在 1989 年，我国普通高校本科专业目录增设了体育保健康复专业，并在 1990 年正式启动，首都体育学院、上海体育学院是试点单位。1998 年，教育部修订本科专业目录时，扩大了该专业的范围，将体育保健康复专业、体育生物科学专业合二为一，改为运动人体科学专业。2004 年，再次调整本科专业目录，并在少数高校设置目录外专业，也就是运动康复与健康专业。2012 年教育部将该专业定为特设专业，更名为“运动康复”。随着运动康复行业和产业对专业人才需求的不断增加，现有资料显示已有 53 所体育类、医学类等本科院校开设了运动康复专业。由此可见，该专业比较新颖，但同时经历了多年的发展历程。

2. 运动康复专业的学科发展

运动康复是新兴的体育和医学交叉结合的前沿学科，为弥补康复人才紧缺的问题，适应社会对健康及康复的需求，我国设立了体育与医学交叉的运动康复专业。运动康复专业人才培养体系需要逐步形成以职业为主体，添加专业素养培育，以职业能力发展、精尖专业培养为主线，适应社会发展、就业环境和学生个性的新型多点位人才培养模式。该人才培养模式以肌肉骨骼物理治疗学、运动损伤康复学及运动损伤防护学为运动康复专业核心素养。学生在掌握了基础的运动科学知识的前提下，可以根据个人兴趣自主选择未来的发展方向，有序地参与教学活动，从而实现面向国家战略，对接国际标准，培养一流运动康复人才的目标。

目前，我国 14 所体育类本科院校及相关师范院校等均开设运动康复专业，可授予的学位包括学士、硕士、博士，每年有数以千计的毕业生进入运动康复行业，这将会极大地促进运动康复行业的发展。

3. 运动康复专业的培养目标

运动康复专业的培养目标是培养德、智、体、美全面发展，具备一般人才能力、扎实的运动科学人才能力及运动康复专业人才能力，以运动康复循证为特色，系统掌握运动与肌肉骨骼系统疾病评估与诊断、运动损伤预防与康复干预、运动处方制定与实施、特殊人群运动康复方案制订、运动康复专业外语与沟通等技能，具备在各级运动康复机构、体育科研机构、运动训练基地、疗养院、社区健身中心、健身俱乐部等从事与骨骼肌肉运动系统疾病相关工作的运动康复治疗素质，符合国家和社会需要的、与国际化人才培养要求接轨的高层次应用型运动康复专门人才。

二、运动康复产业的发展

1. 运动康复产业的发展历程

随着我国康复医学近40年来的快速发展、运动康复专业的设立与发展，我国的运动康复产业于2008年开始萌芽。2008年于北京举办的第29届夏季奥运会，直接促进了国内运动康复需求的产生及运动康复人才的培养。2012年运动康复产业起步发展，这一年国内真正出现了第一批运动康复机构，除了少数较早进入市场的外资高端诊所。

运动康复产业经过多年的发展，其服务的人群也已经从早期的职业运动员和极少数高端人群，逐渐扩大到更为广泛的运动人群和具有康复需求的中产人群。依据运动康复产业联盟的调研统计结果，主要从事运动康复服务的机构门店数量在2018年首次超过了100家，2020年底已接近400家，3年复合增长超过40%。

2. 运动康复产业的发展空间

运动康复产业在欧美国家发展多年，已经普遍成熟。发达国家及地区的康复医疗服务体系共有的模式是完善的三级康复医疗网络，如美国的三级康复医疗服务体系大致分为急性期康复机构（包括住院康复机构）、急性期后治疗机构（包括专业护理机构等）和长期照料机构（康复门诊及社区门诊等）。纵观全球运动康复行业的发展史，目前的主流趋势仍然是以小型诊所 / 中心 / 门诊部为主要业态，这也将是我国运动康复产业未来的发展方向。国外平均每家康复服务机构可服务约4000人，与国外的运动康复机构数量相比，目前我国运动康复机构数量远远不足，未来存在巨大的发展成长空间。

3. 运动康复产业的发展前景

中国经济的快速发展（2019年我国人均GDP正式突破1万美元）、体育产业的高速发展、中国骨科和运动医学的迅速发展及大量术后康复的旺盛需求，直接推动了我国运动康复需求的快速增长。同时，特定人群康复需求的出现，如儿童的体态纠正需求、女性产后康复需求等，都有力地促进了运动康复产业的发展。因此，运动康复不仅是一个新兴产业，同时也是医疗服务消费升级的重要组成部分。

未来，随着时间的推移和更多运动康复专业技术人才的加入，规范化经营产业环境的巨大改善，机构数量的扩容扩大，行业影响力的提升，运动康复产业也将逐步从综合实力强的一线城市向二、三线城市发展。基于我国的经济发展和人民群众对美好生活的不断追求，运动康复产业在未来必定具有更加广阔的发展前景。

项目二
颈部损伤运动康复

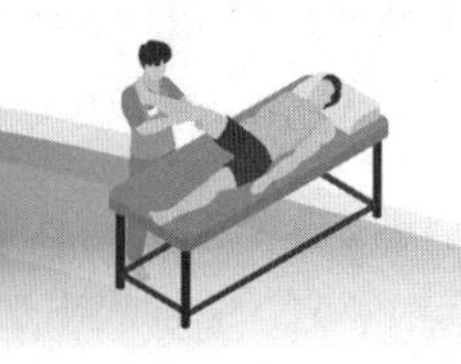

【学习目标】

1. 了解引起颈部损伤的常见疾病及原因。

2. 熟悉颈部解剖功能和功能评估。

3. 掌握常见颈部损伤的运动康复技术。

颈椎具有支撑及承载头颅（头颅重量为4～6 kg）、保护脊髓及悬挂上肢的功能。不同于胸椎和腰椎有胸廓和坚韧的肌肉保护，颈椎是脊柱中灵活性最大，活动频率最高的节段，因此稳定性较差，抵御外力能力较弱。

颈部损伤常引发骨、关节、软组织、神经根等组织病变，造成颈部疼痛或不适。随着科技的进步，手机、电脑给我们的生活带来了很多便利和乐趣，但是长期保持屈颈姿势，头颈部肌肉的张力和承受的重力过大，容易导致颈部肌肉生物力学失衡，颈椎生理曲度消失、肩颈部肌肉肥厚、胸椎过度后凸，肌肉长期处于被拉伸或者缩短的状态，导致血管发生闭塞、血流减少，长此以往容易形成肌肉纤维化，造成慢性颈痛，而严重时还会牵扯到肩、上肢和后背。常用的被动治疗方法无法达到长期稳定疗效，而采用运动康复方法，往往能达到预期效果。

任务一　颈部常见损伤

【任务导入】

案例：患者，女性，42岁，反复颈部酸痛、活动受限伴左上肢麻木1年，加重5天。患者于1年前无明显诱因出现颈部酸痛不适，活动受限，并伴左上肢麻木，呈间歇性发作，低头或劳累后加重。无晕厥，无畏寒、发热，无恶心、呕吐等症状。

请思考：

（1）如何进行功能评估？

（2）如何制订运动康复方案？

一、颈椎病

颈椎病分为6型，分别是颈型颈椎病、神经根型颈椎病、脊髓型颈椎病、椎动脉型颈椎病、交感神经型颈椎病以及混合型颈椎病，本章主要介绍颈型颈椎病和神经根型颈椎病。

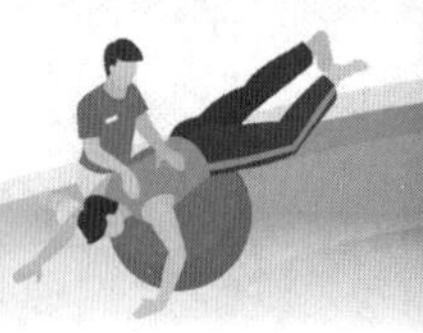

（一）发病原因和机制

1. 颈椎退行性改变

随着年龄增长，颈椎间盘组织逐渐出现退行性改变，使椎间盘变薄，椎间隙变窄，韧带、关节囊松弛，导致椎间关节不稳，久之则会出现椎体边缘和关节面的骨质增生；同时钩椎关节面也因间隙变小而易发生磨损，从而引起增生。发展到一定程度，压迫神经根、椎动脉、脊髓或交感神经，引起相应症状和体征。

2. 颈椎急性损伤

各种急性损伤，如扭伤、跌倒等均可造成颈部韧带、关节囊、椎间盘等软组织不同程度的损伤，使颈椎稳定性下降，引起颈椎病相应的临床症状。

3. 颈椎慢性损伤

日常办公、运动训练时头部长时间保持在一个特定姿势，导致长期处于疲劳状态，颈椎内外环境平衡失调，促使颈椎发生代偿性骨质增生，刺激或压迫颈部相应组织，出现颈椎病的一系列症状。

（二）症状和体征

1. 颈型颈椎病

颈型颈椎病又称软组织型颈椎病，患者多较年轻，为颈椎病早期型。该型是在颈部肌肉、韧带、关节囊等的急 / 慢性损伤，椎间盘退化变性，椎体移位，小关节错位等的基础上，机体由于风寒侵袭、感冒、疲劳、长期姿势不当或枕高不适宜，使颈椎过伸或过屈，颈部某些肌肉、韧带、神经受到牵张或压迫所致。

（1）症状。主要症状是颈部肌肉僵硬、疼痛、酸胀及不适感，甚至出现肩背部疼痛，约 1/2 患者颈部活动受限或强迫体位，夜间或受寒时疼痛加重，颈部活动时可闻关节弹响。

（2）体征。可见颈椎活动受限，颈椎棘突有压痛，颈椎旁肌、第 1～7 颈椎旁或斜方肌、胸锁乳突肌压痛，冈上肌、冈下肌也可有压痛。以上肌肉也可触及结节或条索状物。

（3）影像学检查。X 线片正、侧位一般无异常，或可有颈椎曲度变直。

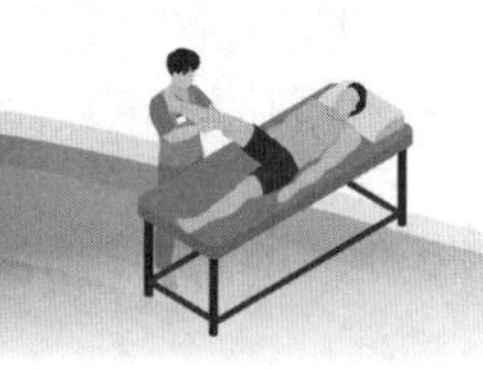

2. 神经根型颈椎病

神经根型颈椎病是由于椎间盘突出、关节突移位、骨质增生或骨赘形成等原因在椎管内或椎间孔处刺激和压迫颈神经根所致，是临床上最常见的类型，好发于第5～6颈椎和第6～7颈椎间隙。该病一般起病缓慢，多为单侧、单根发病，但是也有双侧、多根发病者。多数患者无明显外伤史。

（1）症状。颈痛和颈部发僵常是最早出现的症状。有些患者还有肩部及肩胛骨内侧缘疼痛。上肢放射性疼痛或麻木，患侧上肢感觉沉重、握力减退，有时出现持物坠落。晚期可出现肌肉萎缩。活动颈部、咳嗽、打喷嚏及深呼吸等，可以造成症状的加重。

（2）体征。查体可见颈部僵直、活动受限。患侧颈部肌肉紧张，颈椎棘突、颈椎棘突旁、肩胛骨内侧缘及受累神经根所支配的肌肉压痛。第6颈椎神经根受累时拇指痛觉减退，肱二头肌肌力减弱，肱二头肌反射减弱或消失。第7颈椎或第8颈椎神经根受累则中指、小指痛觉减退，肱三头肌肌力减弱，肱三头肌反射减退，还可能涉及手肉肌。C5神经根受累时，前臂外侧痛觉减退，三角肌肌力减弱。

（三）治疗原则

1. 一般治疗

采用颈椎牵引、手法整复松解、局部针灸、推拿、理疗、中药熏蒸等治疗方法。必要时可应用非甾体抗炎药和肌肉松弛剂、神经营养药等。

2. 运动康复

主要进行肩颈肌肉的拉伸、颈部活动度、胸椎活动度练习和颈部稳定性训练。

二、颈部小关节紊乱

（一）发病原因和机制

外伤和劳损引起的颈部稳定性下降，颈椎生物力学失衡是导致颈椎小关节紊乱的主要原因。

（1）颈椎的关节突较低，上关节突朝上，偏于后方；下关节突朝下，偏于前方，

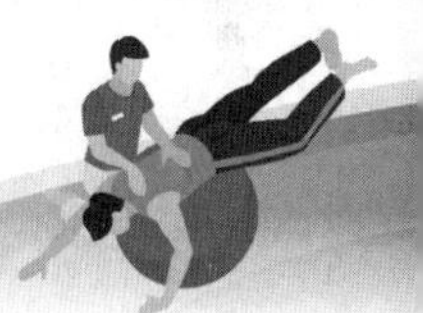

关节囊较松弛，可以滑动，横突之间往往缺乏横突韧带。颈椎的特殊解剖结构，使得颈部骨骼、韧带、关节囊等结构构成的静态稳定系统薄弱，因此外伤是造成颈部小关节紊乱的原因之一，外伤常见的因素有外物撞伤、颈椎扭伤、体育运动所致颈椎损伤、急刹车所致颈椎挥鞭伤、车祸损伤等。

（2）由于颈椎静态稳定系统薄弱，颈部肌肉动态稳定能力对于颈椎的稳定性至关重要。长时间的伏案工作或者姿势不良，颈椎肌群长期处于牵拉状态，造成肌肉劳损，颈部动态稳定能力降低，颈椎力学失衡，从而引起小关节紊乱。

（二）症状体征

1. 症状

主要症状为颈项强直、疼痛，活动时疼痛加剧，有些患者可出现头昏、视物不清、眼球震颤、面部麻木等头颈综合征。

2. 体征

颈椎活动度受限，椎旁有压痛，颈部可触及条索状、结节状、粘连增厚点。

3. 影像检查

X 线显示颈椎生理曲度减少或消失，或颈椎反弓，或椎间隙后缘增厚，椎体可侧方移位。X 线侧位片显示双边影。

（三）治疗原则

1. 一般治疗

颈部小关节紊乱的治疗以纠正小关节错位，治疗软组织损伤为原则。主要采用手法整复，配合颈椎牵引、局部针灸、理疗等。必要时可应用非甾体抗炎药和肌肉松弛剂、神经营养药等。

2. 运动康复

颈部小关节紊乱的运动康复训练侧重于加强颈部稳定性。其他运动康复训练同颈椎病，通过恢复颈椎灵活性，促进颈部动态稳定能力的提升。

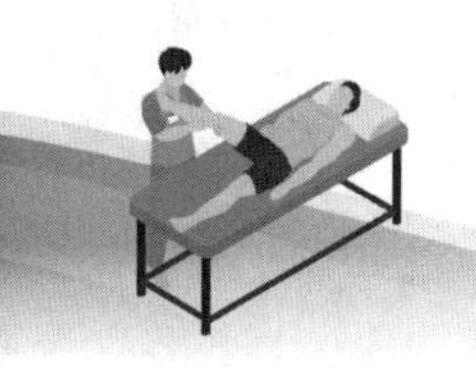

三、颈部常见损伤的预防措施

1. 纠正不良姿势

坐姿使用电脑时，电脑屏幕上缘齐平或略低于眼睛，保持颈部直立，上半身应挺直，使头部获得支撑，下巴微收，双眼直视前方，两肩自然下垂，上臂贴近身体，手肘弯曲呈 90°，操作键盘或鼠标，尽量使手腕保持水平姿势，手掌中线与前臂中线应保持一条直线。腰部要有背靠支撑，膝关节屈曲成 90°，膝盖微高于座椅，踝关节略微背屈，促进血液循环。

2. 防止长时间保持一个动作

使用电脑或手机时每隔 1 h 应休息 5～10 min，活动颈部或进行局部按摩，同时做下巴后缩和头颈部后伸动作 6～8 次。注意自我监控是否出现颈部肌肉劳损。

3. 选择适当的保健枕

一个理想的枕头，最基本的功能是使枕头能够紧密贴合颈椎的生理曲度，使人体在睡眠之中解除颈椎肌肉、韧带的疲劳。在仰卧睡觉姿势下，合适的枕头高度为一个自身拳头的高度，对于偏爱侧睡的人，建议选择 1.5 倍自身拳头高度的枕头为宜。以此保证睡眠中颈椎处于最适宜的生理曲度。

4. 其他

注意颈部保暖，长期在空调房，避免冷气直吹颈部，可用披肩等保暖。平时可进行游泳、打羽毛球、放风筝等体育锻炼和活动，以达到预防颈椎病和锻炼颈部功能的目的。

任务二　颈部功能解剖及功能障碍评估

一、颈部功能解剖

（一）颈椎

颈椎共 7 块，椎体小，横断面呈椭圆形。第 3～7 颈椎体上面侧缘向上突起，称

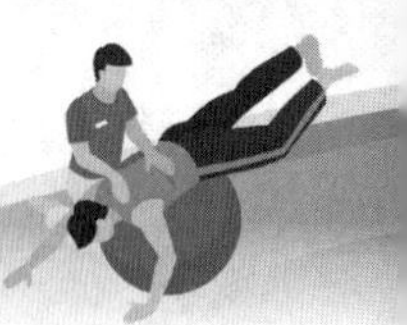

椎体钩。椎体钩若与上位椎体的前后唇缘相接，则形成钩椎关节，若过度增生肥大，可使椎间孔狭窄，压迫脊神经，产生症状，为颈椎病。颈椎横突有孔，称横突孔，有椎动脉和椎静脉通过。

第 1 颈椎又称寰椎，环状，无椎体、棘突及关节突。第 2 颈椎又称枢椎，椎体向上伸出齿突，与寰椎齿突凹相关节。第 7 颈椎又称隆椎，棘突特长，活体易于触及，常作为椎骨序数的标志。

（二）椎间盘

椎间盘又称椎间纤维骨盘，是连接相邻两个椎体间的纤维软骨，由中央的髓核和周边的纤维环构成，椎间盘坚韧而又有弹性。自第 2 颈椎起，两个相邻的椎体之间都有椎间盘。颈间盘是整个颈椎承载系统中最为关键的部分，它不仅可吸收振动、减缓冲击，而且能将所承受的载荷向不同方向均匀分布，并减轻由足部传来的外力，使头颅免受震荡。

（三）颈部主要韧带

在生理状态下，颈部各韧带间相互协调，以维持颈椎各项活动的动态平衡。颈部的韧带主要有以下 4 种。

（1）前纵韧带：为人体中最长的韧带，起自枕骨下至第 1 骶椎，位于椎体及椎间盘的前面，可以限制脊柱过度向后伸展，增强颈椎稳定性。

（2）后纵韧带：起自第 2 颈椎，在椎管内沿椎体及椎间盘后下行，终于骶管，它可以限制脊柱过度前屈。

（3）黄韧带：位于相邻的两椎弓之间，很坚实，由弹性纤维构成，它可以限制脊柱过度前屈，并协助颈部肌肉维持头颈直立。

（4）项韧带：棘突之上的连接为棘上韧带，但在颈椎部自第 7 颈椎棘突向上移行称为项韧带。项韧带有协助颈部肌肉支持头颈的作用，并有对抗颈部脊柱屈曲的作用。

（四）颈部肌肉

头颈部的肌肉大致可分为两群：前面和后面。前面的肌肉可使头颈屈曲，后面肌肉的可使头颈伸直，几乎每条肌肉可使头颈在水平面侧屈和旋转（表 2-1）。

表 2-1　颈部动作与相关肌肉

动作	主要肌肉
屈曲	胸锁乳突肌（双侧）、斜角肌（双侧）、颈长肌、头长肌
伸展	胸锁乳突肌（双侧）、头夹肌（双侧）、颈夹肌（双侧）、肩胛提肌（双侧）
侧屈	胸锁乳突肌（单侧）、斜角肌（双侧）、头夹肌（单侧）、颈夹肌（单侧）、肩胛提肌（单侧）
对侧旋转	胸锁乳突肌（单侧）
同侧旋转	头夹肌（单侧）、颈夹肌（单侧）、肩胛提肌（单侧）

1. 颈前肌群

浅层肌肉主要有胸锁乳突肌和斜角肌。胸锁乳突肌紧张会造成斜颈。斜角肌分前中后三束，三束斜角肌如同稳定天线的钢缆线系统，为颈椎中下部提供良好的双侧稳定和垂直稳定；斜角肌附着在肋骨上可以辅助呼吸，呼吸模式异常可导致该肌肉过度紧张疲劳、肥大。

头长肌和颈长肌位于深层，主要具有稳定头颈部的功能。头前直肌和头侧直肌是短肌肉，这些肌肉作用于寰枕关节上，同时这些肌肉的细微控制对于视觉和前庭功能非常重要。

2. 颈后肌群

颈后肌群还包括头夹肌、颈夹肌、肩胛提肌等，主要功能是颈部伸展。

3. 颈部稳定性的重要性

对于关节来说，先稳定才能灵活。颈部深层肌群稳定性差，会导致关节灵活性下降，表层肌肉代偿性紧张疲劳，出现疼痛。

4. 头颈异常姿势的危害

头前引是颈部最常见的不良姿势，此时下颈椎屈曲，上颈椎伸直，会导致此区域肌肉压力增大。如肩胛提肌等伸肌可能过度牵张而疲劳，枕骨下肌会缩短和长期疲劳。长此以往引发疼痛和功能障碍。

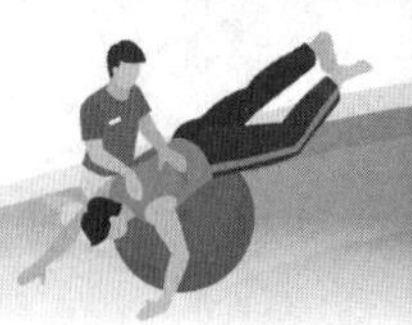

二、功能障碍评估

（一）基础检查

1. 视诊

查看：颈椎曲度，头部是否前伸，头是否偏移，双肩是否高低不平，双侧肩颈肌肉肥厚程度。

2. 触诊

触摸：肌肉紧张度，压痛点，颈椎节段有无压痛。

（二）颈椎活动性检查

检查：颈椎的屈 / 伸，前伸 / 后移，左右侧屈，左右旋转。观察两侧对称情况、活动度是否受限及有无疼痛。（图 2-1）

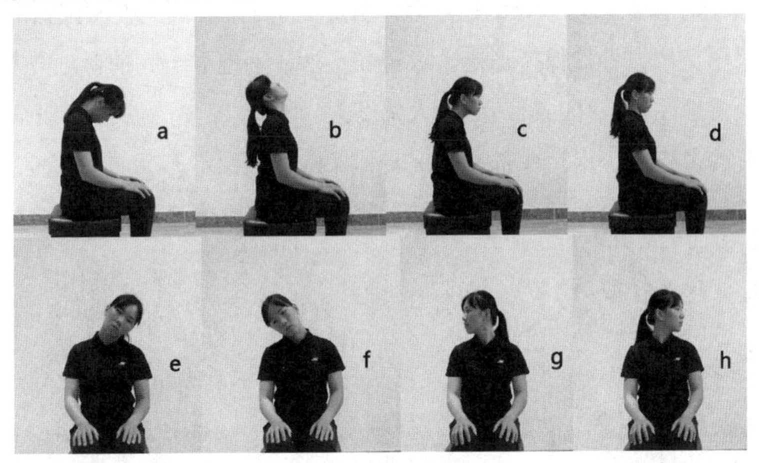

图 2-1　颈椎活动度

（三）重复性动作筛查

（1）重复性动作测试流程：后移→后移 + 后伸（收下颌后抬头）→左右侧屈→左右旋→屈曲→前移。

（2）出现疼痛的运动方向的测试先从小幅度运动开始再到全关节范围。

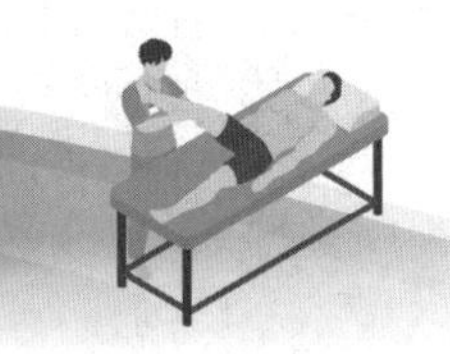

（3）急性疼痛重复 5 次，慢性疼痛重复 10 次。测试观察三个方面：关节活动度增大 / 减小，VAS 主观疼痛评分加重 / 减轻，疼痛向心化 / 外周化。按照流程进行测试，一旦出现典型性疼痛，在该方向或者相反方向重复该动作，比较动作前后是否出现疼痛减轻、活动幅度增大、疼痛向心化 3 种情况中的至少 1 种，则可以选取该运动方向为治疗的主要运动方向，反之说明运动训练要避免此类运动。

（四）颈部稳定性测试

在受试者进行屈 / 伸，左右侧屈，左右旋转出现疼痛或者活动度受限时，检查者手分别放在患者头部前额、后枕部、颞部，嘱受试者抗阻力的同时，进行屈 / 伸，左右侧屈，左右旋转。如此时疼痛减轻 / 消失或活动度增大，则说明对应的颈部深层肌群稳定性差，需要加强。

（五）胸椎灵活性测试

胸椎灵活性下降会影响颈椎的稳定性，引发颈部疼痛，因此要测试胸椎的灵活性。

（1）采用坐位，骨盆保持稳定，双臂前平举，手抱肘于胸前。

（2）缓慢地往左或往右旋转到最大幅度。

（3）旋转过程中，保持头部参与旋转，保持骨盆稳定。

（4）旋转至最大幅度时呼气，并记录此时的旋转幅度是否达到 45°（图 2-2）。

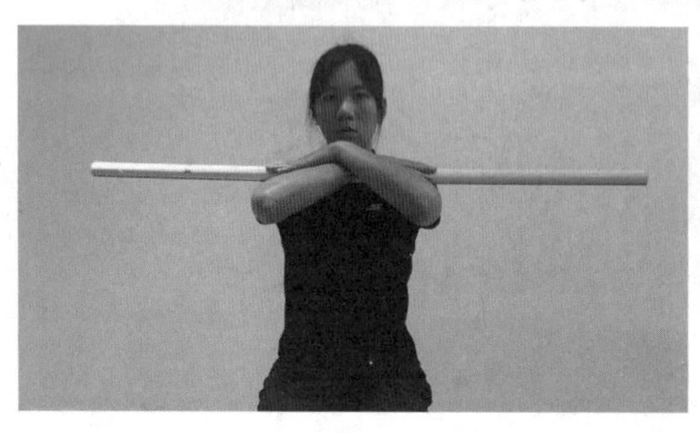
a

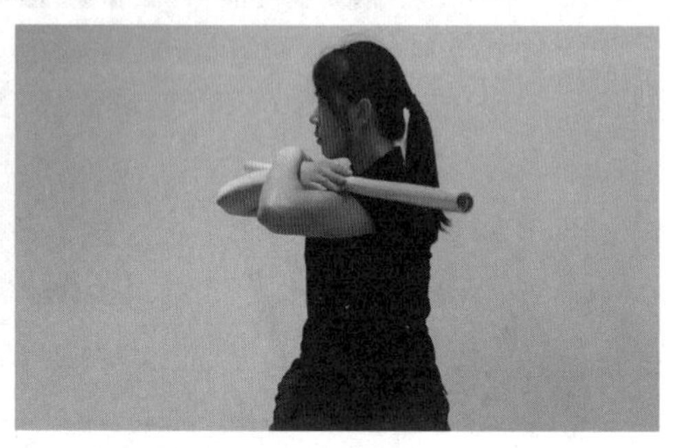
b

图 2-2　胸椎灵活性测试

（六）呼吸模式测试

（1）分别在仰卧位、坐位、站立位进行呼吸，正常情况下吸气时腰腹一周向外

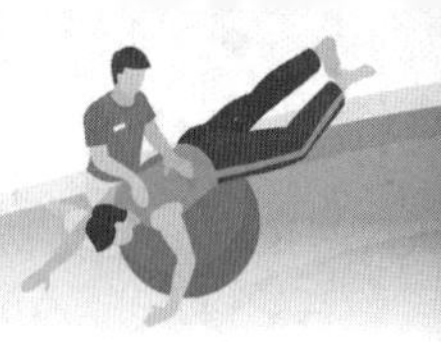

隆起，呼气时凹陷，如果相反则模式错误。

（2）正常情况下吸气时腰腹一周先隆起，接着胸廓打开，平静呼吸时肩部不应有明显移动，如顺序颠倒，有明显抬肩，说明颈部疼痛障碍是由于呼吸模式错误，颈肩部过度代偿，颈肩部肌肉紧张疲劳所致（图 2-3）。

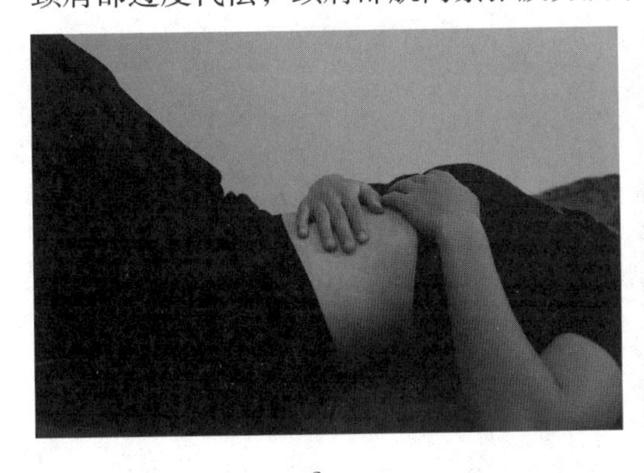

a

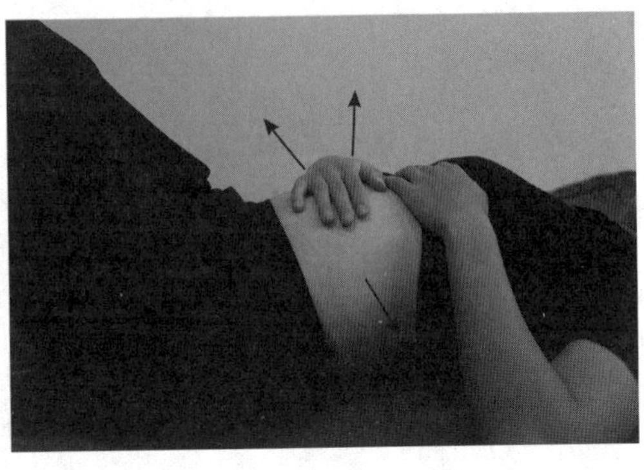

b

图 2-3　呼吸模式测试

（七）特殊检查

臂丛神经牵拉试验：

体位：患者体位取坐位，检查者位于患者后方。

检查动作：患者头偏向健侧。检查者一手抵住患侧头部，一手握住患侧手腕部，将肩关节略微置于外展位，肘关节伸直，前臂旋前，腕关节屈曲，手指屈曲，做对向牵拉。

阳性体征：在牵拉过程中，患侧手臂出现疼痛或麻木，或者使原有的疼痛、麻木症状加重，说明试验呈阳性，提示臂丛神经存在卡压现象。多见于斜角肌紧张或神经根型颈椎病（图 2-4）。

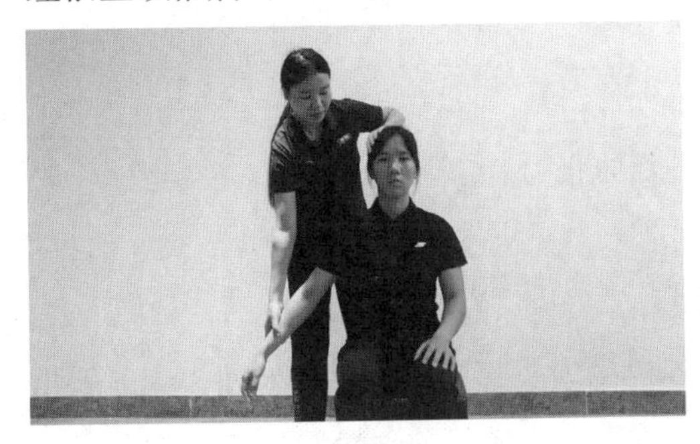

a

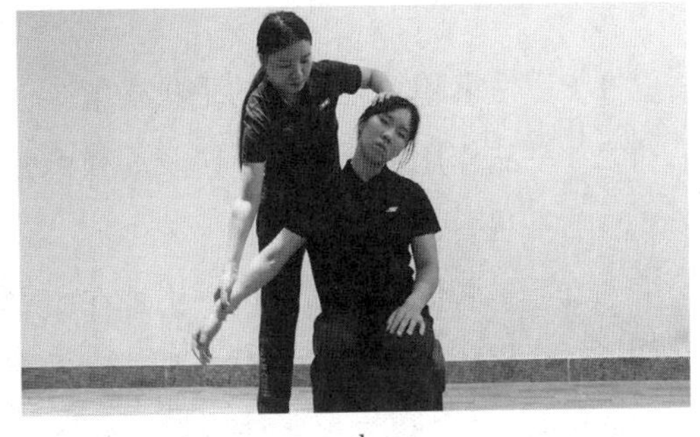

b

图 2-4　臂丛神经牵拉试验

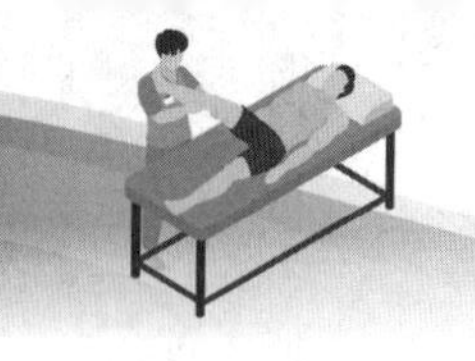

任务三　颈部运动康复

一、筋膜手法

（一）胸锁乳突肌

1）手法名称：胸锁乳突肌的手法松解。

2）手法作用：缓解胸锁乳突肌及筋膜紧张，释放张力。

3）手法要领（图 2-5）。

（1）患者体位：仰卧位，头转向对侧。

（2）操作程序：治疗师站在治疗侧，一手固定患者头部，另一手半握拳，放在胸锁关节处，肘关节伸直，沿着胸锁乳突肌往上推，推至乳突上方的头皮筋膜。

4）手法要求：在安全的环境下，观察患者反应，力度轻中度，一般操作 2～3 次。

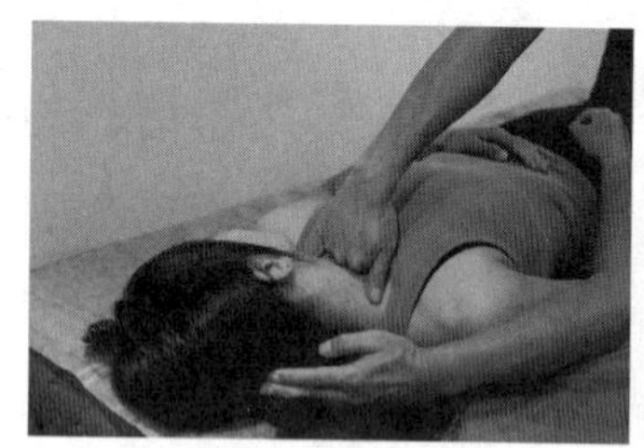
a

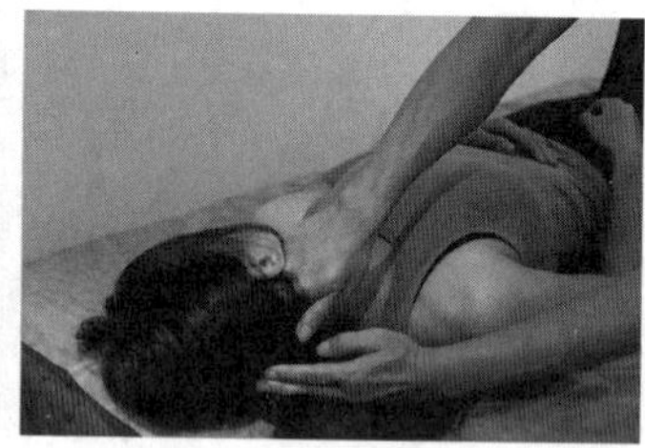
b

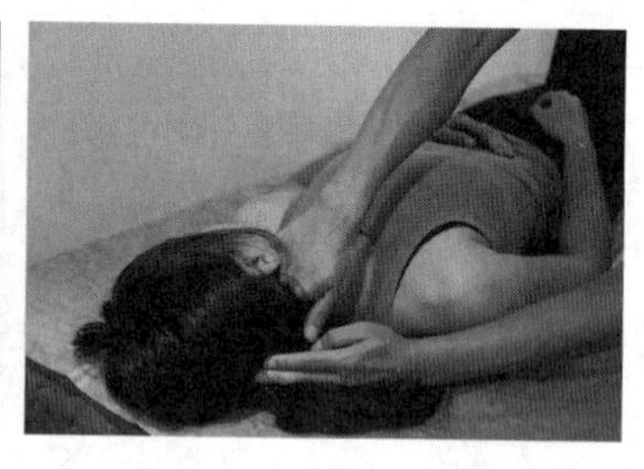
c

图 2-5　胸锁乳突肌的手法松解

（二）斜角肌

1）手法名称：斜角肌的手法松解。

2）手法作用：缓解斜角肌及筋膜紧张，释放张力。

3）手法要领。

（1）患者体位：仰卧位，头处在中立位。

（2）操作程序：①前斜角肌：治疗师正对患者头部站立，每次处理一侧前斜角肌。缓慢轻柔地将手指从外侧深入胸锁乳突肌下方，锁住前斜角肌远端的附着点并且在慢慢地向同侧旋转头部的同时向对侧侧屈。需要注意的是，当处理斜角肌时要

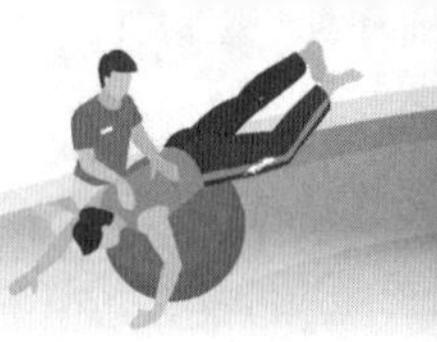

固定住头部和上颈椎，用辅助手按住靠近第 3 颈椎横突的位置，力量会作用在下段颈椎和斜角肌上。（图 2-6）②中、后斜角肌：治疗师正对患者头部站立，每次处理一侧斜角肌。缓慢轻柔地将手指从斜方肌前沿下方按压，弯曲手指勾住中、后斜角肌远端的附着点。为牵拉中、后斜角肌，颈部向对侧侧屈。辅助手按住靠近第 3 颈横突的位置。

4）手法要求：在安全的环境下，观察患者反应，力度轻中度，一般操作 2～3 次。

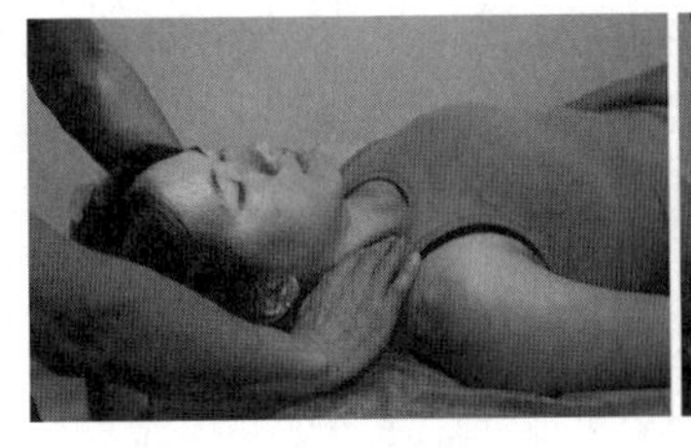

a

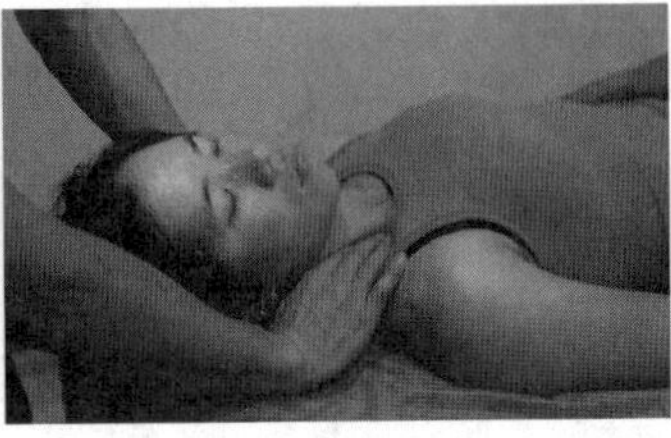

b

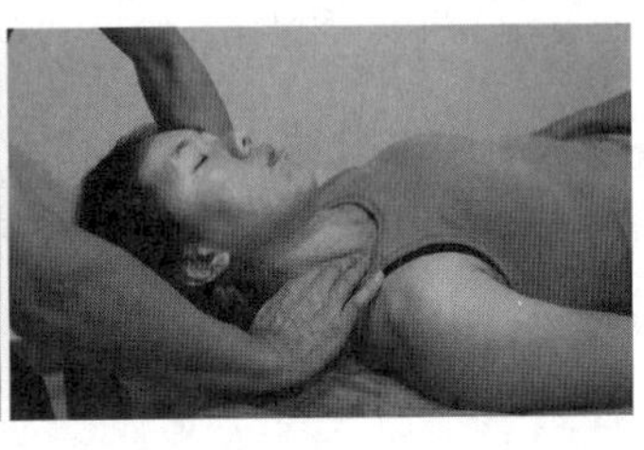

c

图 2-6　斜角肌的手法松解

（三）头夹肌

1）手法名称：头夹肌的手法松解。

2）手法作用：缓解头夹肌及筋膜紧张，释放张力。

3）手法要领（图 2-7）。

（1）患者体位：仰卧位，头部中立位。

（2）操作程序：治疗师正对患者头部站立，一手固定患者头部，另一手末端指节屈曲，放在上项线处下压，然后手指慢慢伸直，沿着头夹肌向下推组织。

（3）配合动作：患者配合缓慢做颈后部伸长活动。

4）手法要求：在安全的环境下，观察患者反应，力度轻中度，一般操作 2～3 次。

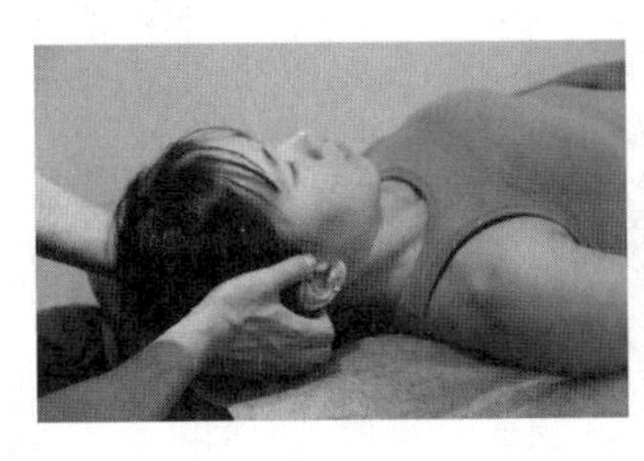

a

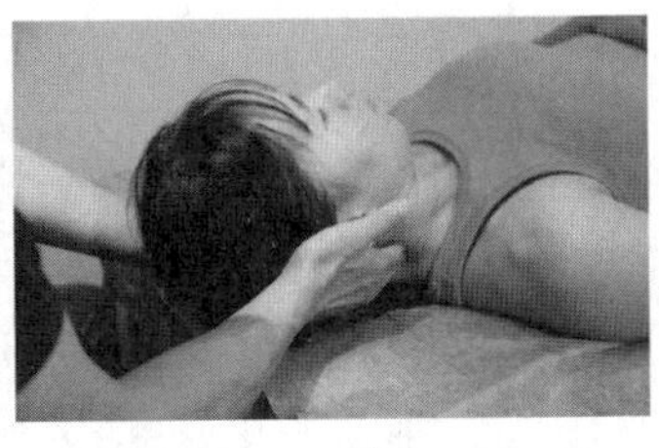

b

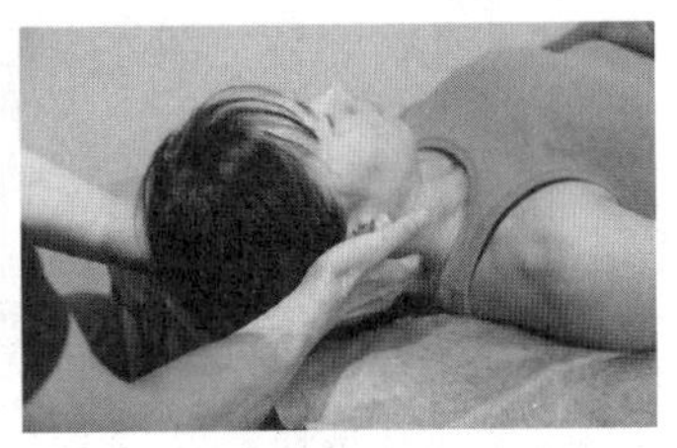

c

图 2-7　头夹肌的手法松解

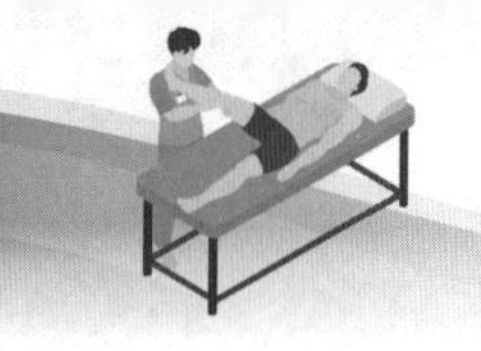

（四）枕肌

1）手法名称：枕肌的手法松解。

2）手法作用：缓解枕肌及筋膜紧张，释放张力。

3）手法要领（图 2-8）。

（1）患者体位：仰卧位，头部中立位。

（2）操作程序：治疗师正对患者头部站立，双手指屈曲并拢，双手指尖置于枕骨粗隆下缘。嘱患者全身放松并将头自然放在治疗师的指尖，然后双手指尖沿着颈椎从下往上滑动。

（3）配合动作：患者配合轻微点头以拉伸枕肌。

4）手法要求：在安全的环境下，观察患者反应，力度轻中度，一般操作 2～3 次。

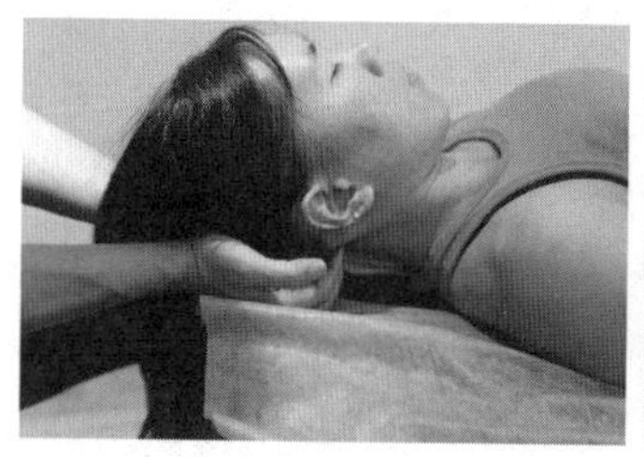

a

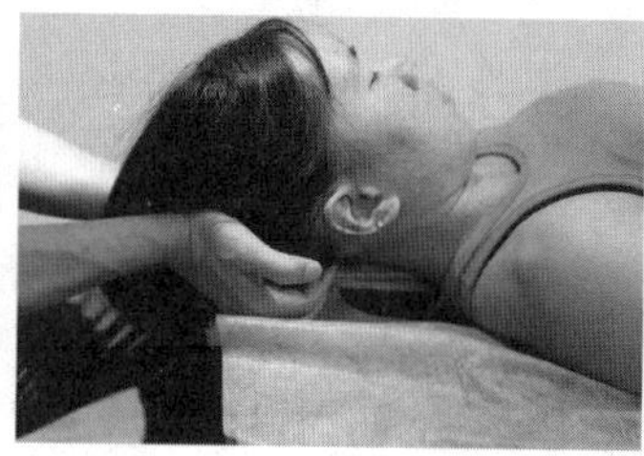

b

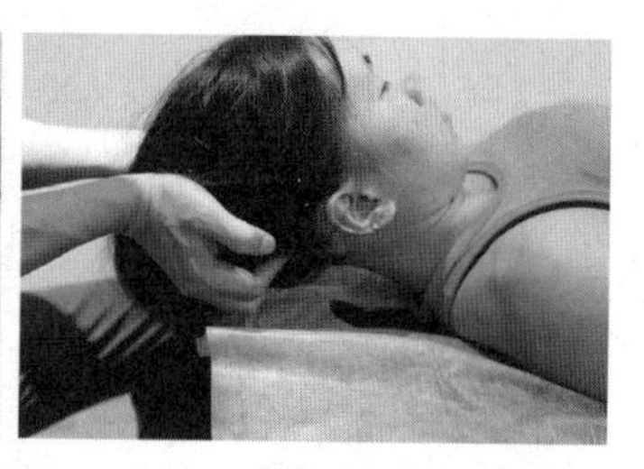

c

图 2-8　枕肌的手法松解

二、肌肉牵伸

（一）颈部侧屈肌群牵伸

1）动作名称：颈部侧曲。

2）动作作用：释放颈部侧面肌群张力。

3）动作要领（图 2-9）。

（1）两脚与肩同宽站立，双手自然置于体侧，脊椎保持中立位。

（2）头缓慢向左侧屈，直到不能屈为止，进行 3 次深呼吸。

（3）头缓慢向右侧屈，直到不能屈为止，进行 3 次深呼吸。

4）运动负荷：在安全的环境下，进行 2 组 ×3 次 / 组训练。

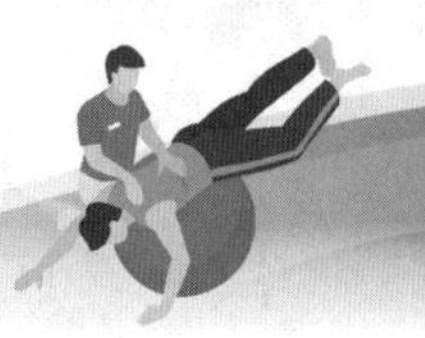

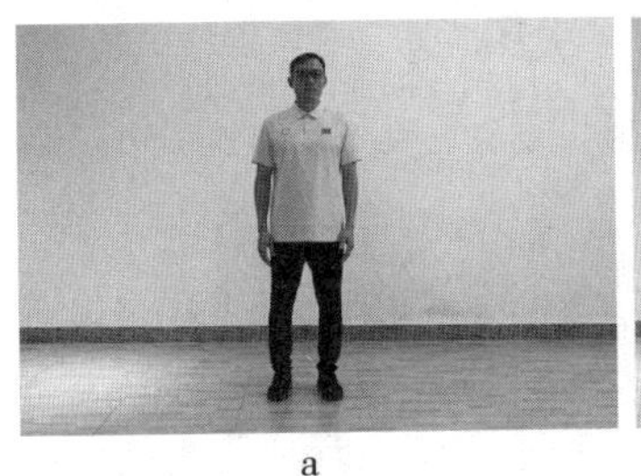

a

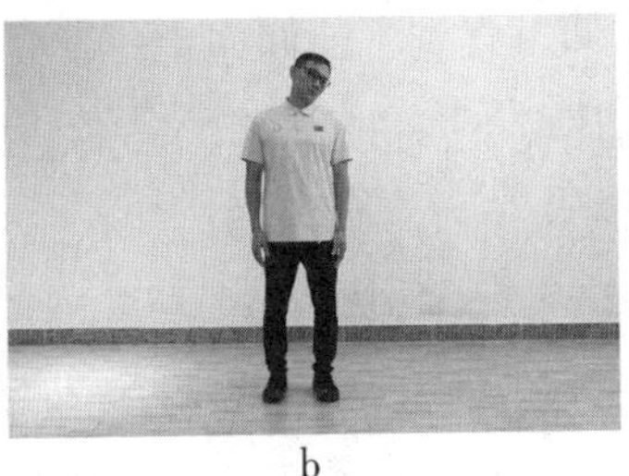

b

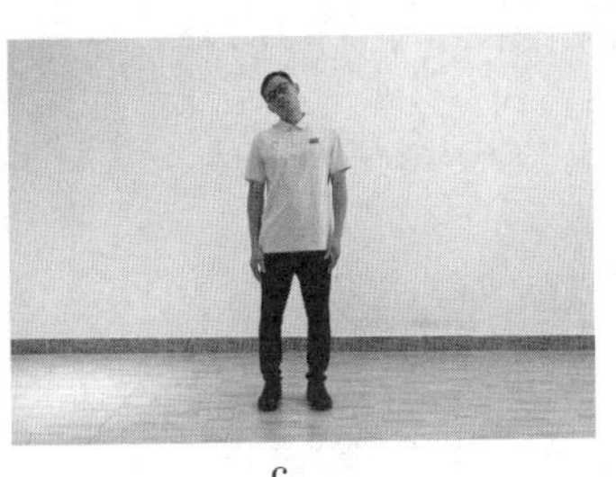

c

图 2-9　颈部侧屈肌群牵伸

（二）颈部斜下屈肌群牵伸

1）动作名称：颈部斜下屈。

2）动作作用：释放颈部斜后侧肌群张力。

3）动作要领（图 2-10）。

（1）两脚与肩同宽站立，双手自然置于体侧，脊椎保持中立位。

（2）头缓慢向左斜下方屈伸，直到不能屈伸为止，进行 3 次深呼吸。

（3）头缓慢向右斜下方屈伸，直到不能屈伸为止，进行 3 次深呼吸。

4）运动负荷：在安全的环境下，进行 2 组 ×3 次 / 组训练。

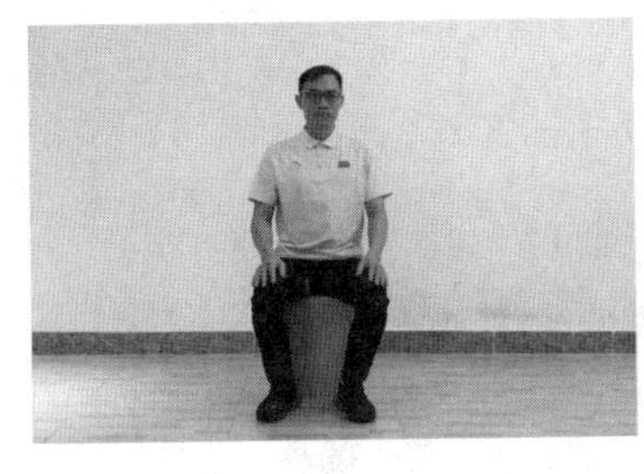

a

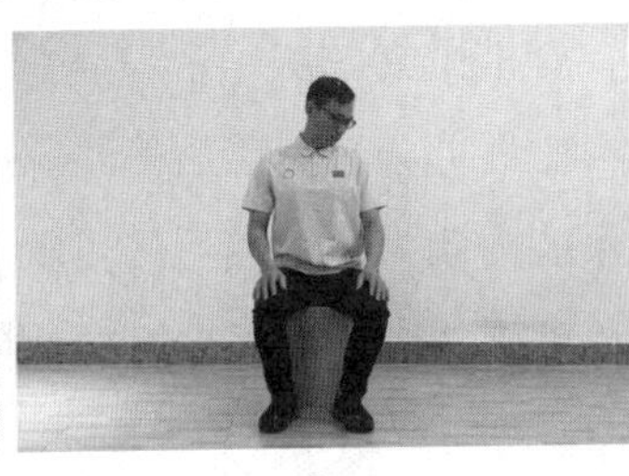

b

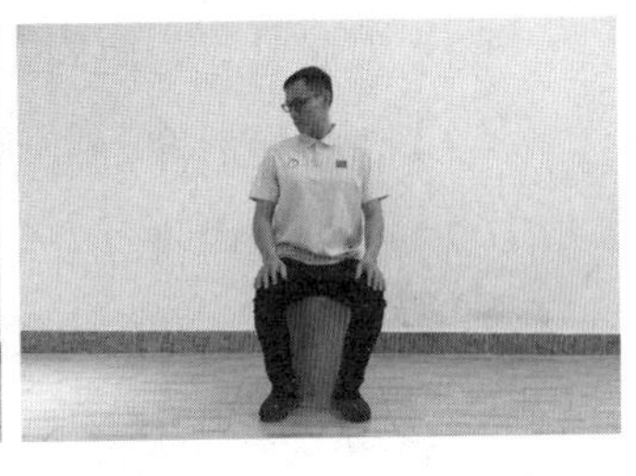

c

图 2-10　颈部斜下屈肌群牵伸

（三）颈部斜后伸肌群牵伸

1）动作名称：颈部斜后伸。

2）动作作用：释放颈部前斜方肌群张力。

3）动作要领（图 2-11）。

（1）两脚与肩同宽站立，双手自然置于体侧，脊椎保持中立位。

（2）头缓慢向左后斜方仰，直到不能仰为止，进行 3 次深呼吸。

（3）头缓慢向右后斜方仰，直到不能仰为止，进行 3 次深呼吸。

4）运动负荷：在安全的环境下，进行 2 组 ×3 次 / 组训练。

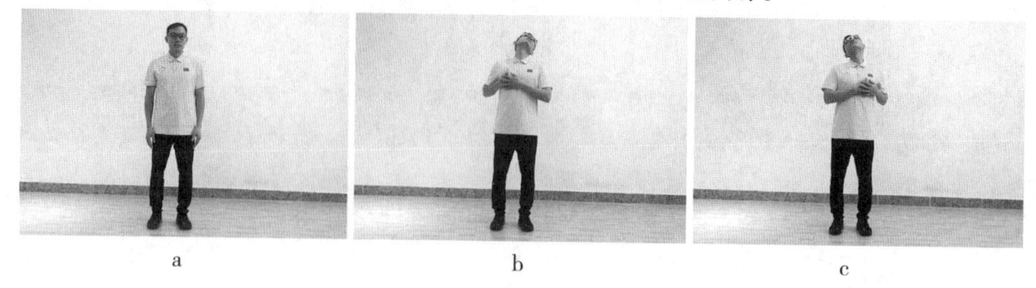

a　　b　　c

图 2-11　颈部斜后伸肌群牵伸

三、灵活性训练

（一）颈部屈伸灵活性

1）动作名称：颈部屈伸灵活性。

2）动作作用：释放颈部前后张力。

3）动作要领（图 2-12）。

（1）双脚站立与肩同宽，脊椎中立位。

（2）头缓慢后仰，直到不能后仰为止，然后接步骤（3）。

（3）头缓慢内收，直到不能内收为止，然后接步骤（2）。

4）运动负荷：在安全的环境下，进行 3 组 ×6 次 / 组训练，每组间歇 30 s。

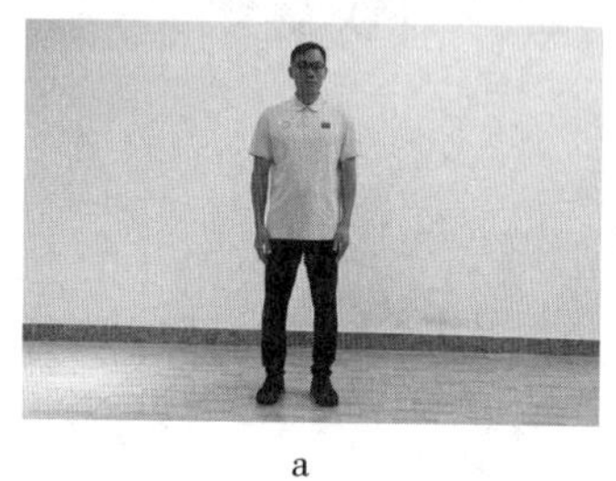
a

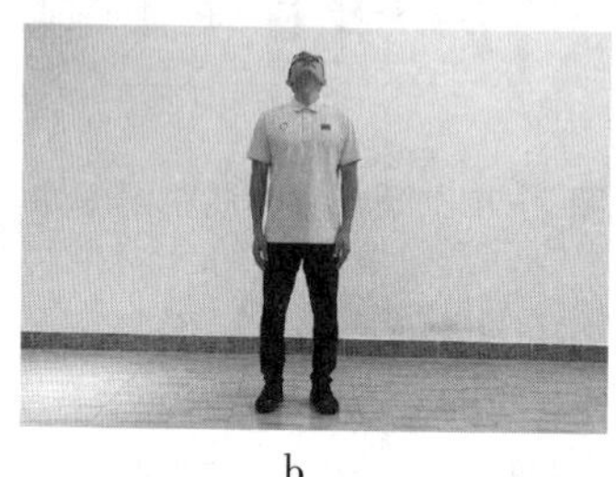
b

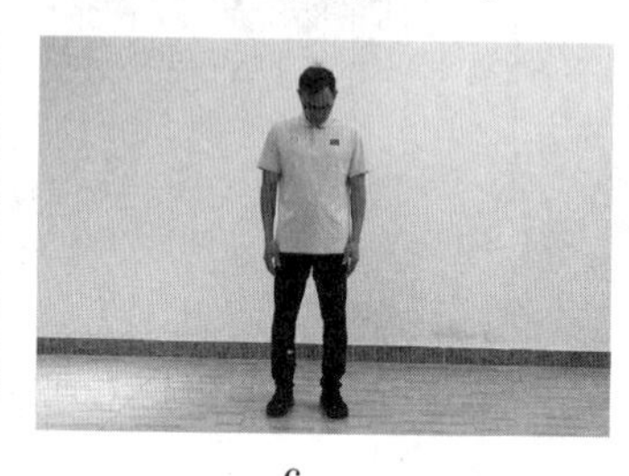
c

图 2-12　颈部屈伸灵活性

（二）颈部旋转灵活性

1）动作名称：颈部旋转。

2）动作作用：增强颈部旋转灵活性。

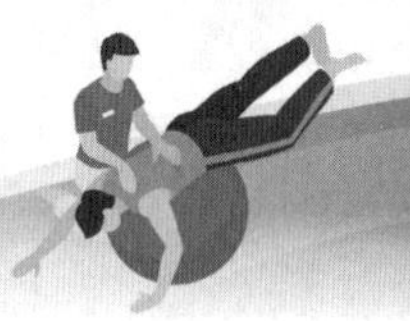

3）动作要领（图 2-13）。

（1）双脚站立与肩同宽，双手自然置于体侧，脊椎中立位。

（2）头缓慢右后转，直到不能转到为止，然后接步骤（3）。

（3）头缓慢左后转，直到不能转到为止，然后接步骤（2）。

4）运动负荷：在安全的环境下，3 组 ×6 次 / 组训练，每组间歇 30 s。

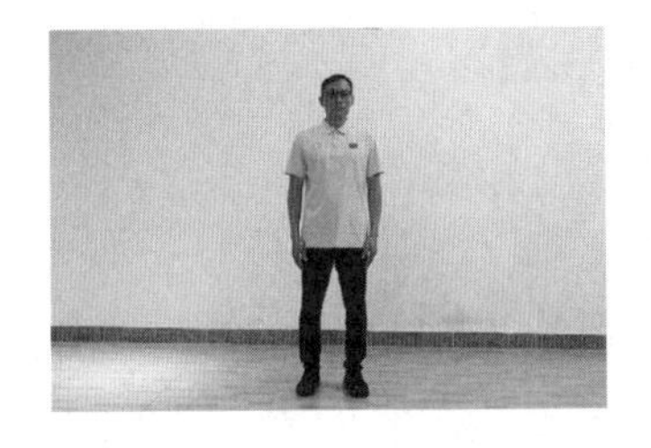
a

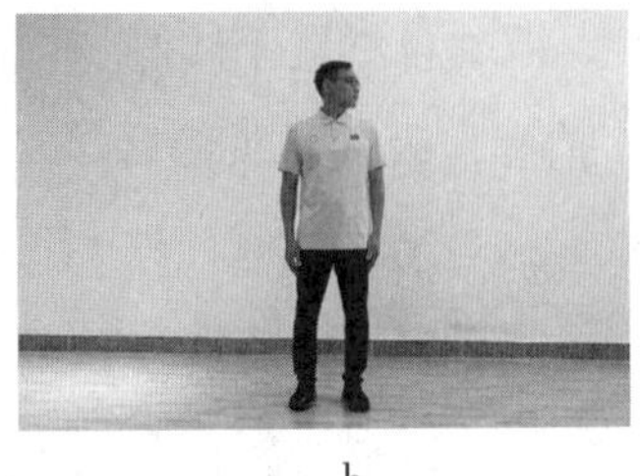
b

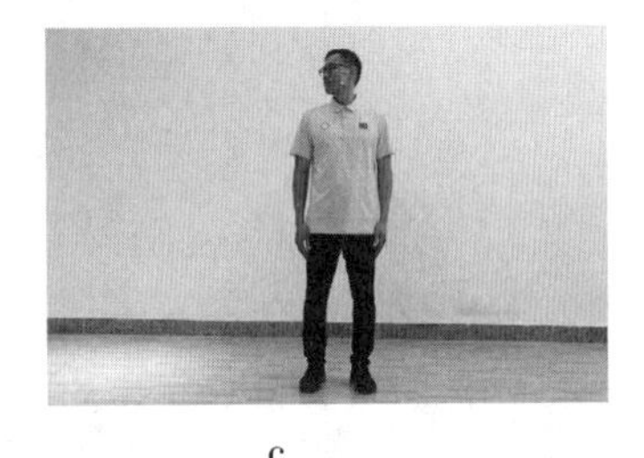
c

图 2-13　颈部旋转灵活性

四、颈部功能训练——适应阶段

（一）仰卧抬头

1）动作名称：仰卧抬头。

2）动作作用：激活颈部肌群。

3）动作要领（图 2-14）。

（1）仰卧屈膝，双脚掌着地，双手自然置于体侧，脊椎中立位。

（2）两肩胛紧贴地面，吸气时自然抬起头部、下颌尽量靠近胸口。

（3）呼气时还原开始位置。

4）运动负荷：在安全的环境下，进行 3 组 ×6 次 / 组训练，每组间歇 30 s。

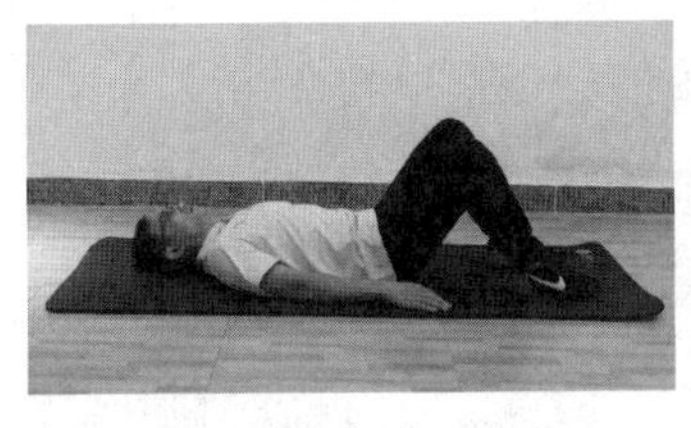
a

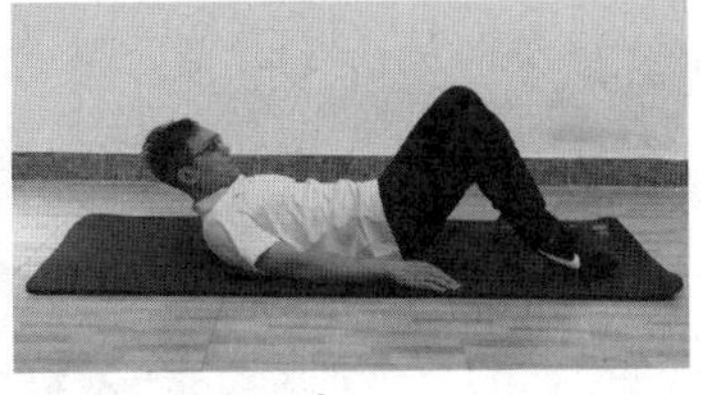
b

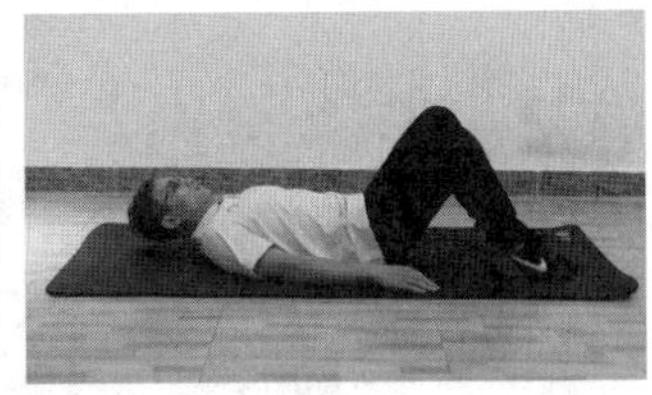
c

图 2-14　仰卧抬头

（二）俯卧抬头

1）动作名称：俯卧抬头。

2）动作作用：激活颈部肌群。

3）动作要领（图 2-15）。

（1）俯卧，一腿屈髋 90°，双手自然置于体侧，脊椎中立位。

（2）腹部紧贴地面，胸口抬起，吸气时头部后仰。

（3）呼气时还原开始位置。

4）运动负荷：在安全的环境下，进行 3 组 ×6 次 / 组训练，每组间歇 30 s。

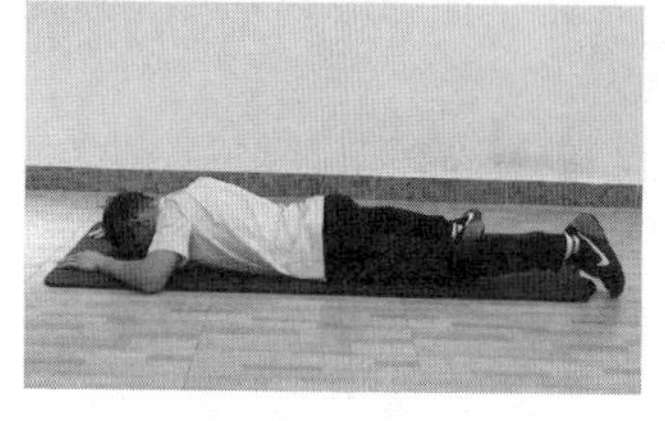
a
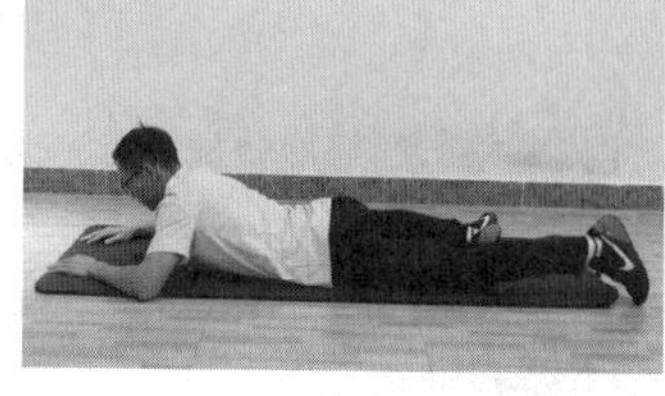
b
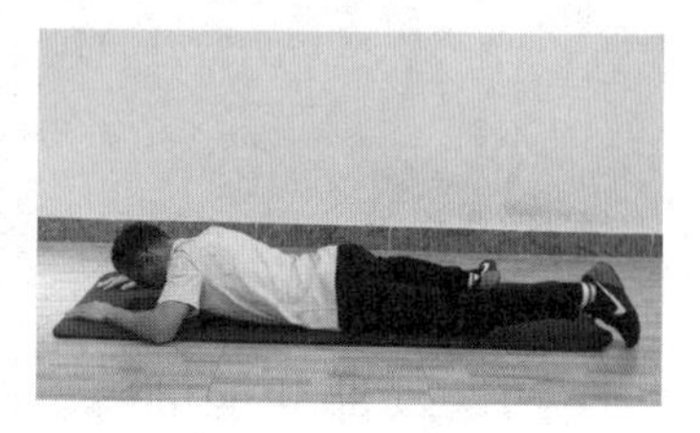
c

图 2-15 俯卧抬头

（三）俯卧转头

1）动作名称：俯卧转头。

2）动作作用：激活颈部肌群。

3）动作要领（图 2-16）。

（1）俯卧，一腿屈髋 90°，双手自然置于体侧，脊椎中立位。

（2）腹部紧贴地面，胸口抬起，吸气时头部转至左肩部。

（3）呼气时还原开始位置，然后转至右肩部，交替进行。

4）运动负荷：在安全的环境下，进行 3 组 ×6 次 / 组训练，每组间歇 30 s。

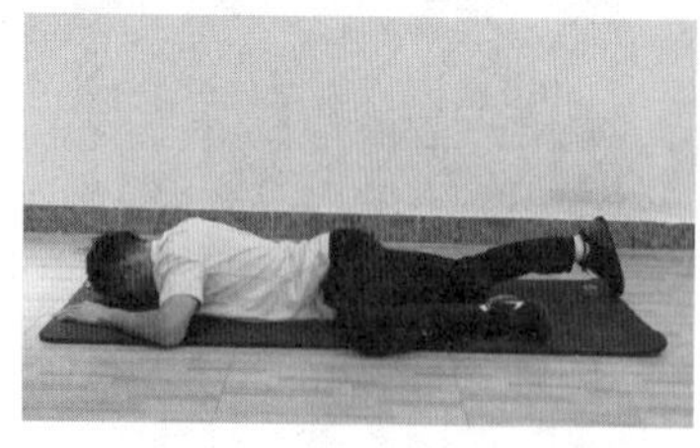
a
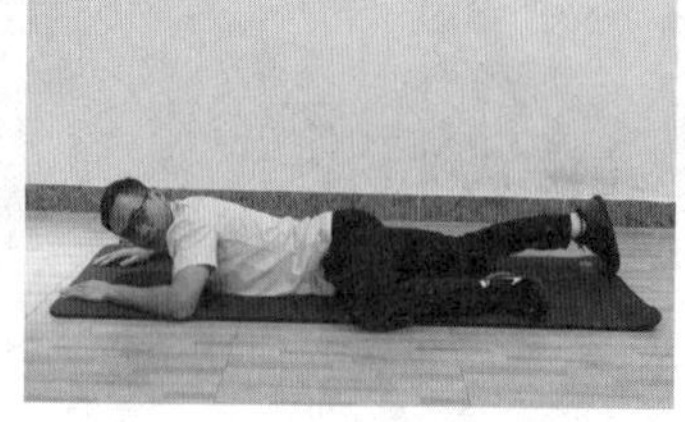
b
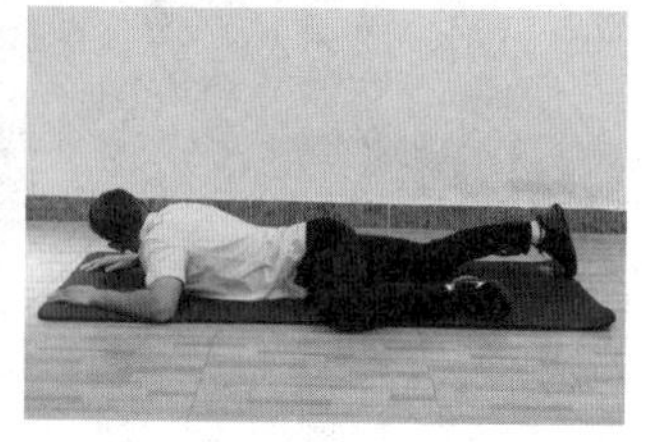
c

图 2-16 俯卧转头

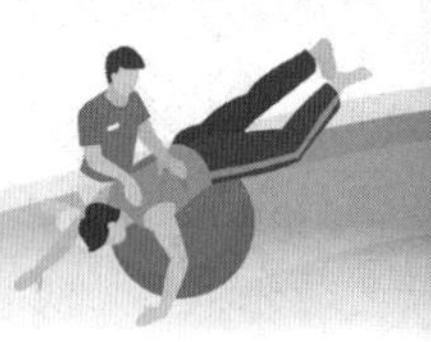

五、颈部功能训练——强化阶段

（一）前额顶球转体

1）动作名称：前额顶球转体。

2）动作作用：强化颈部肌群。

3）动作要领（图 2-17）。

（1）自然站立，前额顶球，双手重叠置于胸前，脊椎中立位。

（2）头部、脚尖保持不动，吸气时向左转动胸椎。

（3）呼气时还原开始位置，然后向右转动胸椎，左右交替。

4）运动负荷：在安全的环境下，进行 3 组 ×6 次 / 组训练，每组间歇 30 s。

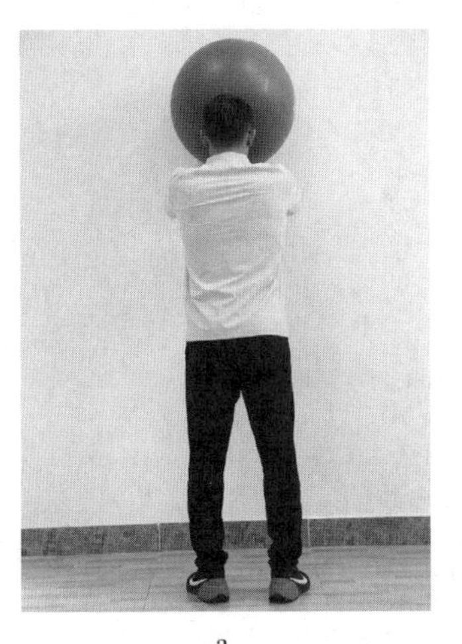

a

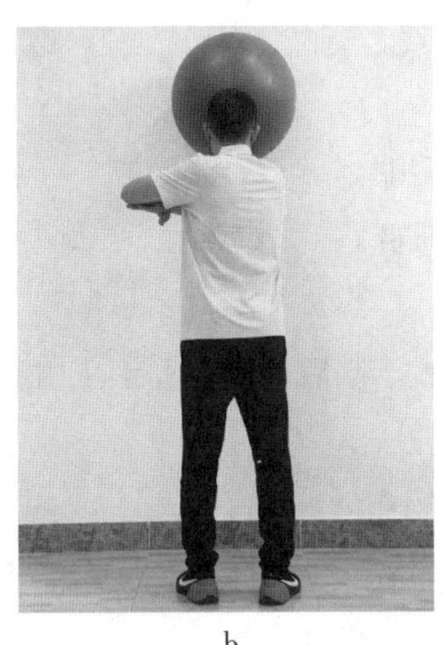

b

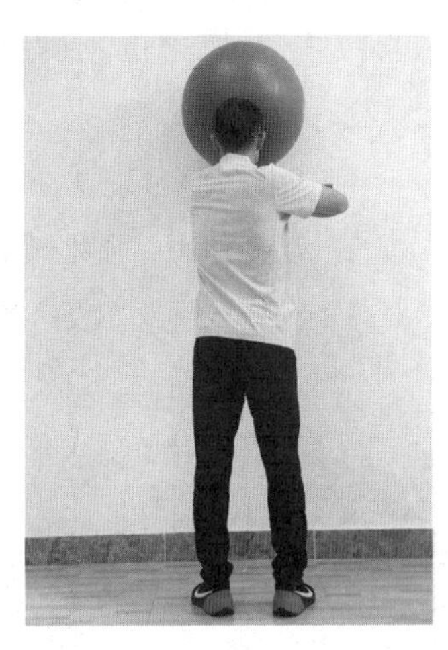

c

图 2-17　前额顶球转体

（二）脑后顶球摆手

1）动作名称：脑后顶球摆手。

2）动作作用：强化颈部肌群。

3）动作要领（图 2-18）。

（1）自然站立，脑后顶球，双手自然置于体侧，脊椎中立位。

（2）头部、脚尖保持不动。

（3）自然呼吸左右手自然交替前摆。

4）运动负荷：在安全的环境下，进行 3 组 ×6 次 / 组训练，每组间歇 30 s。

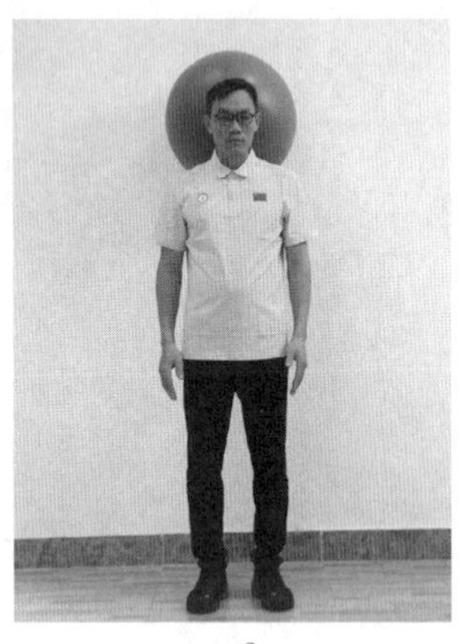
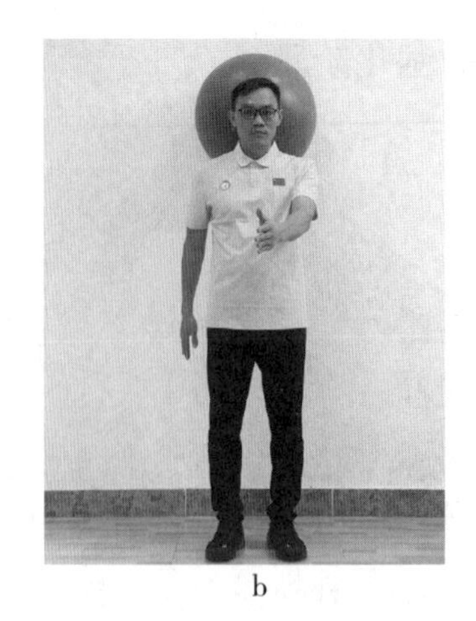
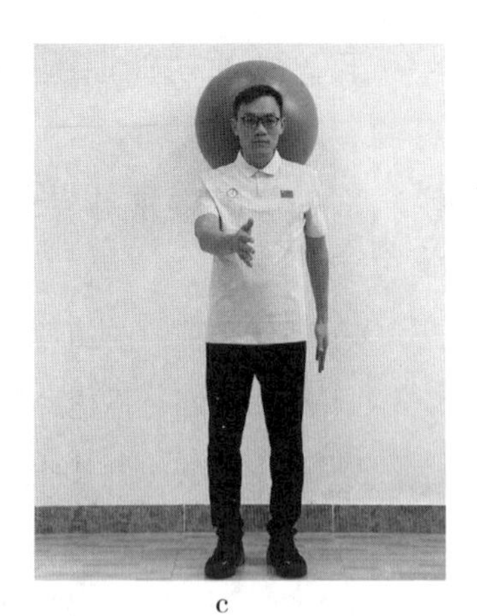

a b c

图 2-18　脑后顶球摆手

（三）弹力带颈后缩

1）动作名称：弹力带颈后缩。

2）动作作用：强化颈部肌群。

3）动作要领（图 2-19）。

（1）自然站立，弹力带置于脑后，以有适当阻力感为宜，脊椎中立位。

（2）吸气时颈部水平前伸。

（3）呼气时还原。

4）运动负荷：在安全的环境下，进行 3 组 ×6 次 / 组训练，每组间歇 30 s。

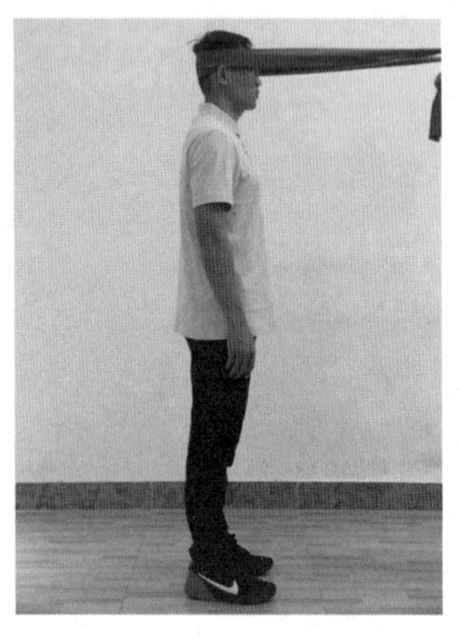
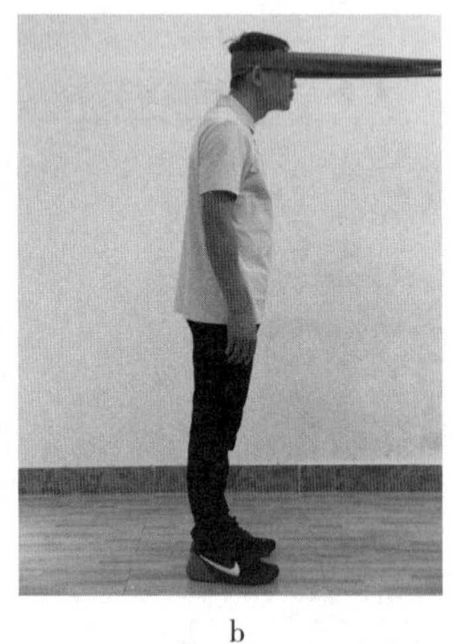
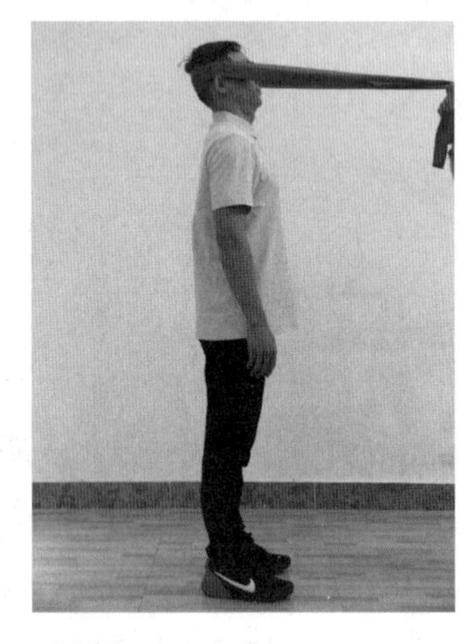

a b c

图 2-19　弹力带颈后缩

项目三
肩部损伤运动康复

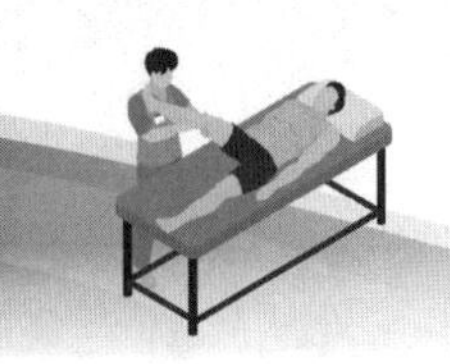

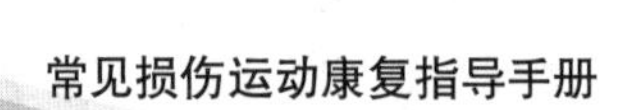

【学习目标】

1. 了解引起肩部损伤的常见疾病及原因。

2. 熟悉肩部解剖功能和功能评估。

3. 掌握常见肩部损伤的运动康复技术。

肩关节是人体活动范围最大的关节，是连接躯干和上肢的桥梁，也是上肢进行各种灵活运动的基础。各种剧烈的上肢运动或长期重复性的肩关节低强度运动以及腕、肘关节功能受限导致的肩关节活动代偿，都会造成肩部疼痛。

任务一　肩部常见损伤

【任务导入】

案例：一游泳爱好者，近半月在游自由泳，抬肩时出现肩前部的疼痛，活动后加重，休息可缓解，未予重视，逐渐进展为上抬手臂时肩部疼痛，活动受限，负重时疼痛加重，视诊肩部无明显红肿，肩前部有压痛。

请思考：

（1）该患者应完善什么评估?

（2）对该患者制订什么运动康复方案?

一、肩峰撞击综合征

肩峰下空间的软组织（冈上肌、肱二头肌长头腱及肩峰下滑囊）因受到机械性压迫或刺激而出现无菌性炎症，称为肩峰撞击综合征，是肩关节疼痛最常见的原因。

这通常是由于过度的重复性过顶动作或姿势异常，手臂外展时肱骨大结节撞击喙肩弓，压迫肩峰下软组织，引起肌腱或滑囊退行性改变所致，可引起冈上肌肌腱炎、肱二头肌长头腱炎及肩峰下滑囊炎。

（一）冈上肌肌腱炎

1. 发病原因及机制

冈上肌肌腱炎一般发生在靠近肌肉肌腱接合处，多由长期的劳损后逐渐引起的

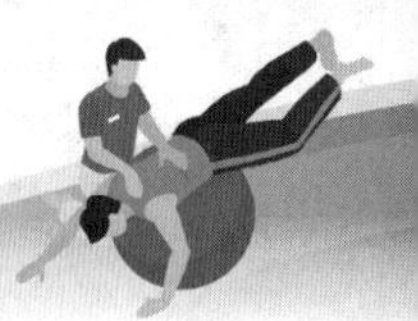

肌腱退行性改变所致。反复的肩外展，挤压、摩擦冈上肌肌腱；或者长期头前倾耸肩的不良坐姿，使冈上肌薄弱，一旦突然进行剧烈动作，容易出现损伤。

2. 症状和体征

抬手疼痛，提重物时疼痛加重，夜间疼痛明显，肩峰下或肱骨大结节处压痛，肩关节外展肌力减弱。

（二）肱二头肌长头腱炎

1. 发病原因与机制

肱二头肌长头腱通过肱骨结节间沟与横韧带形成的骨纤维管道，当肩外展或前屈时，肌腱在管道中滑动，长期过度的滑动摩擦可引起腱鞘充血、水肿，造成腱鞘滑膜层炎症损伤，导致肱二头肌长头腱在腱鞘内滑动障碍，引起肌腱炎。长头肌腱炎也可能继发于肩袖撕裂或肩部不稳定引起的肱骨头过度活动，肌腱滑动范围增大，造成炎症损伤。

2. 症状和体征

症状：主要表现为肩关节前部疼痛，可向上臂前外侧放射，夜间加剧，肩部活动后加重，休息后好转。急性期不能取患侧卧位，穿、脱衣服困难。

体征：肩关节活动受限，患手不能触及对侧肩胛下角。肱骨结节间沟处压痛明显。

（三）肩峰下滑囊炎

1. 发病原因及机制

肩峰下滑囊位于斜方肌和冈上肌处，其一方面可协助上述两层肌肉的顺利运动，另一方面可避免肩关节外展时肱骨大结节与肩峰发生摩擦，确保冈上肌的顺利运动。原发性的肩峰下滑囊炎极少，多数继发于冈上肌肌腱炎，因冈上肌肌腱位于肩峰下滑囊底部，当冈上肌肌腱有炎症渗出时，必然影响肩峰下滑囊，引起囊壁增厚、变性等退行性改变，导致炎症发生。

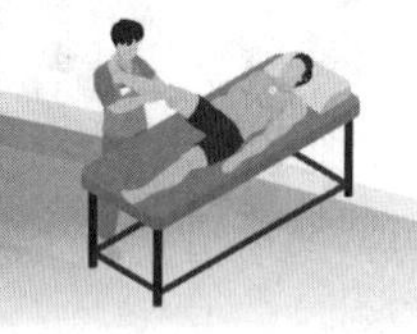
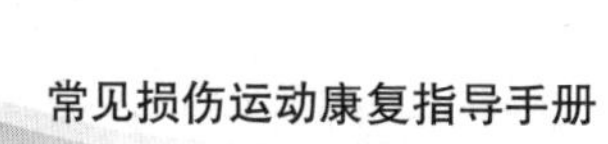

2. 症状和体征

肩前部肿胀，广泛性疼痛，肩部活动受限，夜间加重。触诊时肩峰下肿胀、压痛，肩部外展、外旋时疼痛明显。

（四）治疗原则

1. 急性期

以控制疼痛为目的，如疼痛剧烈可适当制动，适当采取主动、主动－被动牵拉方法或温和按摩手法放松损伤的肌肉。

2. 恢复期

改善关节活动度，调整肌肉失衡状态，渐进性抗阻训练提高肩关节稳定性。

改善肩胛胸壁关节活动度，放松肩胛骨下回旋肌——胸小肌和肩胛提肌，增强肩胛骨上回旋肌——下斜方肌及前锯肌的肌力和肌耐力，增加肩胛骨上回旋。关节松动术改善肩胛胸壁关节、肩锁关节和胸锁关节的运动轨迹及活动度。

针对盂肱关节恢复三角肌－肩袖肌群的力量平衡：盂肱关节外展时，三角肌收缩使肱骨头向上滑动，而肩袖肌群能限制肱骨头的上移，使肱骨头稳定在盂窝中心。应恢复三角肌－肩袖肌群的肌力平衡，降低三角肌紧张度，增强肩袖肌群的肌力和耐力，维持盂肱关节的动态稳定。采用动态关节松动术：修正盂肱关节的运动轨迹，促进完整外展动作的完成。

二、肩袖损伤

肩袖指的是冈上肌、冈下肌、小圆肌和肩胛下肌 4 块肌肉，由前至后包绕肱骨头，如同袖套一样，故称为“肩袖”（图 3-1），其为盂肱关节提供动态稳定。冈上肌负责肩外展，冈下肌和小圆肌负责肩外旋，肩胛下肌负责肩内旋，这样使肩袖肌肉产生多方向力矩，维持盂肱关节多方向的运动和肌群间的肌力平衡。肩袖损伤指的是发生在这 4 块肌肉或肌腱的退行性病变或部分撕裂。

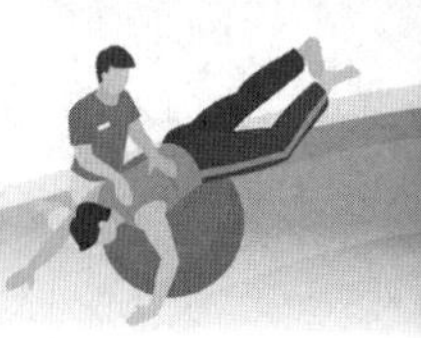

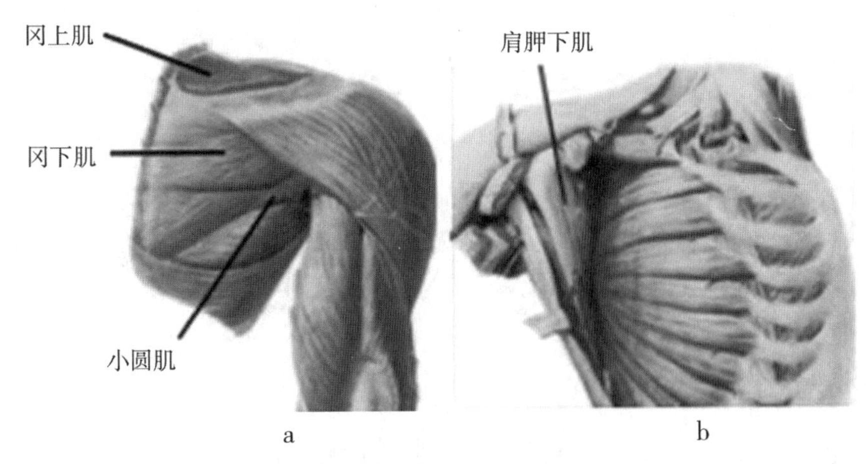

图 3-1　肩袖图示

（一）冈上肌肌腱炎

冈上肌肌腱炎多在肩外展时因肩峰撞击而损伤，详见前文所述。

（二）冈下肌肌腱炎

1. 发病原因及机制

冈下肌负责肩关节外旋，损伤部位通常在肌肉肌腱结合处，其损伤常有劳损史。或投掷类项目，如投棒球、排球扣杀等快速发力的肩内收内旋动作，冈下肌和小圆肌作为肩外旋肌离心收缩来进行减速，防止肩关节过度内收内旋。过度反复的强力外旋肩关节，或用力的投掷动作（外旋姿势下突然内旋肩关节），均容易使肌肉或肌腱纤维撕裂，出现肌肉损伤。

2. 症状和体征

症状：主要表现为肩后外侧疼痛，活动受限，在肩部活动后或增加负荷后症状加重。

体征：肩部有压痛，痛点常位于肱骨大结节后侧肌肉肌腱结合处。当患者肩关节水平内收且外旋时，触诊肩峰后下方的肌腱处会有疼痛，肩外旋抗阻试验阳性。

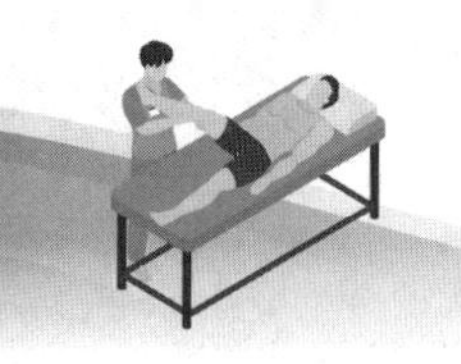

（三）肩胛下肌损伤

1. 发病原因及机制

肩胛下肌负责肩关节内旋，是冈下肌和小圆肌的拮抗肌。当上肢长期处于内收、内旋位置时，肩胛下肌长期紧张缩短，当突然发力外旋，或上肢突然发力内收、内旋，均容易使肌纤维撕裂，引起损伤。

2. 症状和体征

症状：肩前方痛，痛点位于三角肌前方及外侧，急性期疼痛剧烈，呈持续性；慢性期呈自发性钝痛，在肩部活动后或增加负荷后症状加重，夜间症状加重。

体征：肩部压痛，压痛多见于肱骨大结节近侧，或肩峰下间隙部位，活动受限，被动外旋肩关节时疼痛加重，肩内旋抗阻试验阳性。

（四）治疗原则

急性期：以控制疼痛为目的，如疼痛剧烈可适当制动，适当采取主动、主动 - 被动牵拉方法或温和按摩手法放松损伤的肌肉。

恢复期：牵伸肩周肌肉，提高肩关节活动度，渐进性进行肩袖肌群及背肌的抗阻训练。

三、胸廓出口综合征

胸廓出口指的是臂丛神经神经根从椎间孔下行至腋下之间的区域。臂丛神经在前、中斜角肌之间进入胸廓出口，锁骨动脉于前斜角肌后方、锁骨静脉于前斜角肌前方穿出，神经与血管一起走行于锁骨后方，在胸小肌后方穿过直至腋下。当臂丛神经及锁骨动脉在胸廓出口受到压迫，会出现上肢神经和血管症状，如上肢疼痛、感觉异常、麻木、无力、脉搏减弱等，称为胸廓出口综合征。

（一）发病原因及机制

不良坐姿引起颈部的前置（头前伸）、肩胛前突和前倾（圆肩）以及胸椎后凸增

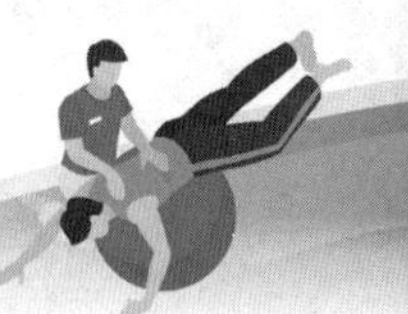

加（驼背），会引起锁骨、肩胛骨及肱骨的相对位置改变，导致胸廓出口区域的空间狭窄。头前倾时斜角肌紧张缩短，圆肩时胸小肌紧张缩短，容易压迫穿行其后方的神经血管结构，引起症状。

过度的胸式呼吸，使斜角肌收缩上抬肋骨增加胸廓空间，辅助呼吸。这种重复的错误呼吸模式使斜角肌紧张，同时肋骨上抬减少锁骨下空间，压迫血管神经，引起症状。

（二）症状和体征

症状：可出现患侧颈肩和上肢的疼痛、肿胀、无力或出现针刺感，当血管受到压迫时表现为患侧手部发冷、苍白疼痛。

体征：患侧上肢肌力下降，时间长会出现肌肉萎缩、握拳无力，动脉受压迫会出现脉搏减弱、血压降低。

（三）治疗原则

调整圆肩、驼背、头前倾的姿势异常。

通过手法、肌肉牵伸等放松颈前肌群，胸锁乳突肌、斜角肌、胸大肌、胸小肌等易收缩紧张的肌肉，通过关节松动技术改善关节活动度。

通过渐进性抗阻训练增强肩袖肌群、背部菱形肌、中斜方肌、前锯肌及颈部深层屈肌的肌力及肌耐力，提高肩胛骨稳定性，恢复肌肉间平衡。

四、肘部常见损伤的预防措施

（1）避免长时间维持同一姿势工作，避免久坐，办公室人群应间隔 1～2 h 进行一次肢体活动。

（2）保持正确的姿势，避免头前倾及含胸驼背等不良姿势。

（3）加强肩背部肌肉和肩袖肌群的功能性训练，利用弹力带、哑铃、瑞士球等简单器械进行肌肉稳定性锻炼，提高肩关节的稳定性。

（4）剧烈运动前应做好充分的热身，避免突然的发力对肌肉的损伤。

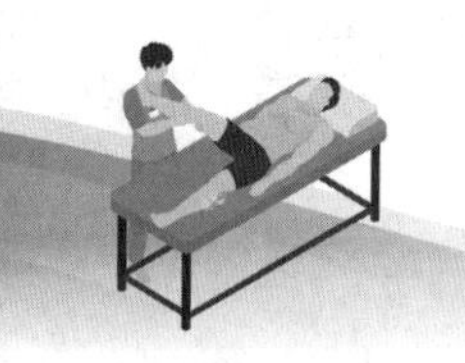

任务二　肩部功能解剖及功能障碍评估

一、肩带复合体结构及功能

肩带复合体由盂肱关节、肩锁关节、胸锁关节、肩胛胸壁关节组成，周围肌肉、韧带数量较多，解剖结构和运动形式复杂（图 3-2）。

盂肱关节——不完全闭合的球状三轴关节，关节囊松弛，灵活性大，但稳定性差，肩袖肌群和盂肱韧带、喙肱韧带帮助提供盂肱关节稳定度。

肩锁关节——平面的三轴关节，关节囊薄弱，由肩锁韧带加强。

胸锁关节——三轴马鞍关节，由胸锁韧带、锁骨间和肋锁韧带支持。

肩胛胸壁关节——功能性关节，肩胛骨沿着胸廓活动可产生上抬、下压、前突、后缩及上回旋、下回旋运动。

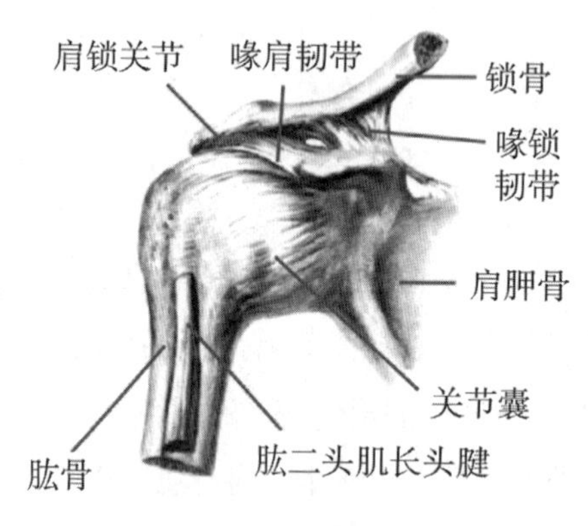

图 3-2　肩带复合体

二、肩带复合体功能及肌动学

（一）肩胛肱骨节律

肩关节外展时，盂肱关节会伴随肩胛骨的上回旋及后倾而外展。盂肱关节及肩胛胸壁关节的伴随活动为 2∶1 的比率，即每 2° 的盂肱关节外展会伴随 1° 的肩胛骨上回旋。因此，180° 的肩关节外展包括 120° 的盂肱关节外展和 60° 的肩胛骨上回旋，而肩胛骨的 60° 上回旋由胸锁关节上抬 30° 及肩锁关节上抬 30° 组成，锁骨在上抬时还伴随向后的转动。

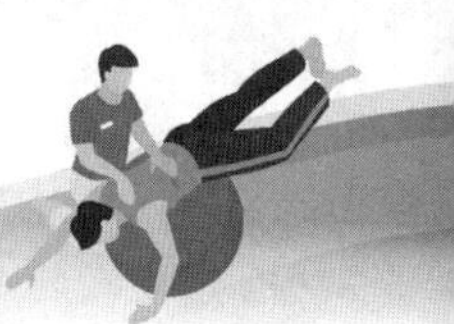

（二）肌动学

1. 肩带运动的肌肉

肩带运动的肌肉包括内收、外展、前屈、后伸、外旋、内旋等肌群（表 3-1）。

表 3-1 肩带肌肉的起止点及作用

关节运动	盂肱关节	关节运动	肩胛胸壁关节
外展	冈上肌，三角肌前束、中束	上回旋	上斜方肌、下斜方肌、前锯肌
内收	胸大肌、背阔肌、肩胛下肌	下回旋	肩胛提肌、胸小肌、菱形肌
前屈	三角肌前束、喙肱肌、肱二头肌、胸大肌（锁骨端）	上抬	上斜方肌、肩胛提肌
后伸	胸大肌、背阔肌、大圆肌、三角肌后束、肱三头肌长头	下压	胸小肌、下斜方肌、背阔肌、锁骨下肌
外旋	冈下肌、小圆肌、三角肌后束	前突	前锯肌、胸小肌
内旋	肩胛下肌、背阔肌、胸大肌、大圆肌、三角肌前束	后缩	菱形肌、中斜方肌

2. 肩袖肌群作用

肩袖肌群包括冈上肌、冈下肌、小圆肌和肩胛下肌。

（1）负责盂肱关节的活动。冈上肌负责外展，冈下肌、小圆肌负责外旋，肩胛下肌负责内旋及内收。

（2）稳定盂肱关节。肩外展时冈上肌收缩会限制肱骨头向上转动时的上移，另外 3 条肩袖肌肉收缩能产生往下的拉力，将肱骨头稳定于盂窝中心。

三、功能障碍评估

（一）活动度评估

1. 盂肱关节

前屈 160° ～180°，后伸 50° ～60°；外展 170° ～180°，内收 50° ～60°；外旋 80° ～90°，内旋 60° ～70°；水平内收和外展 130°（图 3-3）。

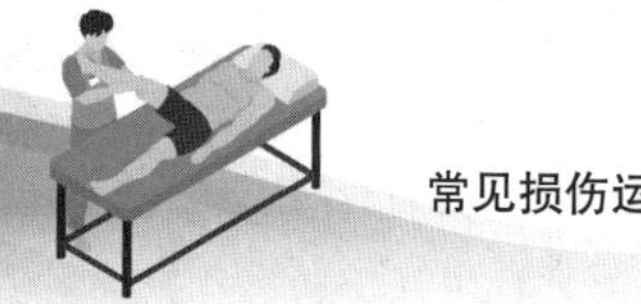

患者主动活动肩关节，检查者观察是否出现动作受限、疼痛。动作受限时，应检查被动活动度。

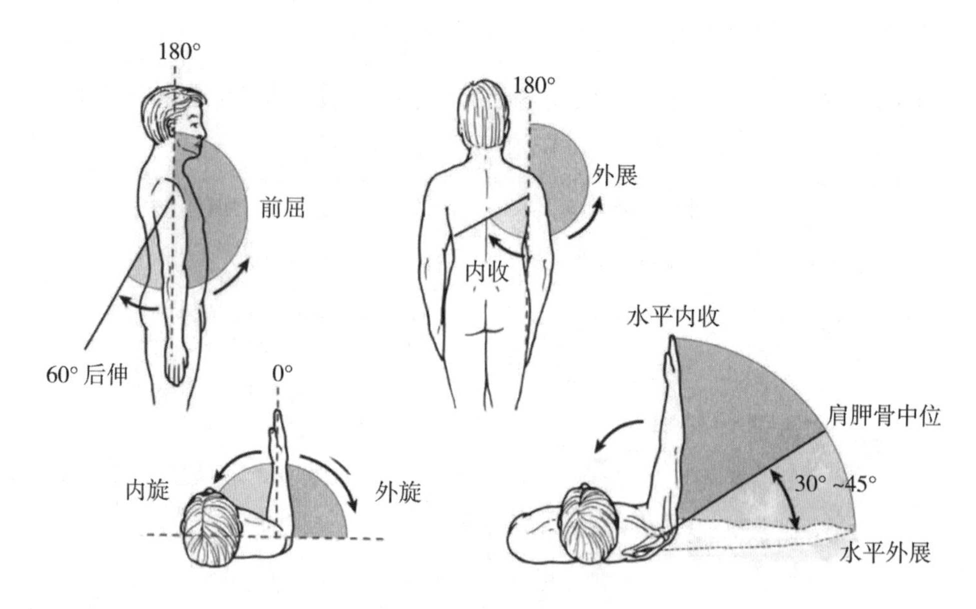

图 3-3 肩关节的活动度

2. 肩胛胸壁关节活动评估

肩胛骨能沿着胸廓进行上举、下压、前突、后缩、上回旋和下回旋，且参与所有的上肢活动。上举、下压为肩胛骨沿着胸廓进行往上和往下的移动；前突和后缩为肩胛骨远离和朝向脊柱的移动；上回旋和下回旋为肩胛骨沿着胸廓进行向外上旋转和向内下旋转。上回旋时伴有胸锁关节的锁骨上抬和旋转。

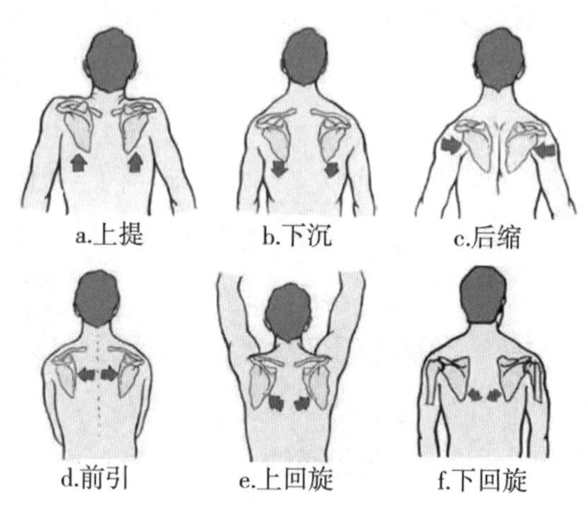

图 3-4 肩胛骨活动

解剖位置上，肩胛骨内侧缘应与脊柱平行。根据肩肱节律，肩外展 180° 时，肩胛骨应有 60° 的上回旋；从外展 180° 内收时，肩胛骨应有控制地从 60° 下回旋至 0° 位（图 3-4）。

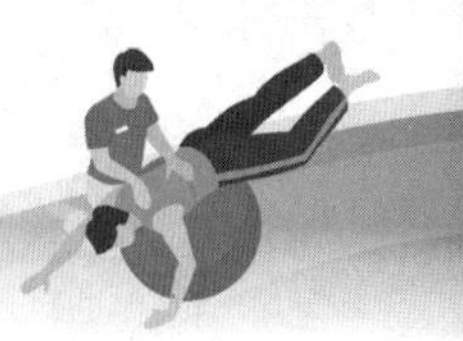

（二）姿势评估

标准人体姿态站立时，耳垂（颞骨乳突）、肩峰、躯干中间应在一条垂直重力线上。

正面（冠状面）：观察左右两侧肩峰是否等高，头是否处于正中位。

侧面观（矢状面）：观察耳垂与肩峰是否在同一条垂直重力线上，如果耳垂相对于肩峰前移 5°，说明有头前伸。

后面观：观察两侧肩胛骨内侧缘是否与脊柱平行、与脊柱距离是否相等，是否有翼状肩。

（三）动作功能障碍评估

1. 肩外展受限评估

肩关节外展关节活动度为 180°，由 120° 的盂肱关节外展活动度和 60° 的肩胛骨上回旋构成。常见的肩外展受限和疼痛由肩峰撞击综合征引起，肱骨头大结节与肩胛骨喙肩弓出现撞击，引起肩峰下结构的炎症，从而引起疼痛。此时应进行盂肱关节和肩胛骨活动度的评估，以及肩峰撞击综合征相关的骨科特殊检查评估。

1）肩峰撞击测试

（1）Neer 征：检查者立于患者背后，一手固定肩胛骨，另一手保持肩关节内旋位，使患肢拇指尖向下，然后使患肩前屈过顶，若诱发出疼痛，即为阳性。该检查的原理是人为地使肱骨大结节与肩峰前下缘发生撞击，从而诱发疼痛。（图 3-5）

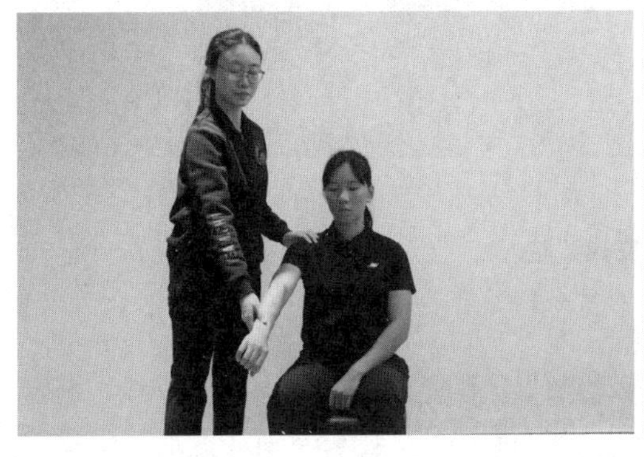

a

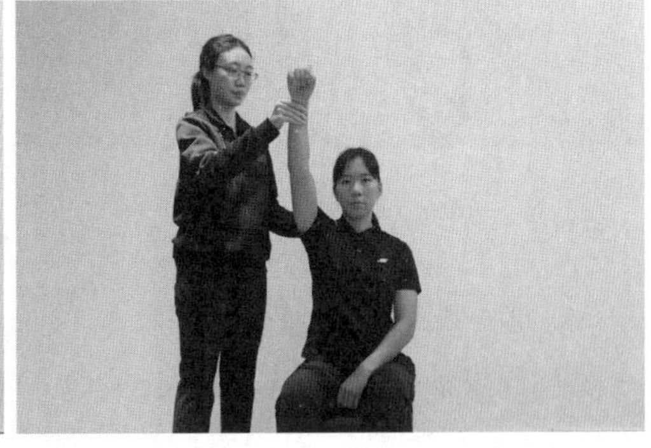

b

图 3-5　Neer 征

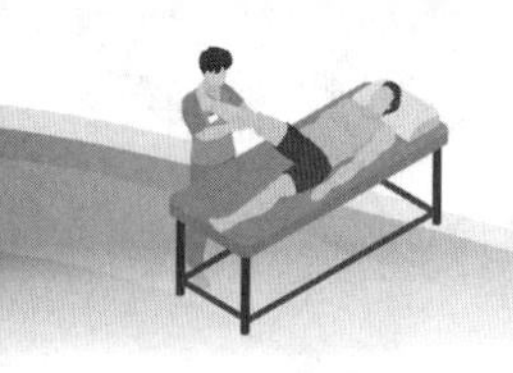

（2）霍金征：检查者立于患者侧方，使患者肩关节内收位前屈 90°，肘关节屈曲 90°，前臂保持水平。检查者用力使患侧前臂向下致肩关节内旋，出现疼痛者为试验阳性。该检查的原理是人为地使肱骨大结节和冈上肌腱从后外方向前内撞击喙肩弓（图 3-6）。

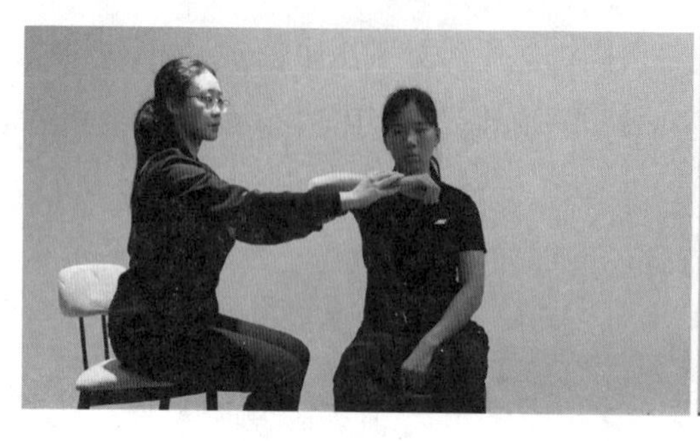
a

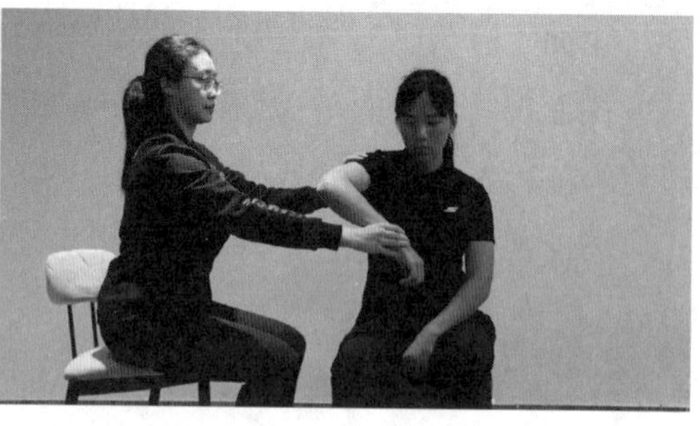
b

图 3-6　霍金征

2）冈上肌试验

空罐试验（Empty Can Test）：患者肩关节外展 90°，内收 30°，内旋肩关节，使拇指朝下，检查者站在患者前方，手置于前臂远端，患者用力上抬手臂（朝天花板），检查者给予向下的阻力（朝地面），如果出现肩部疼痛或无力感，为阳性反应，提示冈上肌损伤。（图 3-7）

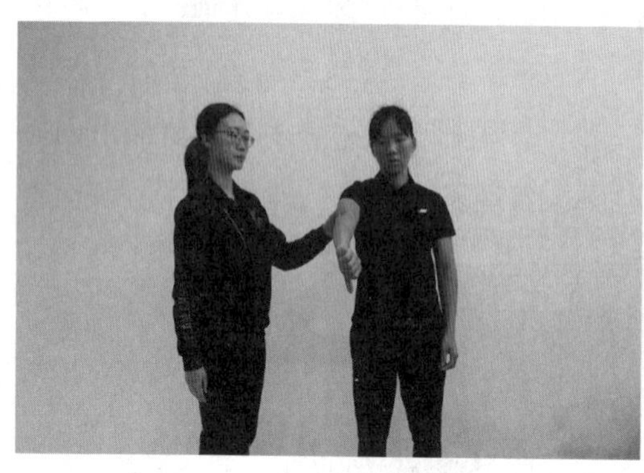
a

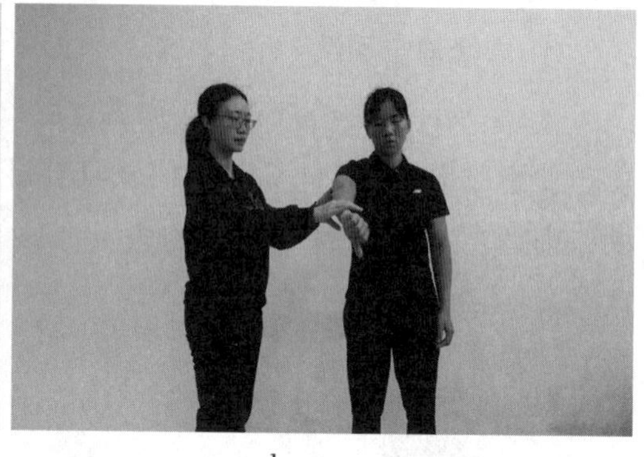
b

图 3-7　空罐试验

3）肱二头肌检查

（1）叶加森试验（Yergason Test）：患者坐位，上肢紧贴体侧，屈肘 90°，前臂旋前（手握拳掌心朝下）。检查者一手置于肩部，拇指放在结节间沟处；另一手放在患者手腕背侧，嘱患者用力做肱骨外旋和前臂旋后动作，检查者予以相反方向阻力，若结节间沟处出现压痛，即为阳性反应，提示肱二头肌长头腱发炎（图 3-8）。

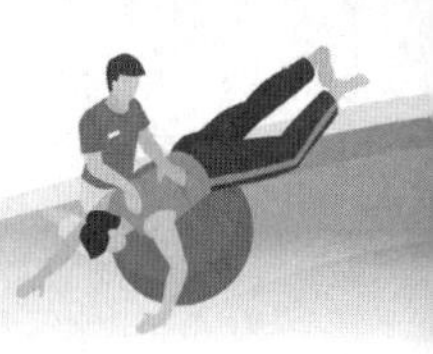

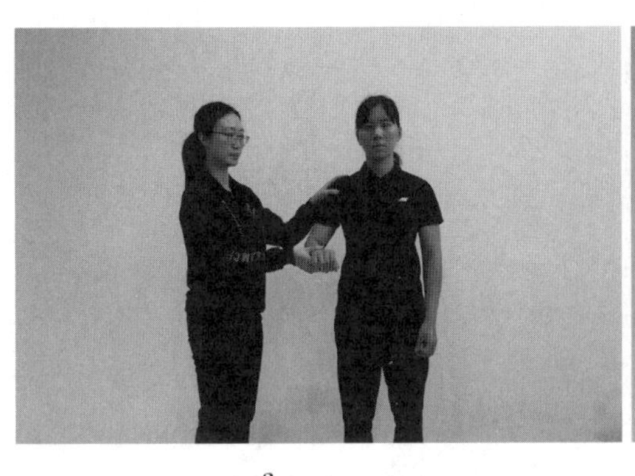

a

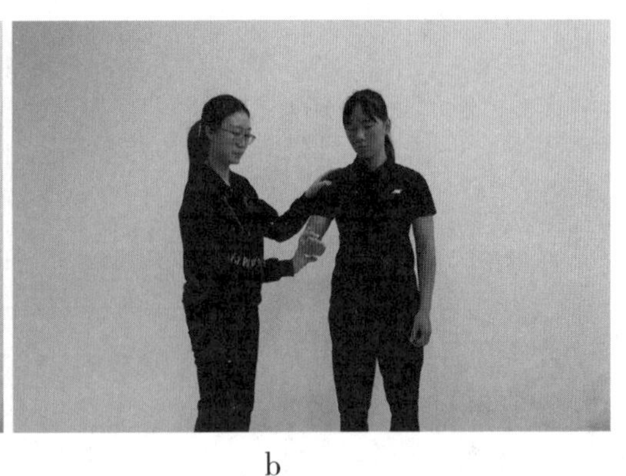

b

图 3-8　叶加森试验

（2）Speed's 试验：患者肩关节前屈 90°，肘关节伸直，前臂旋后（掌心朝上）。检查者一手触诊结节间沟，一手置于前臂，请患者用力屈曲肩关节，检查者给予往下（朝地面）的阻力，如果在结节间沟处出现疼痛，则为试验阳性（图 3-9）。

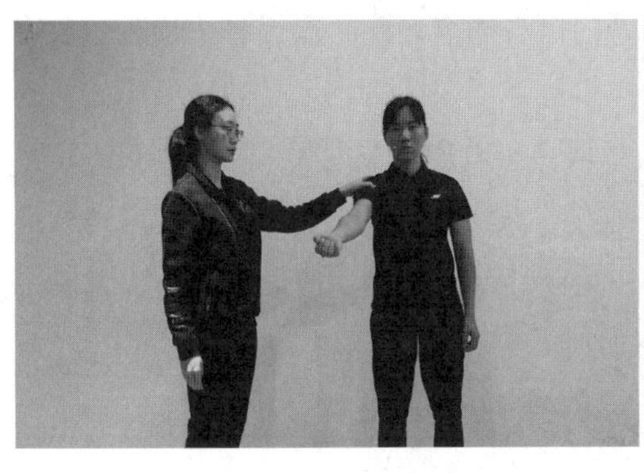

a

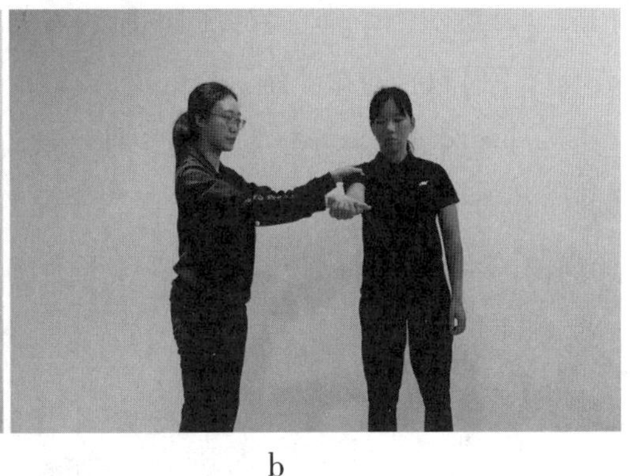

b

图 3-9　Speed's 试验

4）肩胛骨侧方移位试验

（1）肩胛骨侧方移位试验：在上肢不同位置下，检查双侧肩胛骨的对称性（图 3-10）。

试验要求：静态中立位，双手叉腰，肩关节外展 45°。肩关节外展 90°，并最大限度内旋。测量双侧肩胛下角到脊柱的水平距离，如果距离差超过 1.5 cm，则视为有明显差异。

（2）肩胛骨辅助试验：在肩部抬高期间，手动协助肩胛骨向上旋转，在稳定肩胛骨内侧缘的同时，向上和向侧方推动肩胛骨下内侧缘，同时评估此操作对疼痛程度的影响。

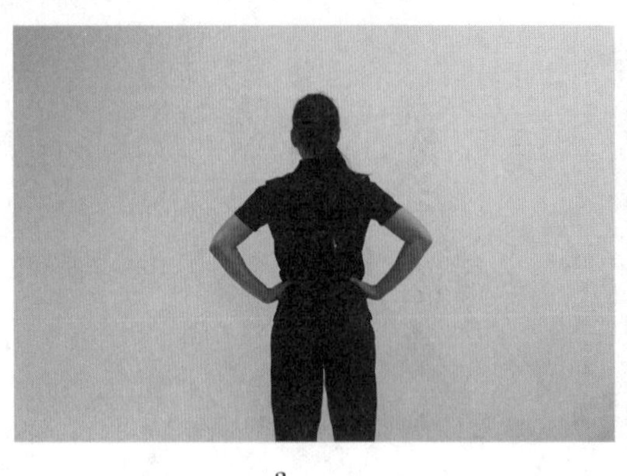

a

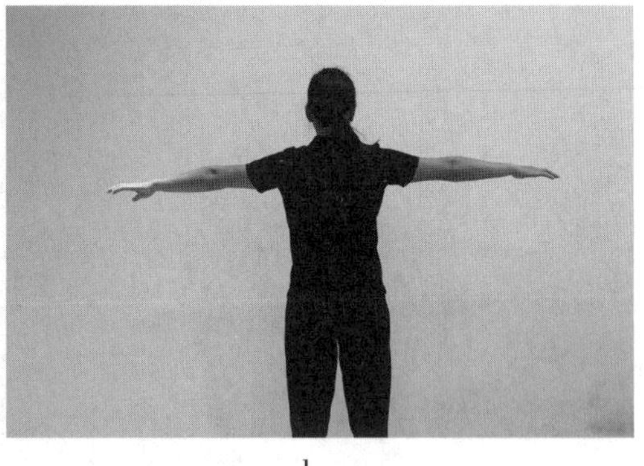

b

图 3-10　肩胛骨侧方移位试验

2. 肩外旋 / 内旋功能障碍

肩袖肌群损伤（冈下肌肌腱炎、肩胛下肌损伤）时，肩内旋、外旋活动度受限，内旋、外旋肌力下降，且在冈下肌或肩胛骨内侧有痛点。此时应行肩关节活动度检查及以下骨科检查来鉴别。

（1）冈下肌 – 小圆肌试验。外旋抗阻试验：患者肩关节内收，夹紧体侧，屈肘 90°，检查者位于患者前方，双手置于前臂远端，嘱患者外旋肩关节，检查者则给予向内的阻力，如果出现肩部疼痛或无力感，为阳性反应，提示冈下肌或小圆肌损伤（图 3-11）。

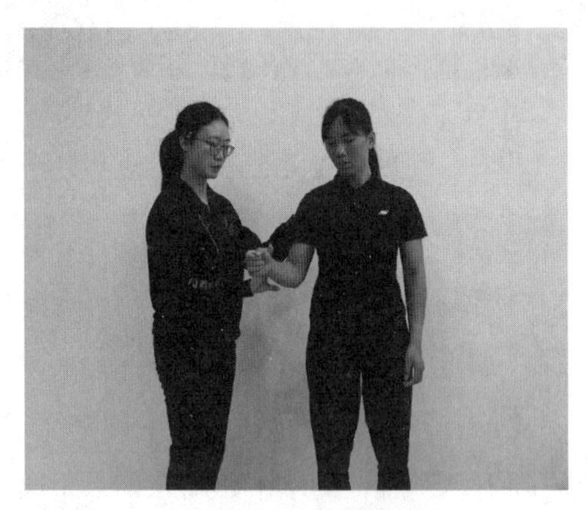

图 3-11　冈下肌 – 小圆肌试验

（2）肩胛下肌试验。抬离试验（Lift Off Test）：患者将手背置于下背部，手心朝后，嘱患者将手抬离背部，或者检查者站于患者后方，予患者前臂朝向背部的阻力，嘱患者上肢抗阻后伸。若患者手臂无法抬离背部，或出现肩部疼痛或无力感，则为阳性，提示肩胛下肌损伤（图 3-12）。

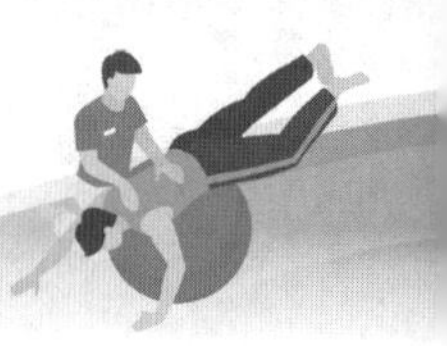

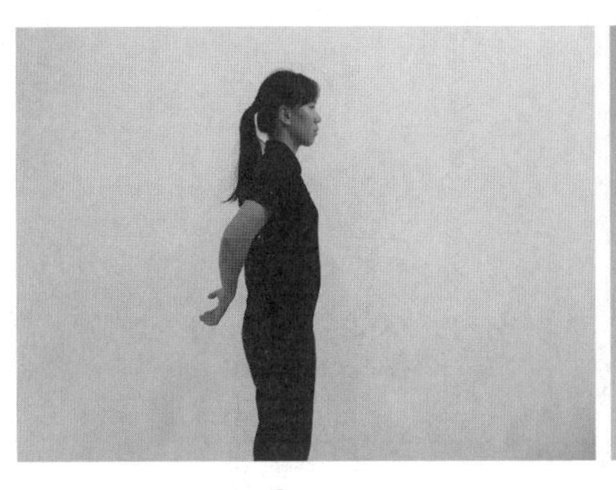

a

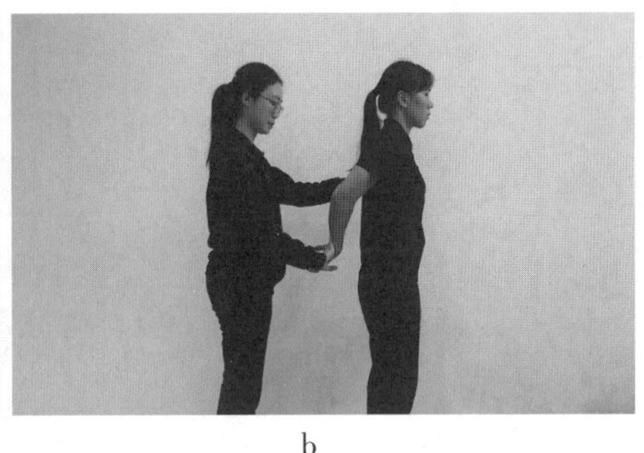

b

图 3-12　肩胛下肌试验

3. 手麻、上肢疼痛无力的功能障碍

胸廓出口综合征患者的臂丛神经及锁骨动脉在胸廓出口受到压迫，会出现上肢神经和血管症状，如上肢疼痛、感觉异常、麻木、无力、脉搏减弱等。

此时应进行姿势评估、肩关节活动度评估及以下骨科特殊检查评估：

（1）Adson 试验。患者坐位，检查者一手固定患者肘关节，一手触诊桡动脉脉搏。患者肩关节外旋、后伸，头后伸并转向患侧，同时深呼吸。患者可能主诉平时有上肢末端麻木或冰冷感，进行此试验时患者平时的症状再度出现（桡动脉搏动变小或消失），则为胸廓出口综合征阳性（图 3-13a）。

（2）Roos 试验（抬臂加压试验）。患者上臂外展 90°，前臂旋后，屈肘 90°，使肘部略比前冠状面靠后，缓慢握拳，松开交替 3 分钟，如果患者不能保持臂部在初始位置 3 min 或手臂在 3 min 之内出现明显缺血、疼痛、无力、沉重感、麻木或电击感等，为受累侧胸廓出口综合征阳性（图 3-13b）。

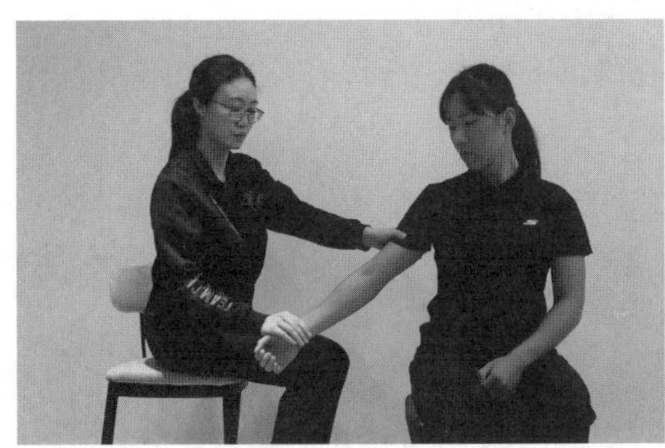

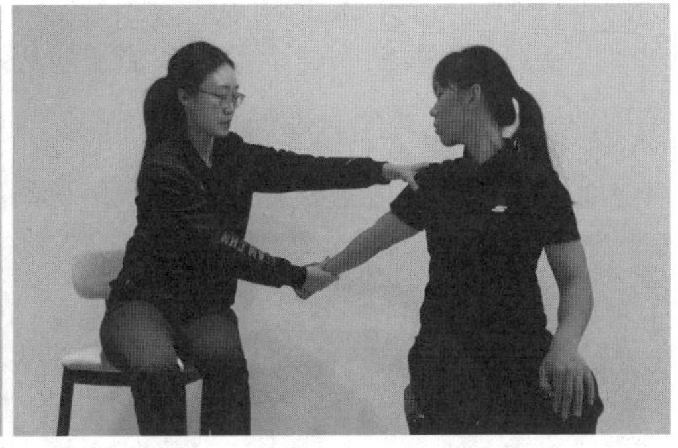

a. Adson 试验

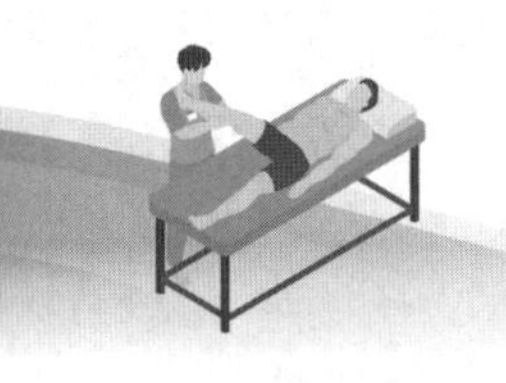

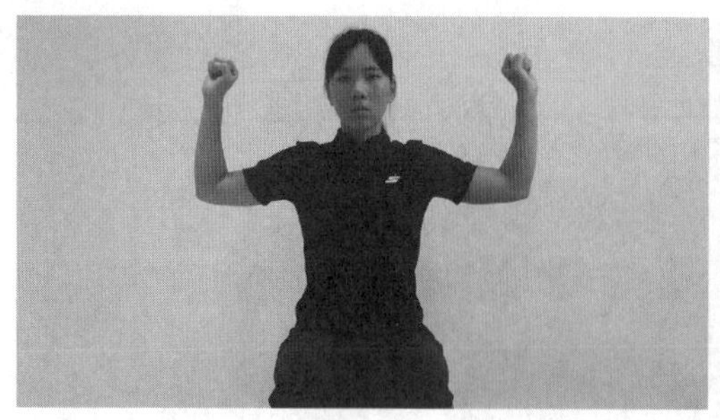
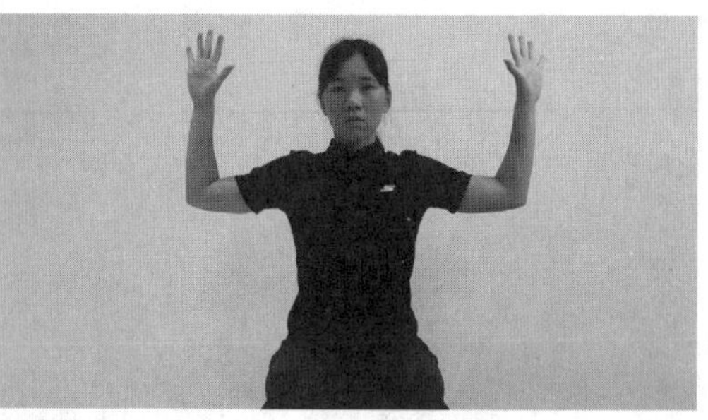

b. Roos 试验

图 3-13 功能评估

任务三 肩部运动康复

一、筋膜手法

（一）胸大肌

1）手法名称：胸大肌及前侧筋膜的手法松解。

2）手法作用：缓解胸大肌及筋膜紧张，释放张力。

3）手法要领（图 3-14）。

（1）患者体位：仰卧位。

（2）操作程序：治疗师站在患者一侧，双手或单手 2～3 根手指（若为强壮男性患者，可半握拳），从剑突上方开始，沿着胸骨及两侧的胸肋关节往上推，推至胸锁关节处松开。还可以沿着锁骨下缘推至胸大肌的锁骨部分。

（3）注意事项：对于女性患者，尤其在胸罩下操作，操作前需向患者解释操作的情况，获得患者的允许后方可进行。

4）手法要求：在安全的环境下，观察患者反应，力度适中，一般操作 2～3 次。

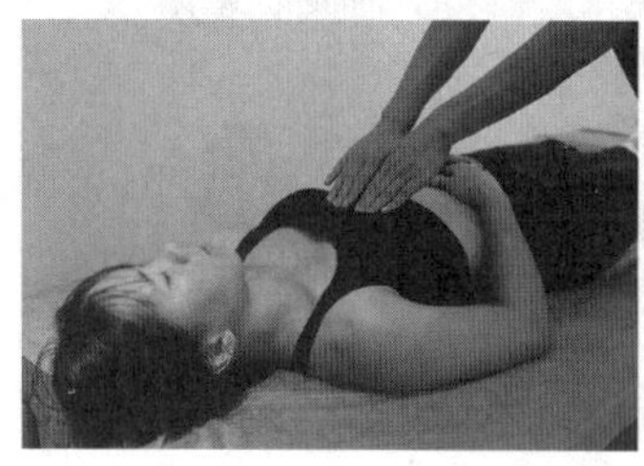
a

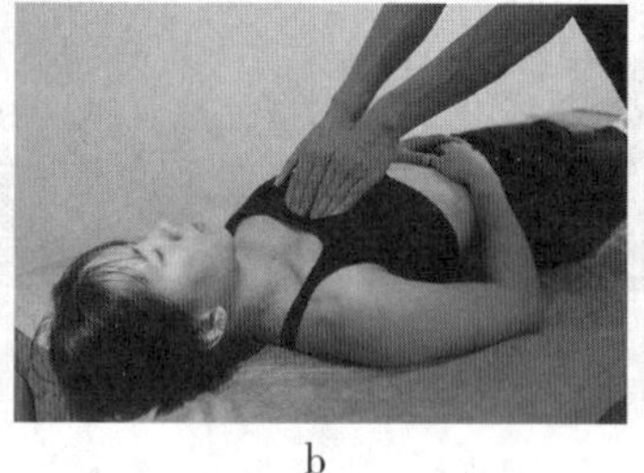
b

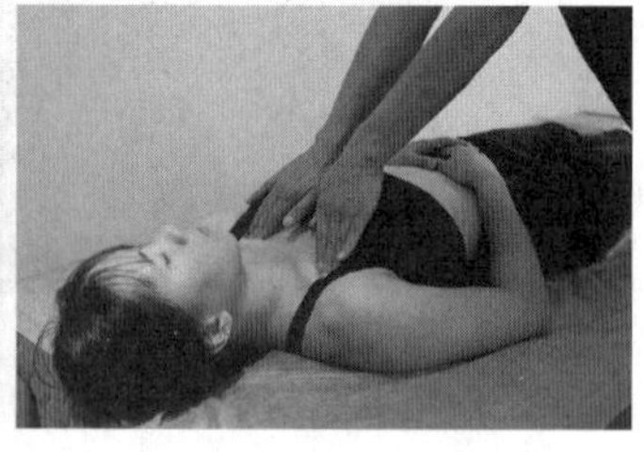
c

图 3-14 胸大肌及前侧筋膜的手法松解

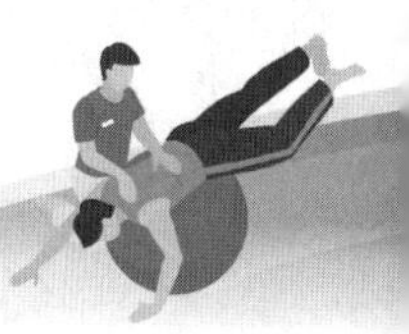

（二）胸小肌

1）手法名称：胸小肌及前侧筋膜的手法松解。

2）手法作用：缓解胸小肌及筋膜紧张，释放张力。

3）手法要领（图 3-15）。

（1）患者体位：仰卧位。

（2）操作程序：治疗师坐或蹲在患者治疗一侧腰部位置。操作手四指并拢深入胸大肌外侧缘下方，沿着肋骨滑动直至触及胸小肌纤维，并推压。另一手护住患侧手腕，让手臂稍外展以允许操作手进入。

（3）配合动作：患者配合缓慢打开手臂，向头后伸展活动。或者让肩胛骨沿着后背部向内收、向下沉。

4）手法要求：在安全的环境下，观察患者反应，力度适中，一般操作 2～3 次。

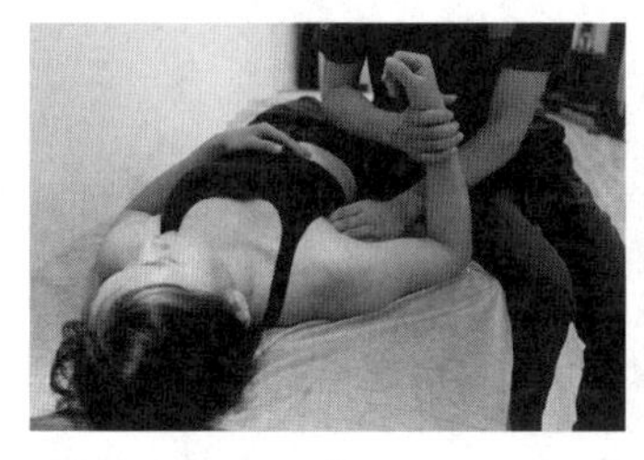

a

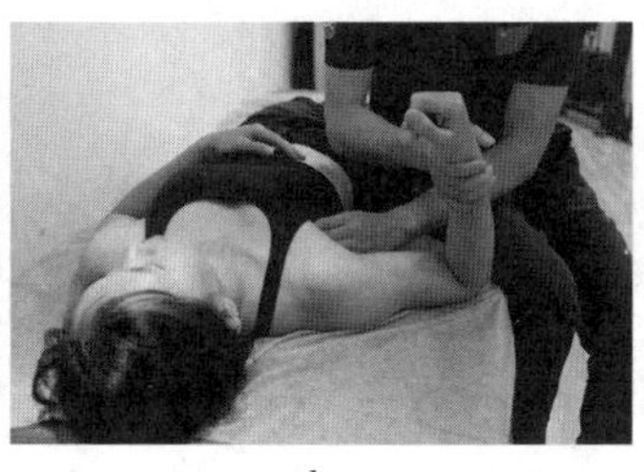

b

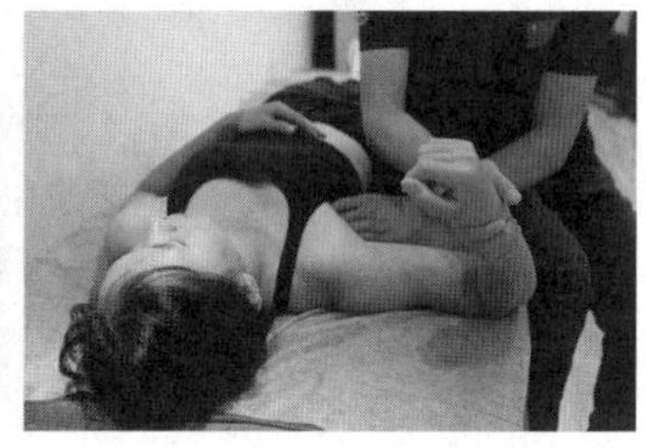

c

图 3-15　胸小肌及前侧筋膜的手法松解

（三）背阔肌和大圆肌

1）手法名称：背阔肌和大圆肌的手法松解。

2）手法作用：缓解背阔肌、大圆肌及筋膜紧张，释放张力。

3）手法要领（图 3-16）。

（1）患者体位：侧卧位。

（2）操作程序：治疗师站在患者头侧。操作手握拳将拳面嵌入背阔肌、大圆肌及筋膜外侧缘上，稳住并向下轻轻推压。另一手护住患侧前臂屈肘，让上臂处于垂直位。

（3）配合动作：治疗师另一手缓慢外展患者手臂，并配合进行拉伸手臂。

4）手法要求：在安全的环境下，观察患者反应，力度适中，一般操作 2～3 次。

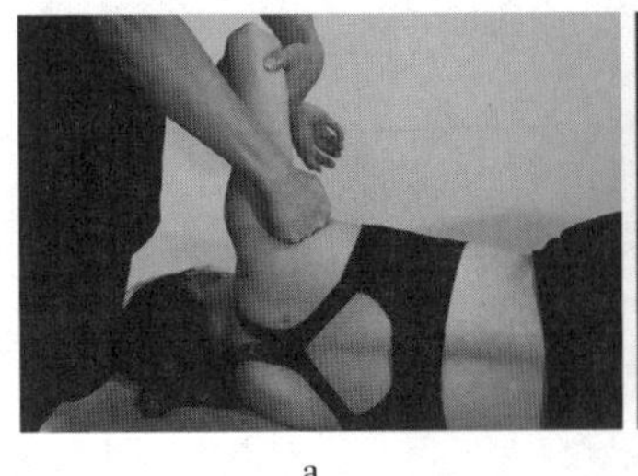
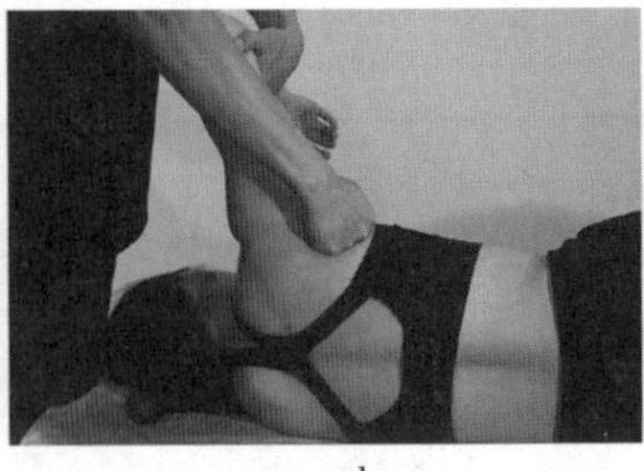
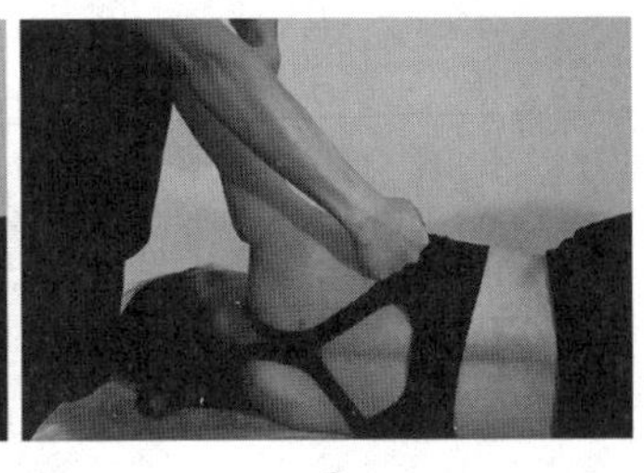

a　　b　　c

图 3-16　背阔肌、大圆肌的手法松解

（四）菱形肌

1）手法名称：菱形肌的手法松解。

2）手法作用：缓解菱形肌及筋膜紧张，释放张力。

3）手法要领（图 3-17）。

（1）患者体位：俯卧位。

（2）操作程序：治疗师站在患者治疗侧的对侧。操作手食指和中指的中指节锁定对侧菱形肌的起始部（分为上、下两部分），并斜向下轻轻推压或滑动。另一手轻扶颈部。

（3）配合动作：松解上部纤维筋膜时，患者配合伸手向下摸大腿。松解下部纤维筋膜时，患者配合外展手臂曲。

4）手法要求：治疗师在安全的环境下，观察患者反应，力度适中，一般操作 2～3 次。

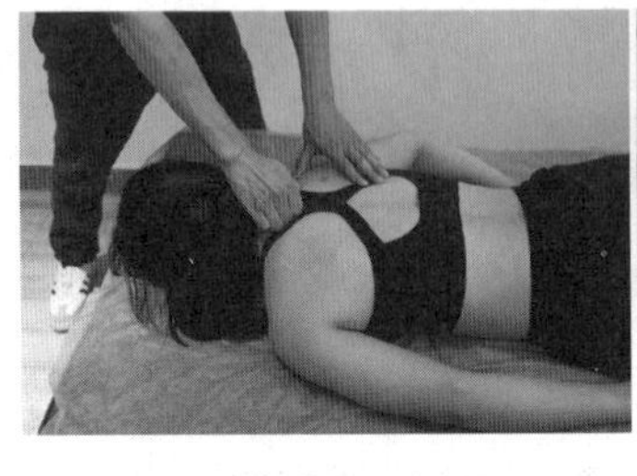
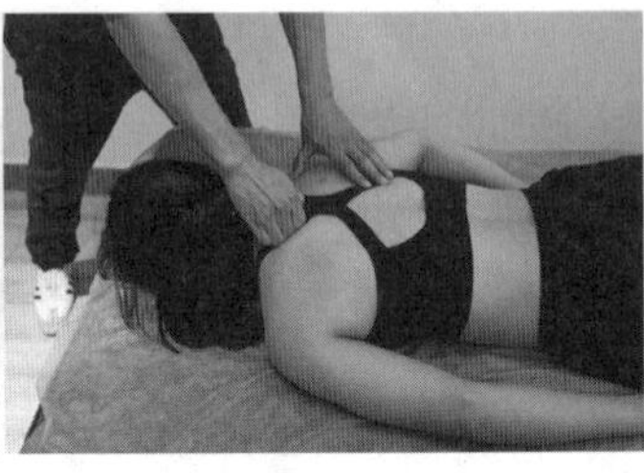
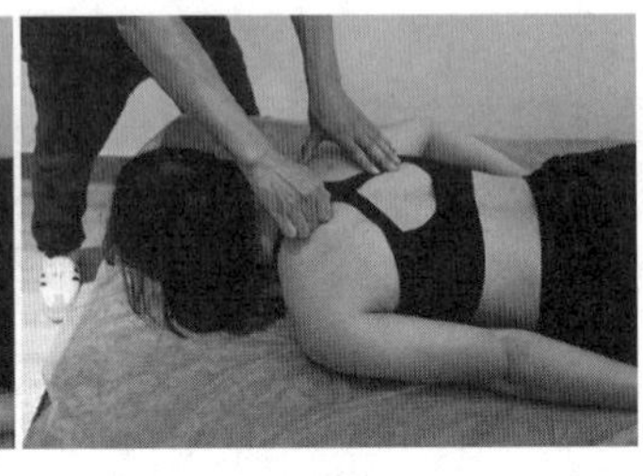

a　　b　　c

图 3-17　菱形肌的手法松解

（五）斜方肌

1）手法名称：斜方肌（上束）的手法松解。

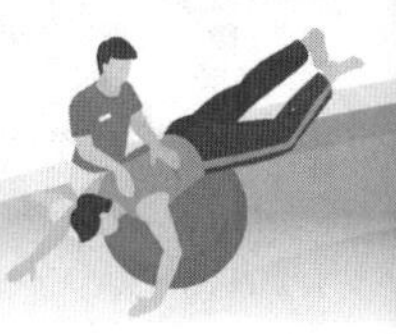

2）手法作用：缓解斜方肌（上束）及筋膜紧张，释放张力。

3）手法要领（图 3-18）。

（1）患者体位：仰卧位。

（2）操作程序：治疗师站在患者头侧。操作手握拳（或指节）将拳面锁住斜方肌（上束）及筋膜，稳住并向下轻轻推压；另一手托住患者头部。

（3）配合动作：治疗师另一手托住患者头部向同侧转，向对侧牵拉侧屈。或者患者自己主动配合向同侧转向对侧屈曲。

4）手法要求：在安全的环境下，观察患者反应，力度适中，一般操作 2～3 次。

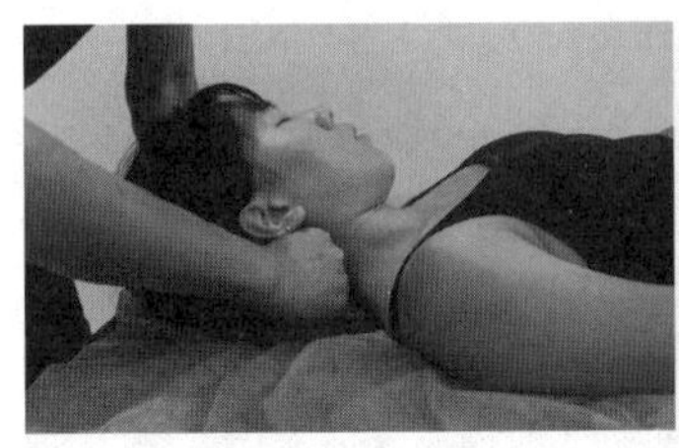

a

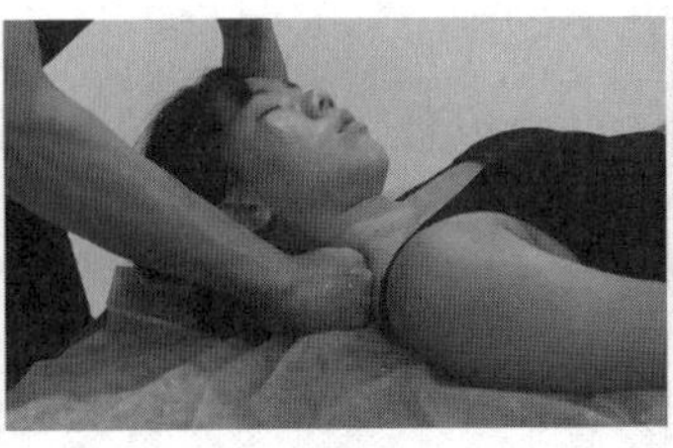

b

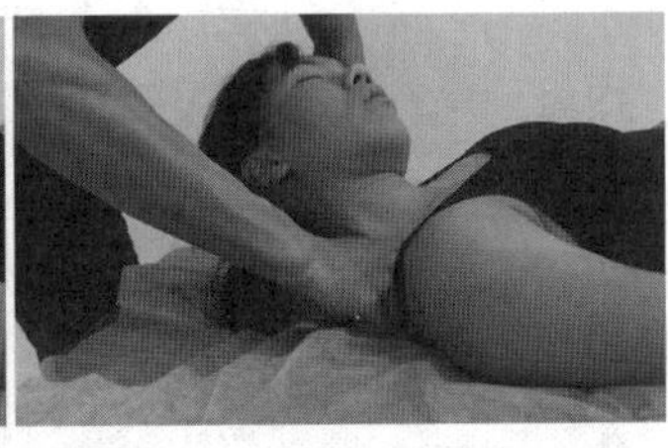

c

图 3-18　斜方肌（上束）的手法松解

（六）冈下肌和小圆肌

1）手法名称：冈下肌和小圆肌的手法松解。

2）手法作用：缓解冈下肌和小圆肌及筋膜紧张，释放张力。

3）手法要领（图 3-19）。

（1）患者体位：俯卧位，治疗侧手臂外展，前臂放松下垂于床沿。

（2）操作程序：治疗师站在患者治疗侧。操作手三指指尖或指节锁住冈下肌和小圆肌及筋膜，稳住并向下轻轻推压。

（3）配合动作：患者自己主动配合缓慢将掌心转向天花板。

4）手法要求：在安全的环境下，观察患者反应，力度适中，一般操作 2～3 次。

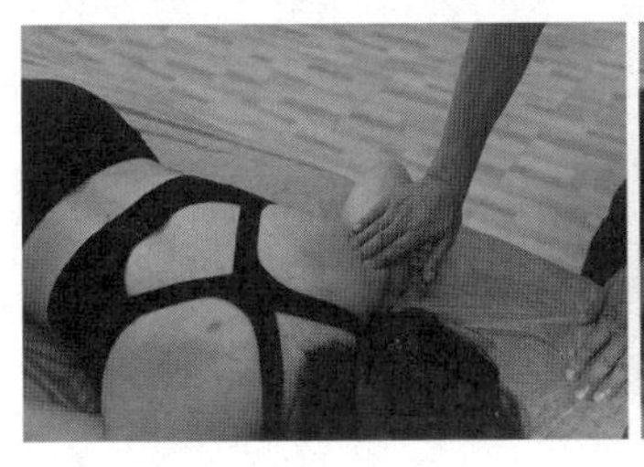

a

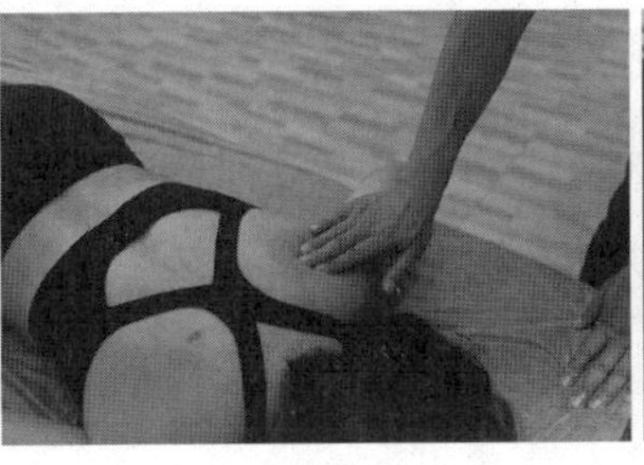

b

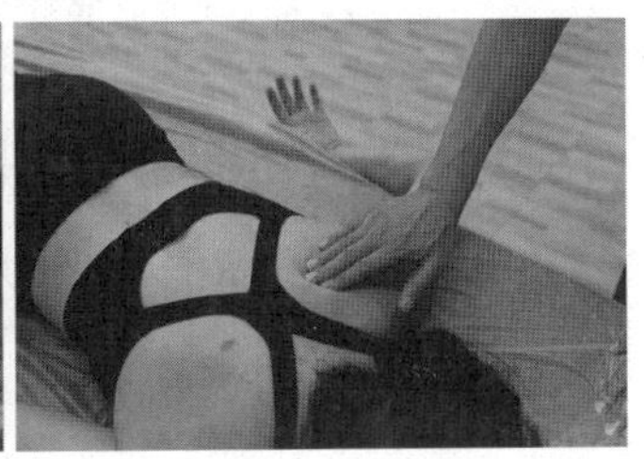

c

图 3-19　冈下肌和小圆肌的手法松解

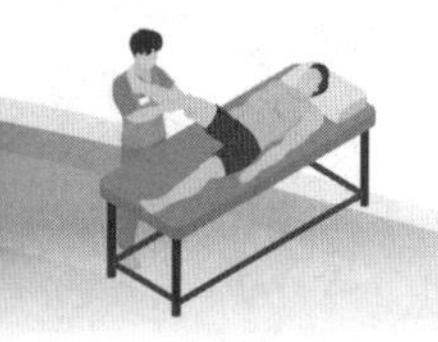

（七）冈上肌

1）手法名称：冈上肌的手法松解。

2）手法作用：缓解冈上肌及筋膜紧张，释放张力。

3）手法要领（图 3-20）。

（1）患者体位：侧卧位，治疗侧手臂外展，肘朝向天花板，手背支撑在髂骨上。

（2）操作程序：治疗师站在患者头侧。操作手拇指指尖或食指指节尖嵌入冈上窝锁住冈上肌及筋膜，稳住并向下轻轻推压。

（3）配合动作：患者自己主动配合缓慢内收手臂，手放在大腿上向下滑。

4）手法要求：在安全的环境下，观察患者反应，力度适中，一般操作 2～3 次。

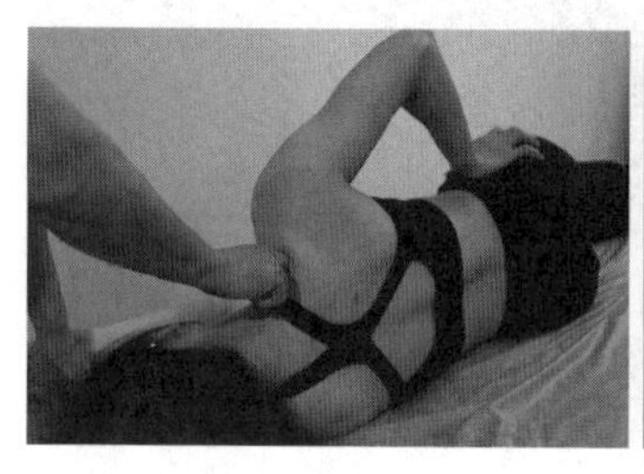

a

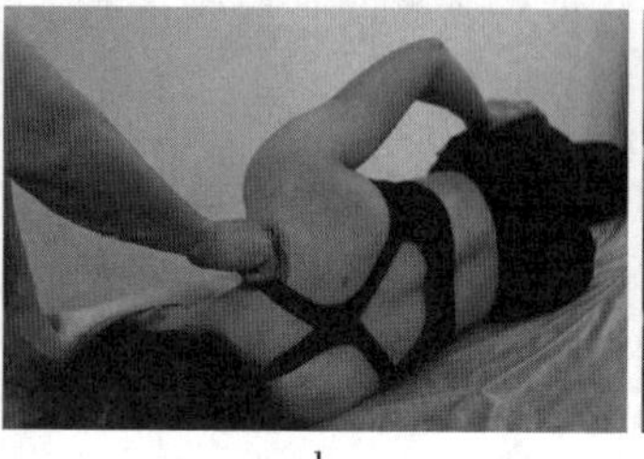

b

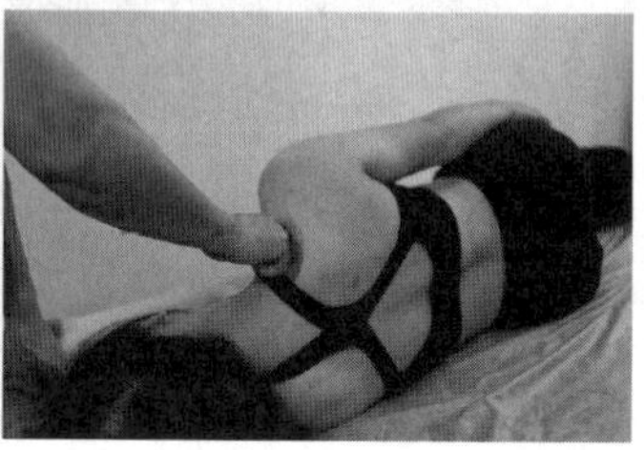

c

图 3-20　冈上肌的手法松解

（八）肱二头肌

1）手法名称：肱二头肌及前侧筋膜的手法松解。

2）手法作用：缓解肱二头肌及筋膜紧张，释放张力。

3）手法要领（图 3-21）。

（1）患者体位：仰卧位，手臂自然放在两侧。

（2）操作程序：治疗师站在治疗侧，一手握住患侧手，屈曲肘关节。另一手半握拳，拳面指节放在上臂前侧锁定肱二头肌，向近端推动或滑动，以松解肱二头肌组织。

（3）配合动作：患者配合缓慢做肘关节伸展活动。

4）手法要求：在安全的环境下，观察患者反应，力度适中，一般操作 2～3 次。

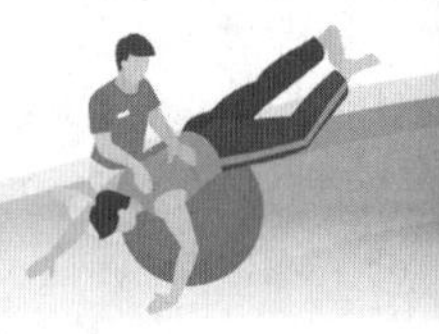

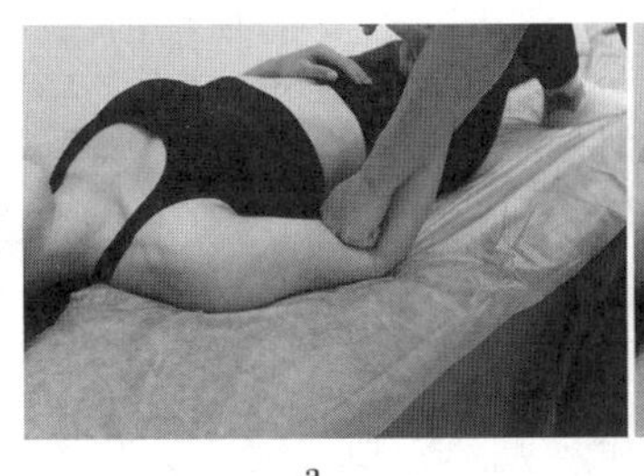
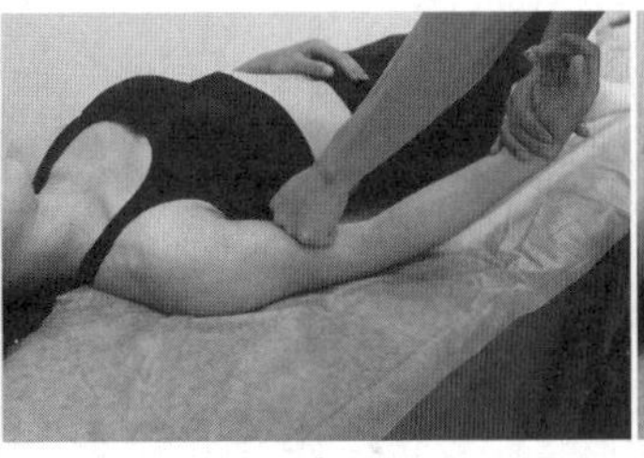
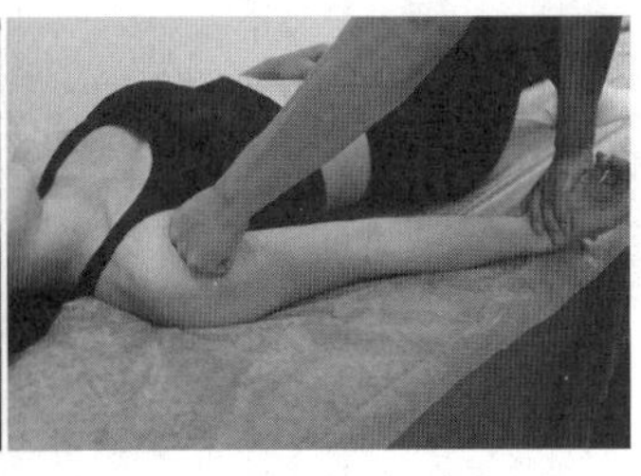

a　　　　b　　　　c

图 3-21　肱二头肌及前侧筋膜的手法松解

（九）肱三头肌

1）手法名称：肱三头肌及后侧筋膜的手法松解。

2）手法作用：缓解肱三头肌及筋膜紧张，释放张力。

3）手法要领（图 3-22）。

（1）患者体位：仰卧位，手臂支撑在床头或枕头上。

（2）操作程序：治疗师站在治疗侧，一手扶住患侧肘，另一手半握拳，拳面指节放在上臂肘后侧锁定肱三头肌，向近端推动或滑动，以松解肱三头肌组织。

（3）配合动作：患者配合缓慢做肘关节上抬活动。

4）手法要求：在安全的环境下，观察患者反应，力度适中，一般操作 2～3 次。

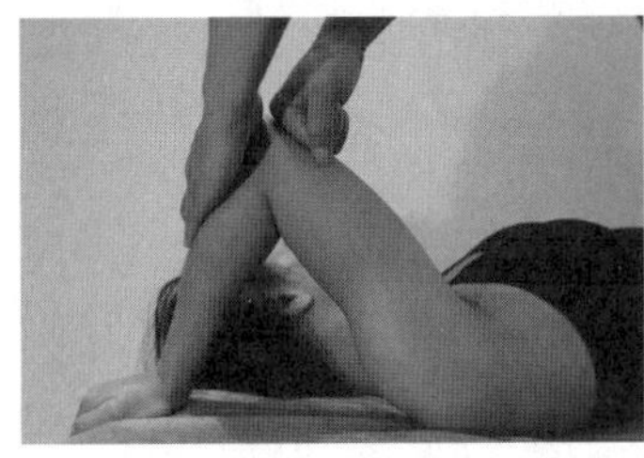
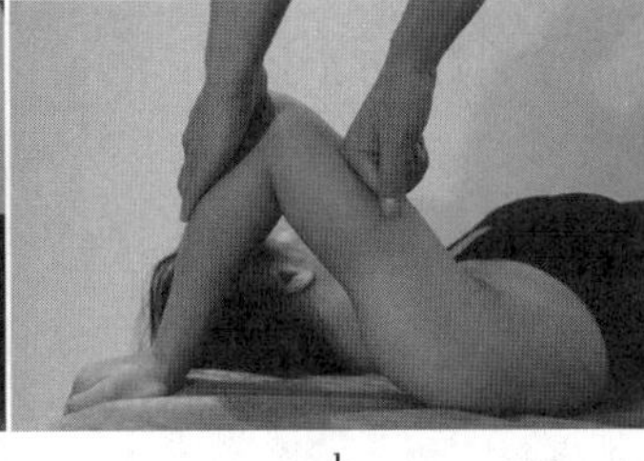
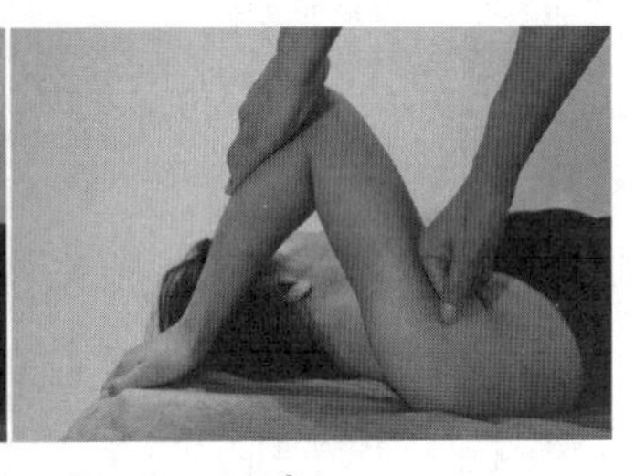

a　　　　b　　　　c

图 3-22　肱三头肌及后侧筋膜的手法松解

二、关节松动术

（一）肩胛胸壁关节松动术

1）动作名称：肩胛胸壁关节松动术。

2）动作作用：改善肩胛骨活动度。

3）动作要领（图 3-23）。

（1）侧卧位，治疗师一手固定喙突，另一手固定肩胛骨内下缘。

（2）一手固定喙突往后推，将肩胛骨从胸廓上分离。

（3）双手固定肩胛骨进行上抬、下压、后伸、前突、上回旋和下回旋操作，重复 8～10 次。

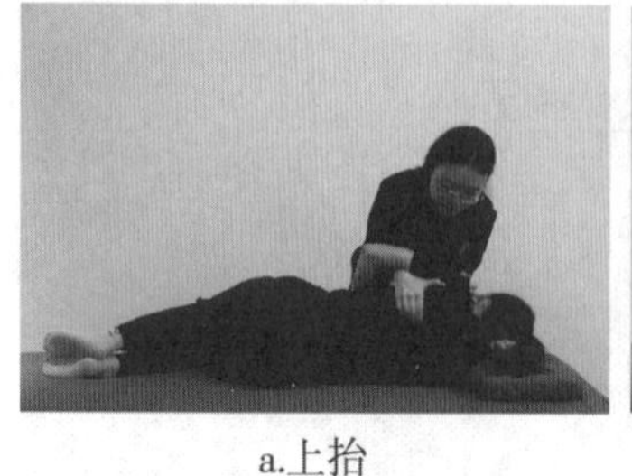
a.上抬

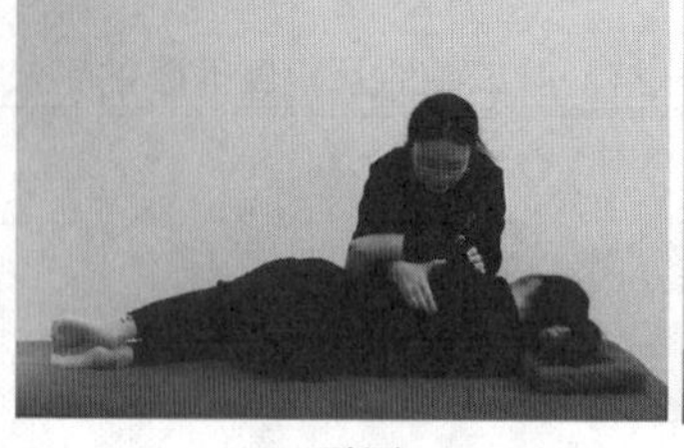
b.下压

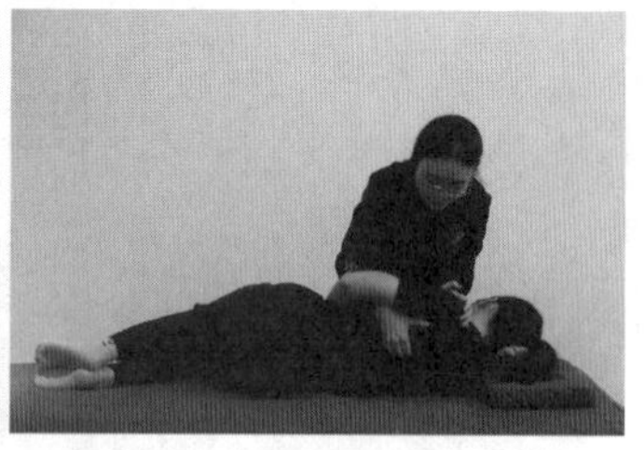
c.后伸

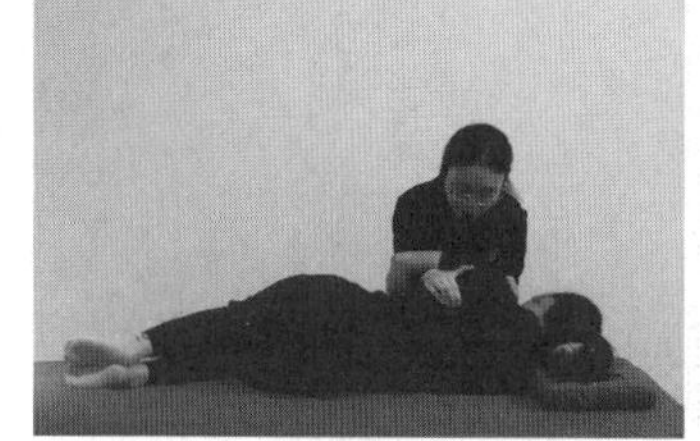
d.前突

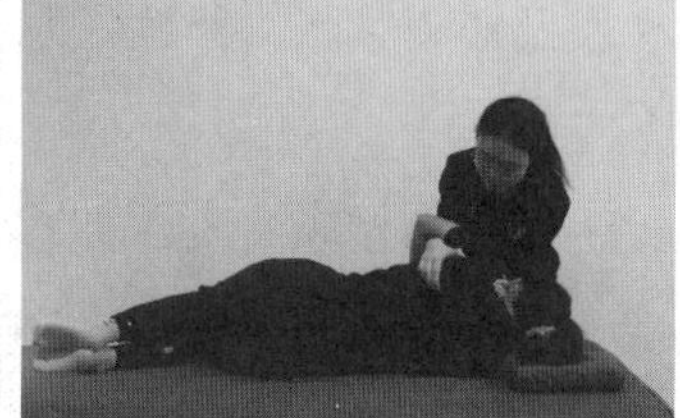
e.上回旋

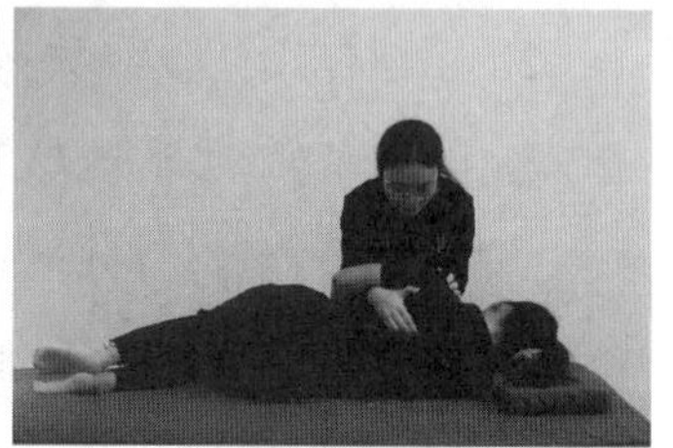
f.下回旋

图 3-23　肩胛胸壁关节松动术

（二）盂肱关节后外侧滑动松动术

1）动作名称：盂肱关节后外侧滑动松动术。

2）动作作用：改善肩关节外展及屈曲。

3）动作要领（图 3-24）。

（1）坐位，治疗师站在对侧，一手固定肩胛骨，另一手固定肱骨头。

（2）治疗师将肱骨头往后、外、下侧滑动，同时让患者缓慢肩外展至 120°。

（3）注意患者肩外展时，治疗师手腕应同时逆时针旋转，避免手腕限制肩关节运动，重复 8～10 次。

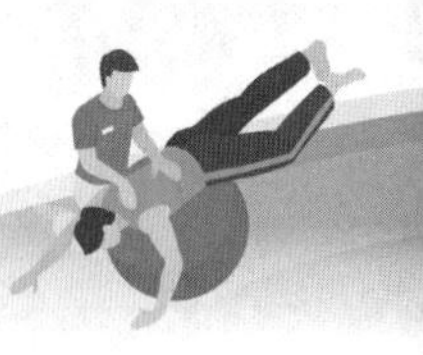

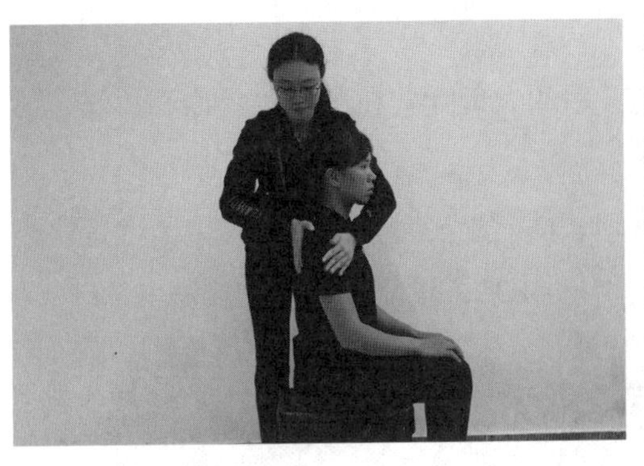

a

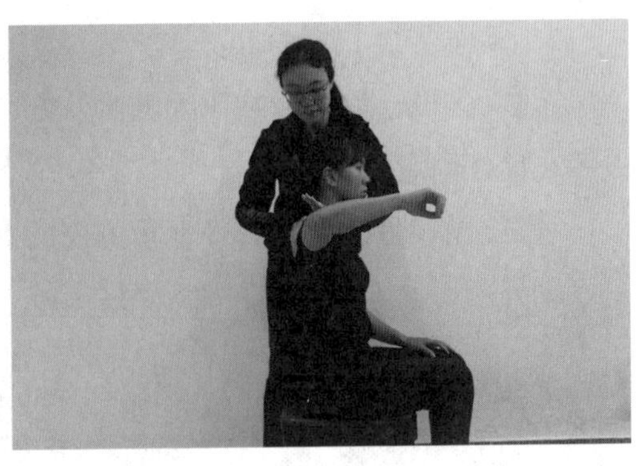

b

图 3-24　盂肱关节后外侧滑动松动术

（三）肩锁关节动态关节松动术

1）动作名称：肩锁关节动态关节松动术。

2）动作作用：改善肩锁关节功能障碍引起的肩关节外展。

3）动作要领（图 3-25）。

（1）坐位，治疗师站在健侧后外方，一手的小鱼际放在患者锁骨外侧边缘，另一手在前面固定此手掌。

（2）治疗师向同侧肩胛骨下角方向行锁骨的下滑，同时患者进行快速的手臂摆动外展，达到肩关节屈曲 / 外展末端 170°～180°，重复 8～10 次。

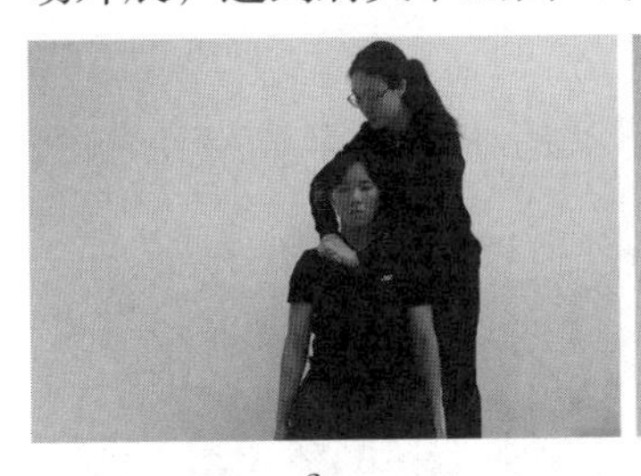

a

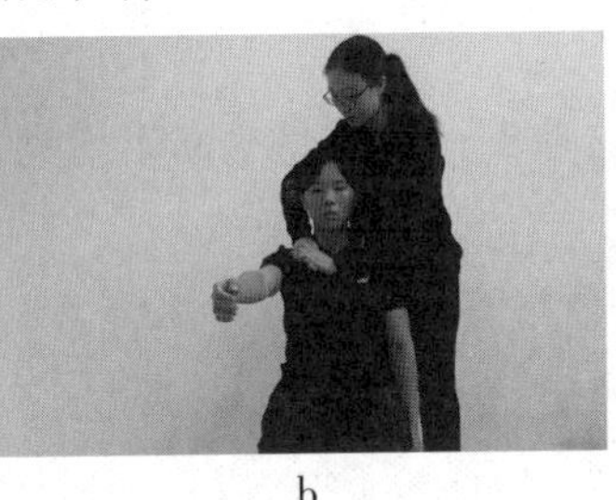

b

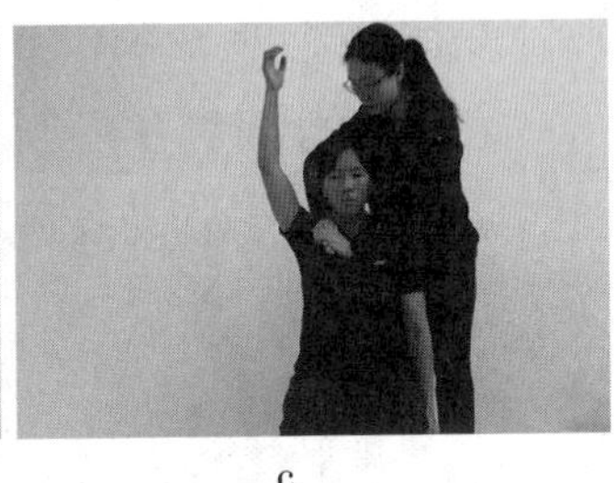

c

图 3-25　肩锁关节动态关节松动术

（四）胸锁关节动态关节松动术

1）动作名称：胸锁关节动态关节松动术。

2）动作作用：改善胸锁关节功能障碍引起的肩关节外展。

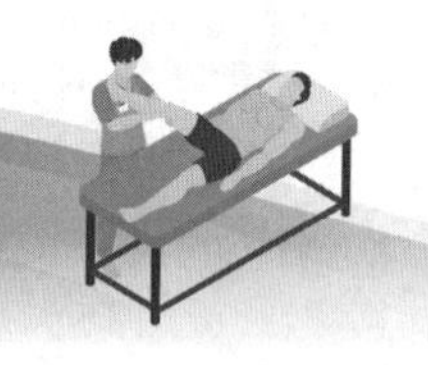

3）动作要领（图 3-26）。

（1）坐位，治疗师站在健侧后外方，一手的大鱼际放在患者锁骨内侧边缘，另一手在前面固定此手掌。

（2）循锁骨沿同侧肩胛下角方向的滑动，同时患者外展 / 前屈肩关节进行快速的摆动外展，达到肩关节屈曲 / 外展末端 170° ～180°，重复 8～10 次。

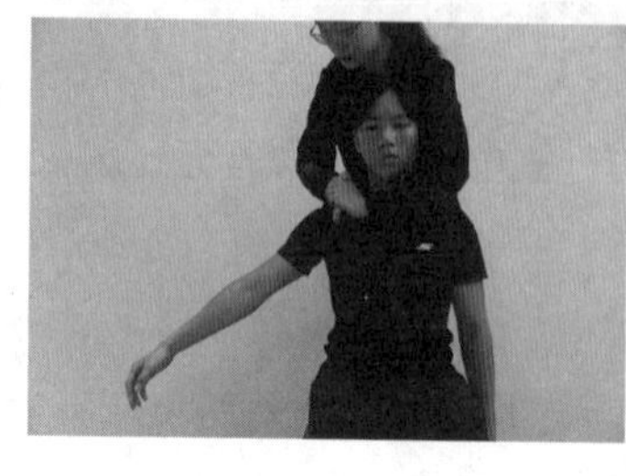

a

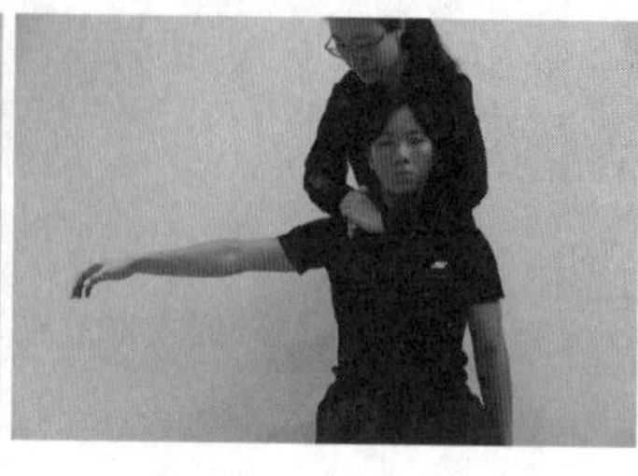

b

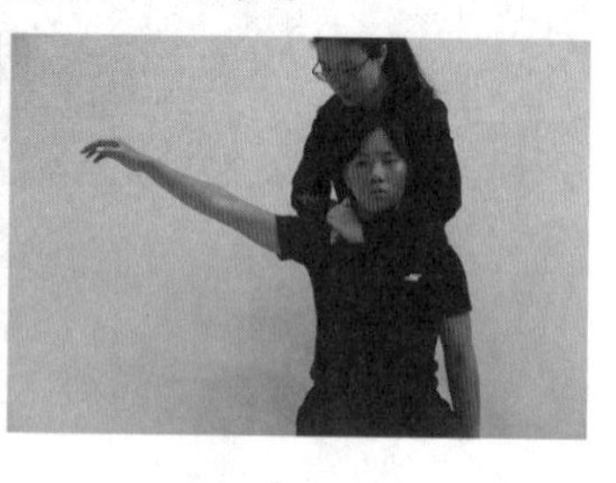

c

图 3-26　胸锁关节动态关节松动术

（五）肩关节内 / 外旋动态关节松动术

1）动作名称：肩关节内 / 外旋动态关节松动术。

2）动作作用：改善盂肱关节的内 / 外旋运动。

3）动作要领（图 3-27）。

（1）坐位，肩关节外展 90° 、屈肘 90° 放在治疗师肩上，治疗师双手交叉置于肱骨头上方。

（2）治疗师双手下推肱骨头，使肱骨头向下滑动，患者主动做盂肱关节内旋 / 外旋，在新的关节活动范围末端进行被动加压。

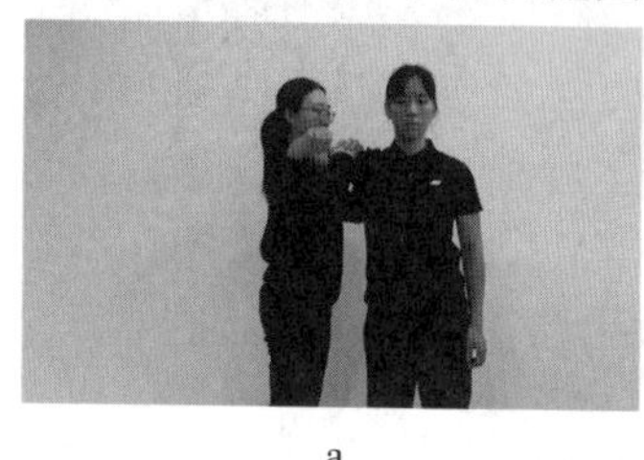

a

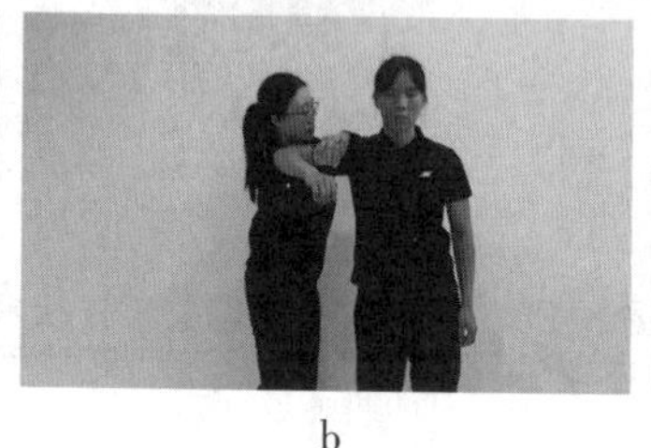

b

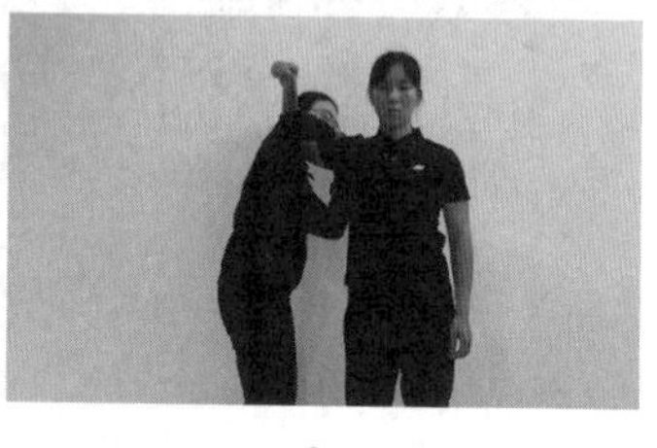

c

图 3-27　肩关节内旋 / 外旋动态关节松动术

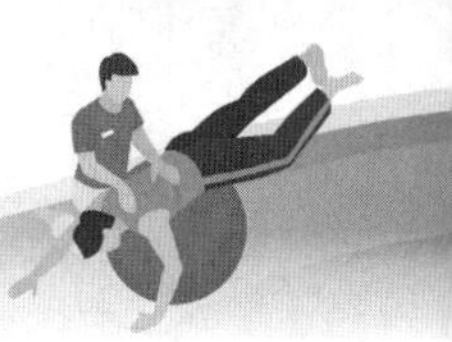

三、肌肉牵伸

（一）肩侧部肌群牵伸

1）动作名称：肩部水平内收。

2）动作作用：释放肩部后侧面肌群张力。

3）动作要领（图 3-28）。

（1）两脚与肩同宽站立，双手自然置于体侧，脊椎保持中立位。

（2）右手固定左肘部，牵拉左臂水平内收，感受左肩后侧牵拉感，维持 30 s。

（3）同理，牵拉右肩部，维持 30 s。

4）运动负荷：在安全的环境下，进行 2 组 ×3 次 / 组训练。

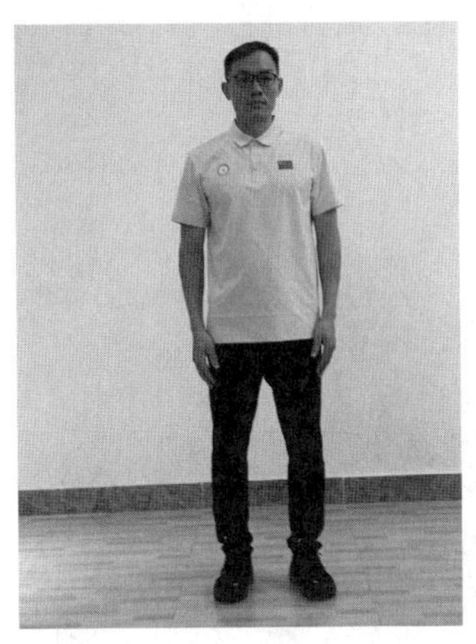

a

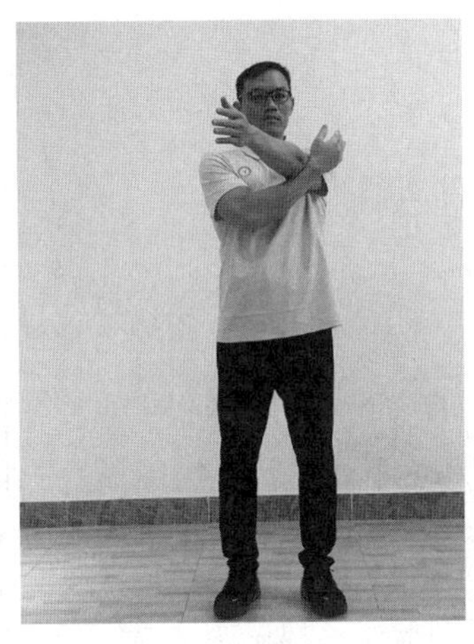

b

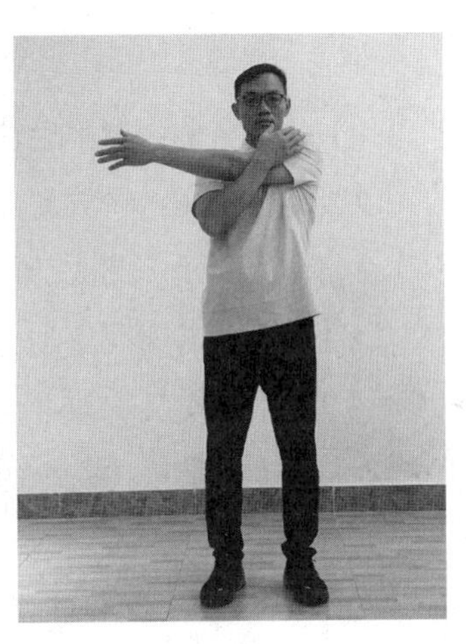

c

图 3-28　肩侧部肌群牵伸

（二）肩胛部肌群牵伸

1）动作名称：叉腰内收。

2）动作作用：释放肩胛部肌群张力。

3）动作要领（图 3-29）。

（1）两脚与肩同宽站立，双手自然置于体侧，脊椎保持中立位。

（2）左手叉腰，右手固定左肘部，牵拉左臂内收，感受肩部的牵拉感，维持 30 s。

（3）同理，牵拉右臂，维持 30 s。

4）运动负荷：在安全的环境下，进行 2 组 ×3 次 / 组训练。

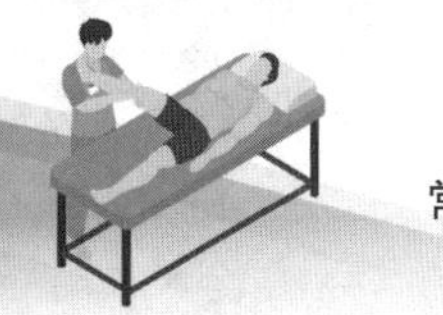

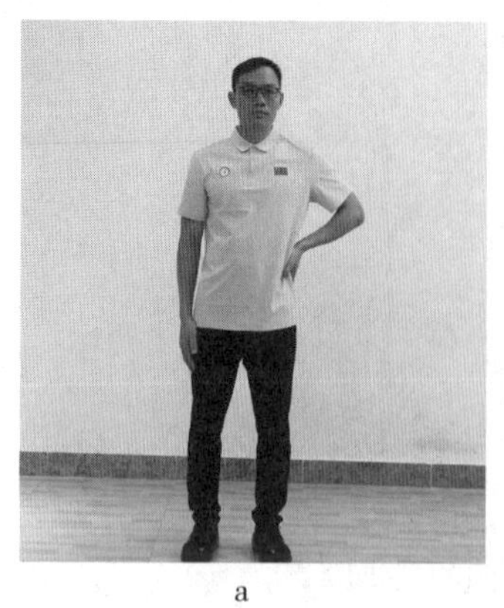
a

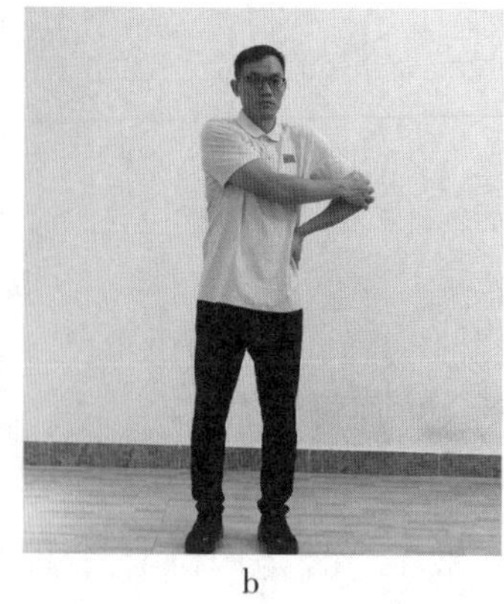
b

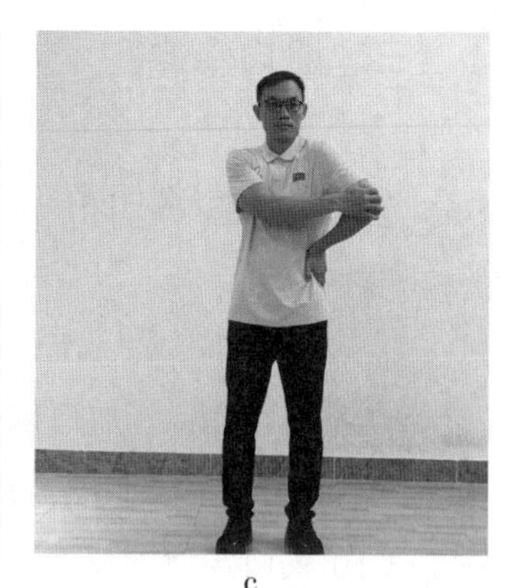
c

图 3-29　肩胛部肌群牵伸

（三）肩前部肌群牵伸

1）动作名称：握手后伸。

2）动作作用：释放肩前部肌群张力。

3）动作要领（图 3-30）。

（1）两脚与肩同宽站立，双手自然置于体侧，脊椎保持中立位。

（2）手掌交叉，双臂后伸，感受肩前部的牵拉感，维持 30 s。

4）运动负荷：在安全的环境下，进行 2 组 ×3 次 / 组训练。

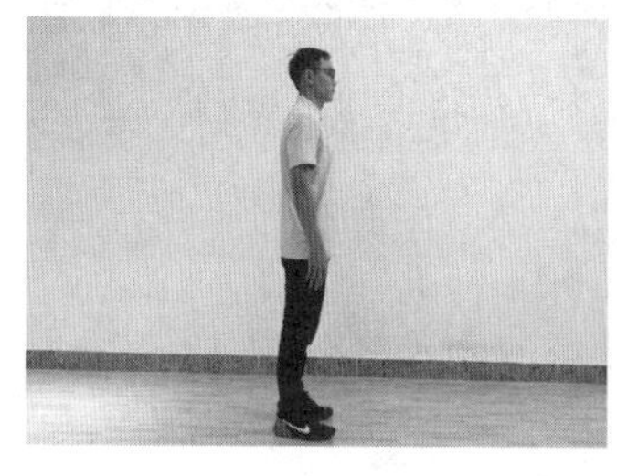
a

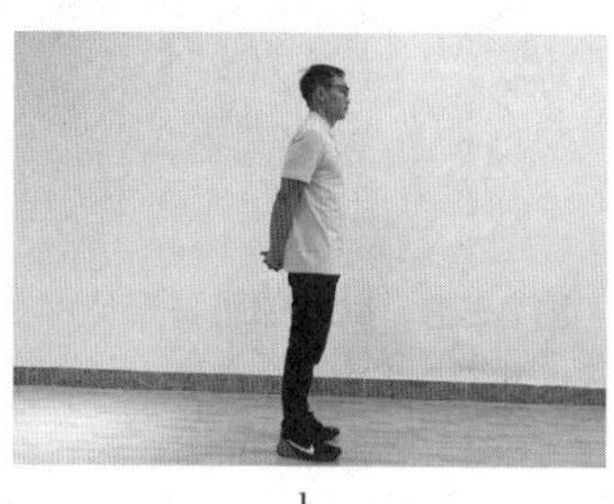
b

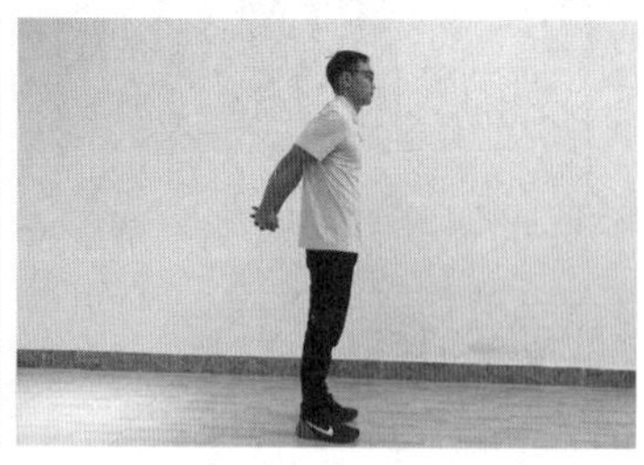
c

图 3-30　肩前部肌群牵伸

四、灵活性训练

（一）肩部屈伸灵活性

1）动作名称：肩部屈伸灵活性。

2）动作作用：释放肩部前后张力。

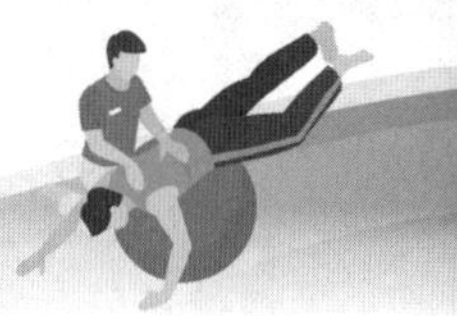

3）动作要领（图 3-31）。

（1）双脚站立，与肩同宽，脊椎中立位。

（2）双手握一横杆，匀速有控制地上举到耳侧，维持 5 s。

（3）双手缓慢有控制地下放，回到起始位。

4）运动负荷：在安全的环境下，进行 3 组 ×6 次 / 组训练。

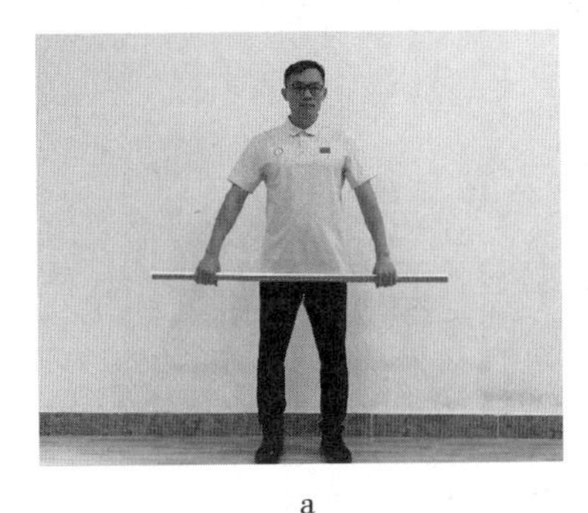

a

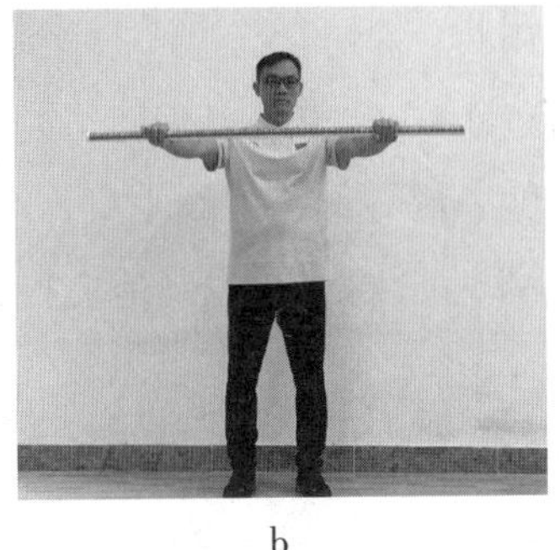

b

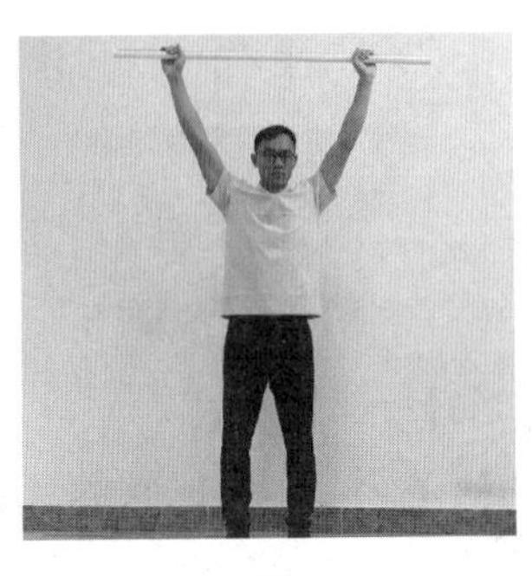

c

图 3-31　肩部屈伸灵活性

（二）肩部旋转灵活性

1）动作名称：肩部旋转。

2）动作作用：增强肩部旋转灵活性。

3）动作要领（图 3-32）。

（1）双脚站立，与肩同宽，脊椎中立位。

（2）双手尽量打开，握一横杆，匀速有控制地顺时针旋转至耳侧，维持 5 s，缓慢回到起始位。

（3）同理，匀速有控制地逆时针旋转至耳侧，维持 5 s，缓慢回到起始位。

4）运动负荷：在安全的环境下，进行 3 组 ×6 次 / 组训练。

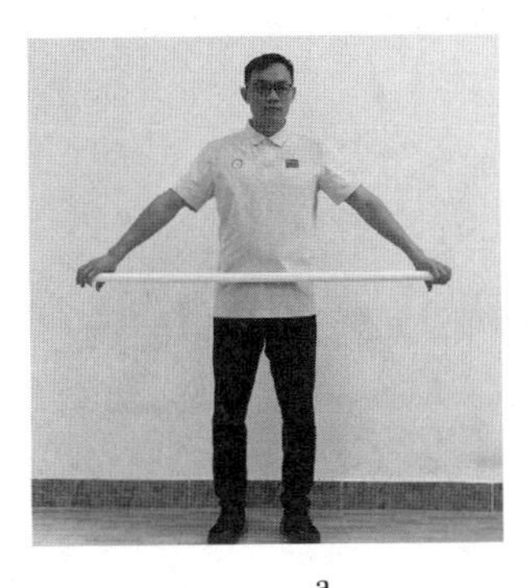

a

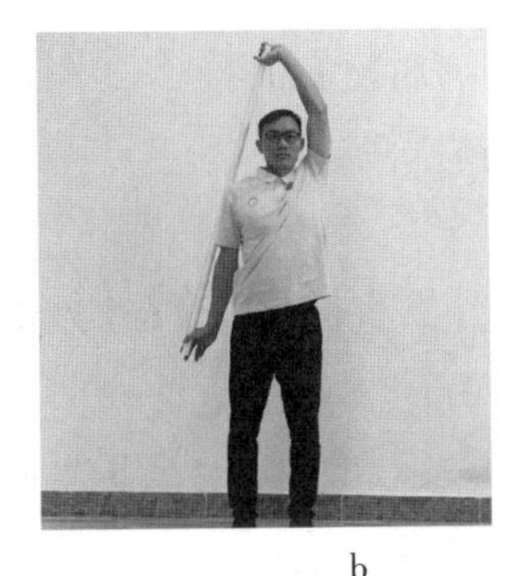

b

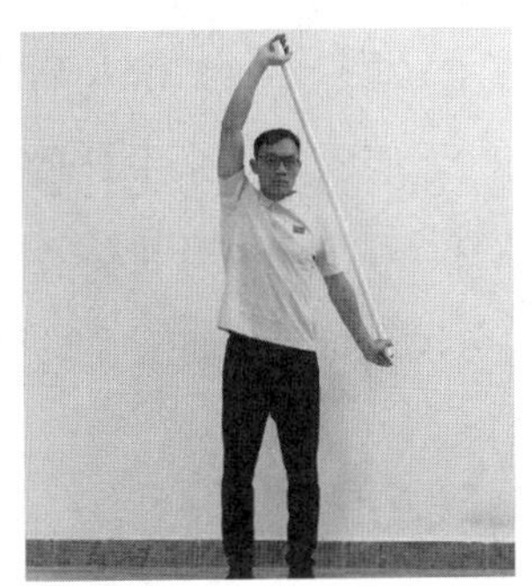

c

图 3-32　肩部旋转灵活性

五、肩部功能训练——适应阶段

（一）倒“V”撑起

1）动作名称：倒“V”撑起。

2）动作作用：强化前锯肌。

3）动作要领（图 3-33）。

（1）四点跪位，肩肘腕、髋膝部与地面垂直，不要拱背或塌腰。

（2）双手、双足发力撑地，躯干有控制地上抬，躯干和下肢成倒“V”形，感受肩背部的发力。

（3）呼气还原至起始位。

4）运动负荷：在安全的环境下，进行 3 组 ×6 次 / 组训练，每组间歇 30 s。

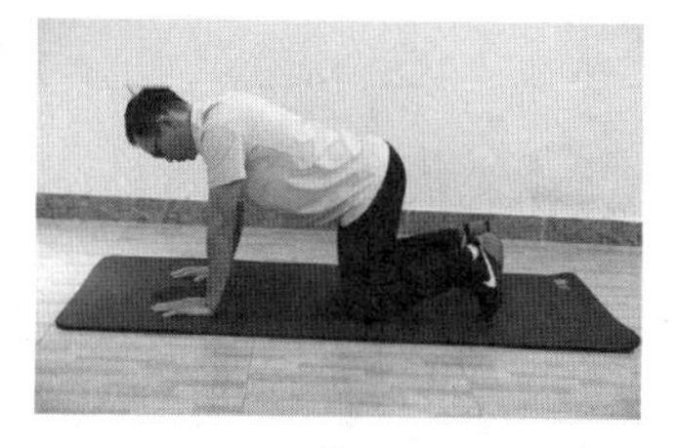
a

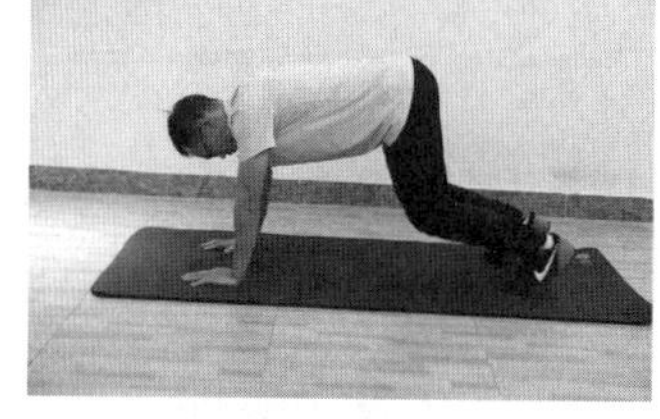
b

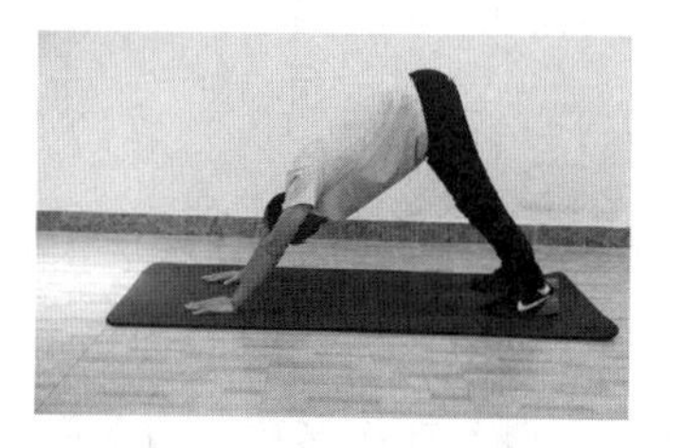
c

图 3-33　倒“V”撑起

（二）俯身“T”字

1）动作名称：俯身“T”字。

2）动作作用：激活肩部肌群。

3）动作要领（图 3-34）。

（1）自然站立双脚与肩同宽，屈髋 120°。

（2）吸气时手水平外展到与肩同高。

（3）呼气还原开始位置。

4）运动负荷：在安全的环境下，进行 3 组 ×6 次 / 组训练，每组间歇 30 s。

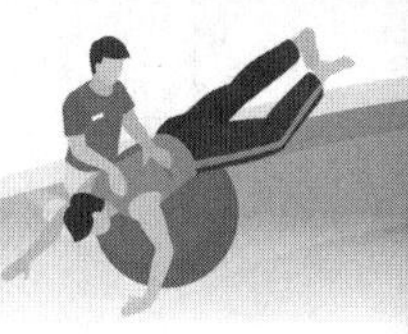

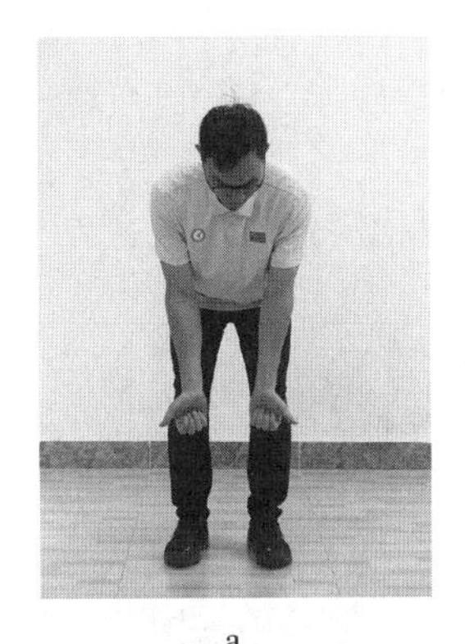

a

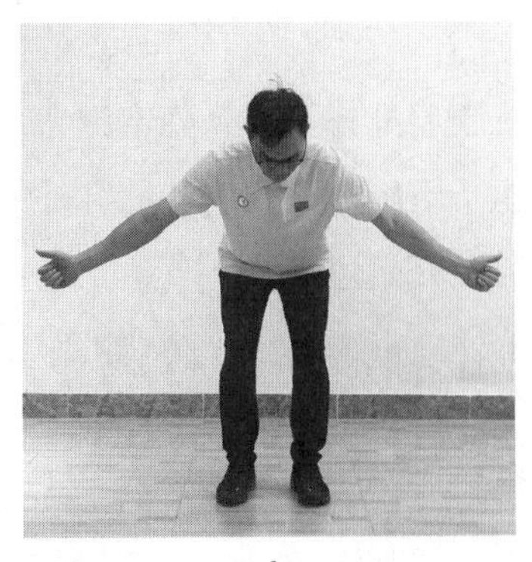

b

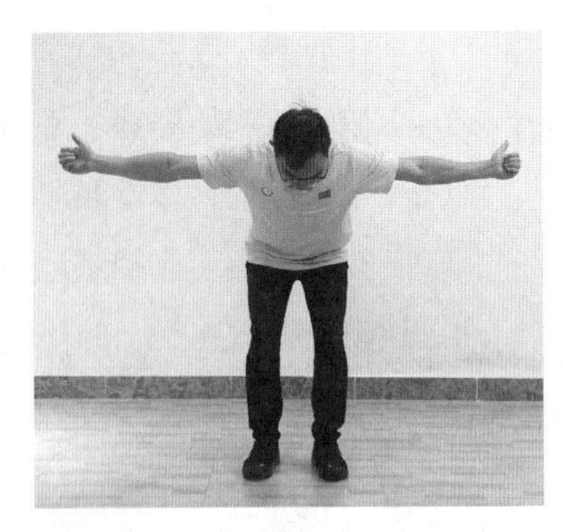

c

图 3-34　俯身“T”字

（三）俯卧摆手

1）动作名称：俯卧摆手。

2）动作作用：激活肩背部肌群。

3）动作要领（图 3-35）。

（1）俯卧一腿屈髋 90°，脊椎中立位。

（2）右手屈肩、屈肘 90° 撑地，左手前屈 170° 至耳旁。

（3）缓慢呼气，有控制地内收下降至大腿旁，然后转至右肩部，交替进行。

4）运动负荷：在安全的环境下，进行 3 组 ×6 次 / 组训练，每组间歇 30 s。

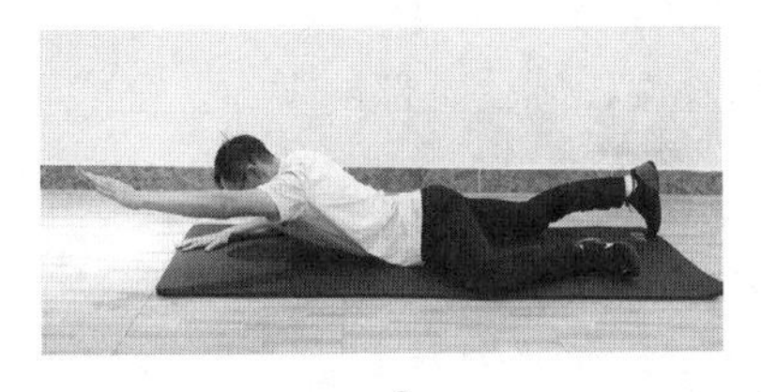

a

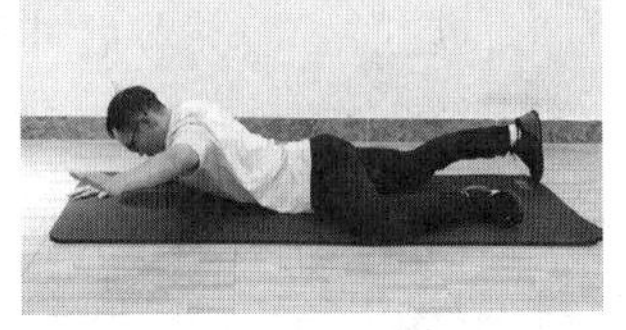

b

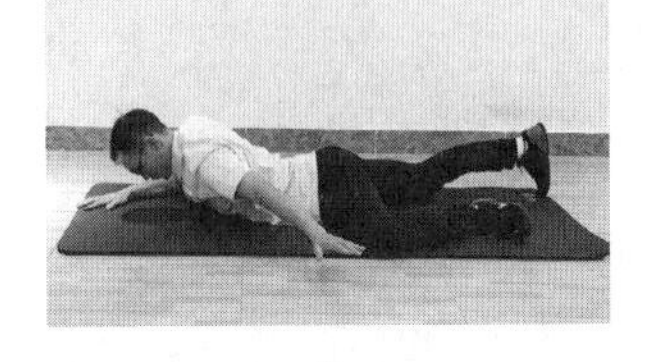

c

图 3-35　俯卧摆手

六、肩部功能训练——强化阶段

（一）弹力带俯卧撑

1）动作名称：弹力带俯卧撑。

2）动作作用：强化肩部肌群。

3）动作要领（图3-36）。

（1）俯卧撑起始姿势，手掌位于肩部正下方，稳定弹力带。

（2）双手撑地，缓慢屈肘，躯干下降，注意维持前臂外展以稳定弹力带。

（3）双手撑地，有控制地还原至开始位置。

4）运动负荷：在安全的环境下，进行3组 ×6次/组训练，每组间歇30 s。

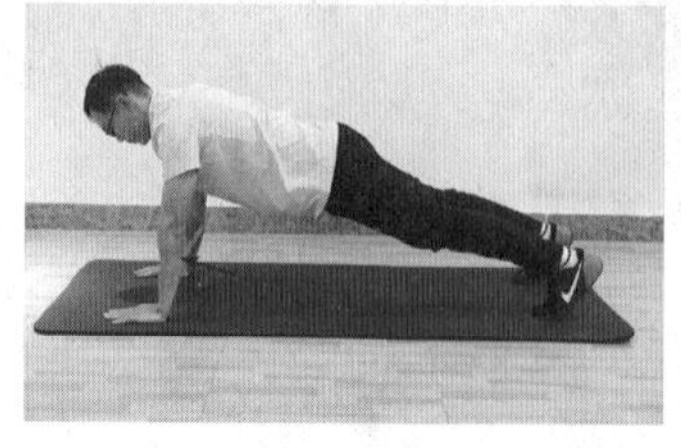
a

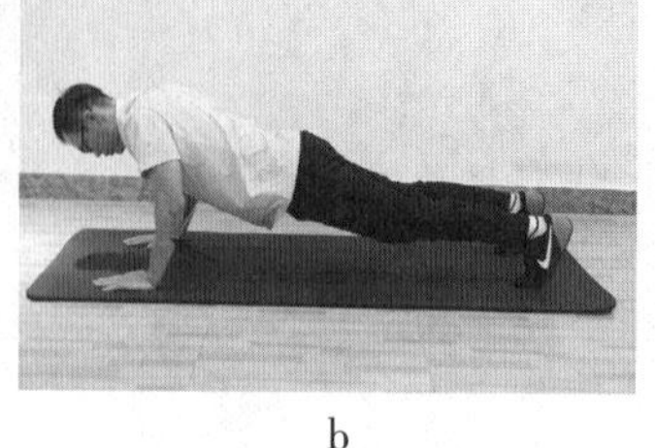
b

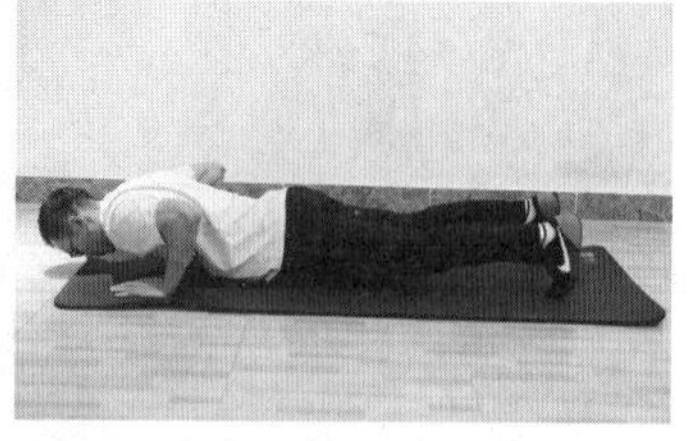
c

图3-36 弹力带俯卧撑

（二）弹力带后拉

1）动作名称：弹力带后拉。

2）动作作用：强化菱形肌、中斜方肌、冈下肌和小圆肌。

3）动作要领（图3-37）。

（1）自然站立，双脚与肩同宽，脊柱中立位，弹力带固定于前方，双手握弹力带两端。

（2）双手缓慢拉动弹力带，屈肘、肩关节后伸和外旋，感受背部的发力。

（3）自然呼吸，缓慢有控制地回到起始位。

4）运动负荷：在安全的环境下，进行3组 ×6次/组训练，每组间歇30 s。

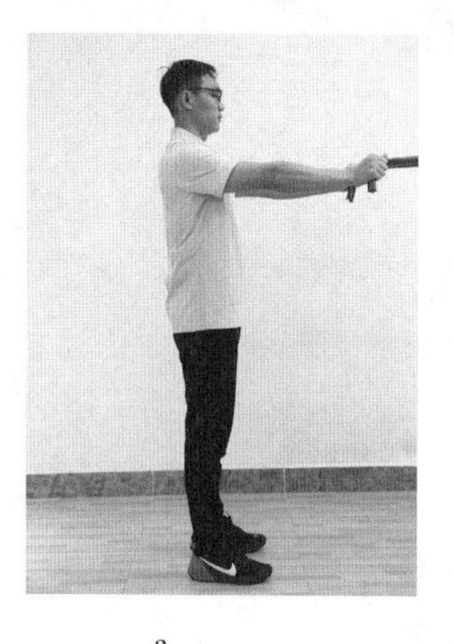
a

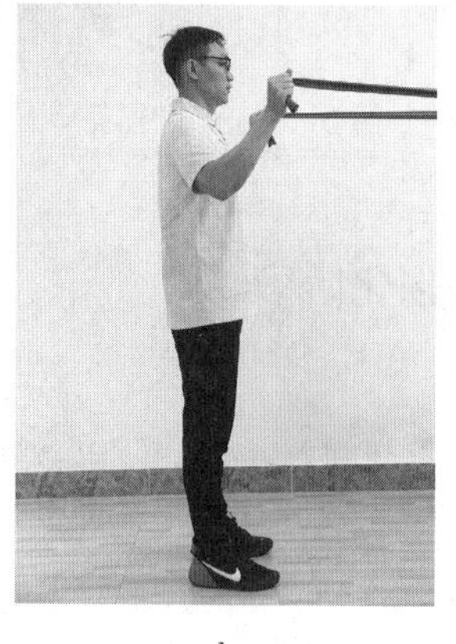
b

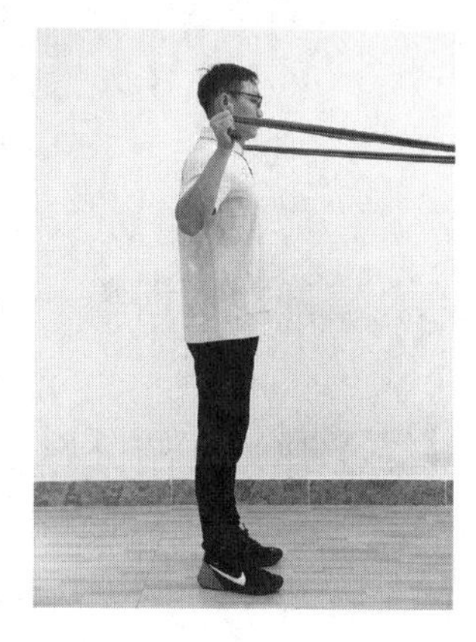
c

图3-37 弹力带后拉

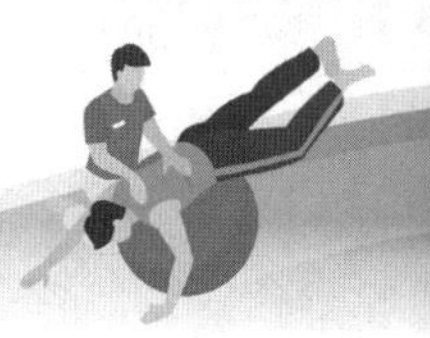

（三）哑铃推举

1）动作名称：哑铃推举。

2）动作作用：强化肩部肌群。

3）动作要领（图 3-38）。

（1）自然站立，双脚与肩同宽，选择合适重量的哑铃。

（2）双手水平外展 90°，内收 30° 至肩胛骨平面，屈肘。

（3）双手缓慢上举至耳旁，维持 5 s。

（4）缓慢有控制地回到起始位。

4）运动负荷：在安全的环境下，进行 3 组 ×6 次 / 组训练，每组间歇 30 s。

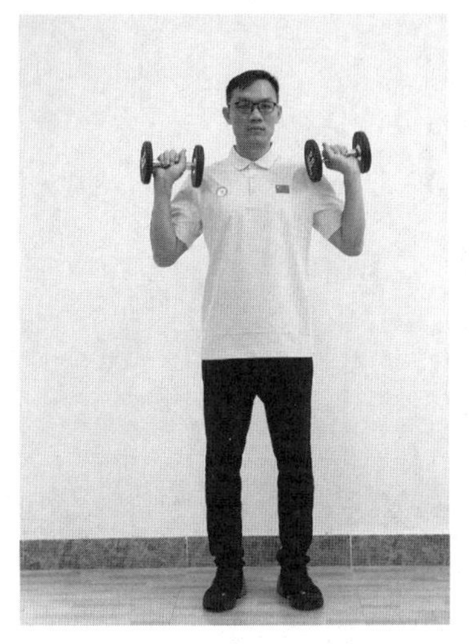

a

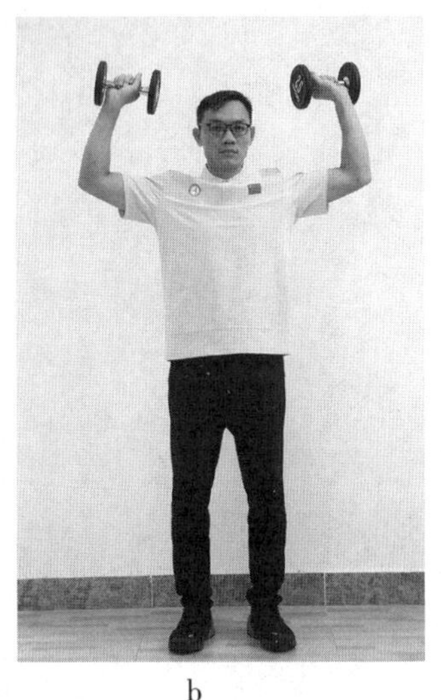

b

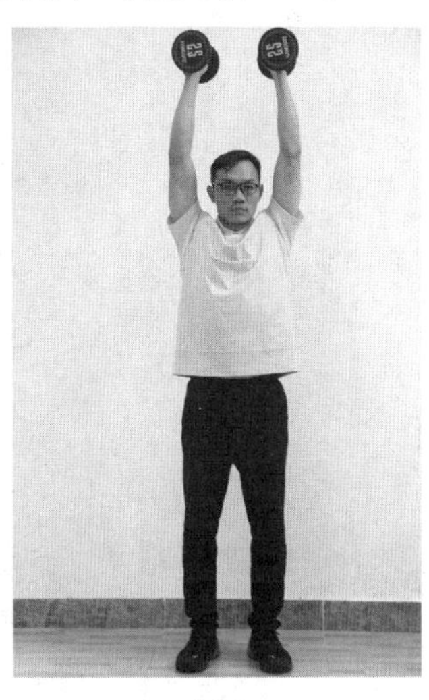

c

图 3-38　哑铃推举

项目四
肘部损伤运动康复

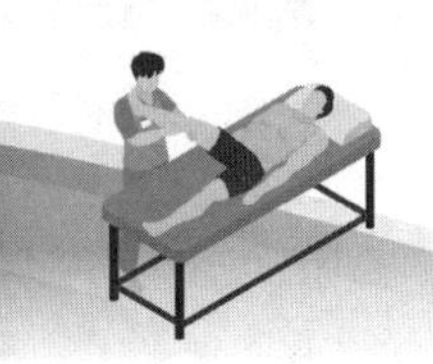

【学习目标】

1. 了解引起肘部损伤的常见疾病及原因。

2. 熟悉肘部解剖功能和功能评估。

3. 掌握常见肘部损伤的运动康复技术。

任务一　肘部常见损伤

【任务导入】

案例：一厨师，近日工作繁忙，炒菜后出现肘外侧疼痛，日常拧毛巾时疼痛加重，休息可缓解，伴前臂无力，无麻木，视诊肘外侧无明显红肿，触诊时肘外侧、前臂有压痛。

请思考：

（1）该患者应完善什么评估？

（2）对该患者应制订什么运动康复方案？

肘关节过度使用可发生在肘关节的任何肌肉肌腱结构上，但最常发生在附着于肱骨外上髁或内上髁的肌肉上，多由腕关节或前臂肌肉的过度重复性使用或离心拉伤，肌肉肌腱结合处发生微小撕裂引起，分别称为肱骨外上髁炎（网球肘）及肱骨内上髁炎（高尔夫球肘）。

一、肱骨外上髁炎

（一）发病原因及机制

肱骨外上髁炎，也称网球肘（图 4-1）。因肱骨外上髁区域是前臂伸肌总腱的附着处及旋后肌的起点，反复的伸肘、伸腕动作，如网球反手拍、电脑打字等，使肱骨外上髁附着处的伸腕肌腱过度受牵拉，肌腱发生微小撕裂、变性、水肿等炎症改变，导致肱骨外上髁区域粘连、增生、挛缩、瘢痕的形成，进而刺激或卡压局部微血管神经束，引起肘外侧的疼痛。

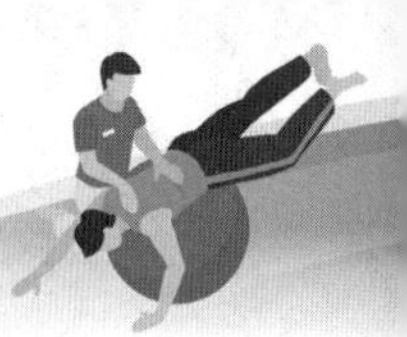

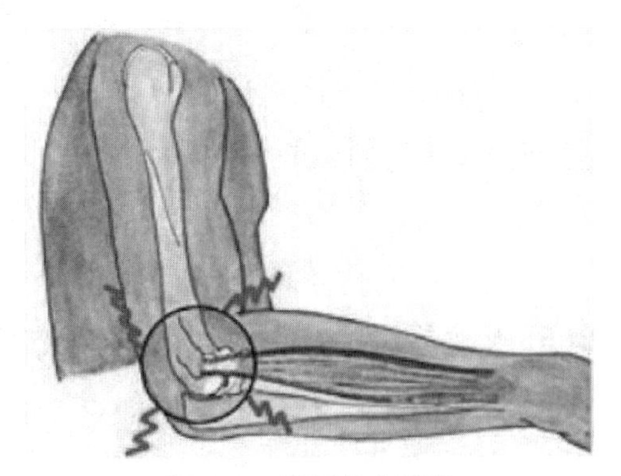

图 4-1　肱骨外上髁炎

（二）症状和体征

1. 症状

常见症状为肱骨外上髁处的疼痛或酸痛，当肘关节伸直或腕背伸时疼痛明显，日常活动如拧毛巾、洗衣服等使疼痛加剧且有无力感。

2. 体征

触诊时，肱骨外上髁周围有明显固定的压痛点，局部红肿，抗阻背伸腕关节时疼痛加剧，肌力下降。

二、肱骨内上髁炎

（一）发病原因及机制

肱骨内上髁区域是前臂屈肌的附着点和旋前肌的起点，重复性的腕关节屈曲动作，如打高尔夫球的挥杆动作、投球动作、过度的负重抓握等，反复牵拉腕屈肌及旋前肌，使屈肌或旋前肌肌肉肌腱结合处发生撕裂及炎症改变等，引起肱骨内上髁区域疼痛。

（二）症状和体征

1. 症状

常见症状为肱骨内上髁处的疼痛或酸痛，屈腕时疼痛加剧。

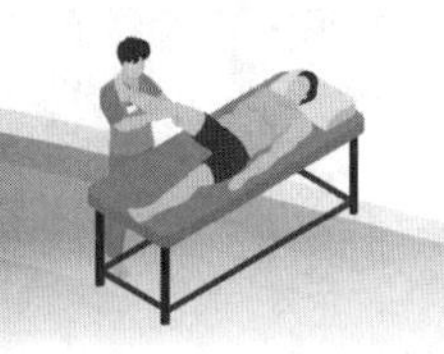

2. 体征

触诊时，肱骨内上髁周围有明显固定的压痛点，局部红肿，抗阻屈腕关节时疼痛加剧，肌力下降。

三、过度使用症候群（肱骨内 / 外上髁炎）的治疗原则

1. 急性期

肘关节、腕关节制动，让肌肉休息，肿胀明显时可采取冰敷控制肿胀。

2. 恢复期

1）肌肉牵伸技术增加肌肉延展性，降低肌肉张力。

（1）肱骨外上髁炎：主要牵伸伸腕肌群和肘关节旋后肌群。

（2）肱骨内上髁炎：主要牵伸屈腕肌群和肘关节旋前肌群。

2）动态关节松动术：恢复桡骨在肱骨小头上的正常轨迹。

3）肌力训练：渐进性抗阻，增强肘关节周围肌肉肌力和肌耐力，提高肘关节稳定性。

四、肘部常见损伤的预防措施

（1）平常加强前臂屈伸肌力和旋前旋后能力，提高前臂和肘关节周围肌力量，预防运动或日常活动中的损伤。

（2）日常注意肘部保暖，尤其在冬天或冷气较足的室内，避免肘关节长时间暴露着凉。

（3）在剧烈运动后应对肘关节周围肌肉进行牵拉和按摩放松。

（4）同时加强颈、肩等部位的肌肉力量和关节稳定性，避免肘关节单关节的过度发力。

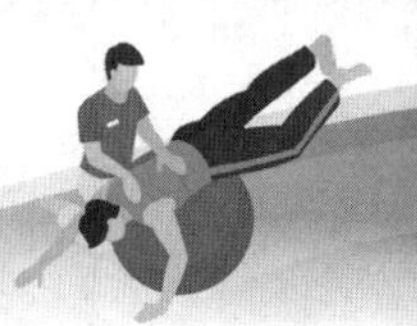

任务二　肘部功能解剖及功能障碍评估

一、肘与前臂复合体功能解剖

1. 肘与前臂复合体解剖

肘与前臂复合体由肱骨、尺骨、桡骨组成，分别构成肱尺关节、肱桡关节、桡尺近侧关节及桡尺远侧关节。肘关节是个复合关节，包括肱尺关节、肱桡关节、桡尺近侧关节，关节囊前后薄而松弛，由内侧副韧带和外侧副韧带提供内外侧稳定度，并由肱二头肌腱和肱三头肌腱加强关节稳定（图 4-2）。

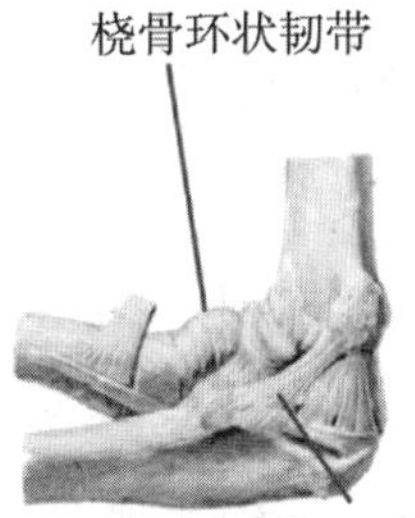

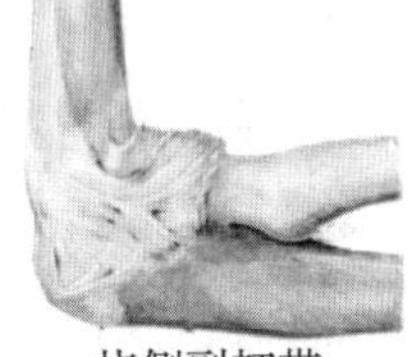

图 4-2　肘与前臂复合体

2. 肘关节的活动

肘关节有屈曲、伸直、旋前及旋后 4 个活动，其中屈曲 / 伸直运动由肱尺关节和肱桡关节完成，旋前 / 旋后运动由肱桡关节和近端、远端桡尺关节完成（图 4-3）。

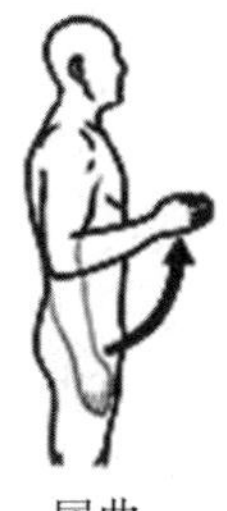

a.屈曲

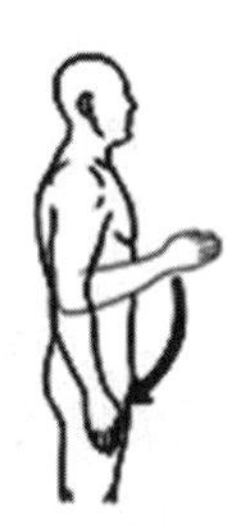

b.伸直

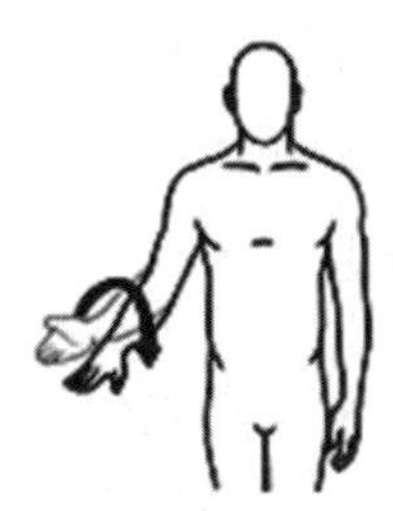

c.旋前

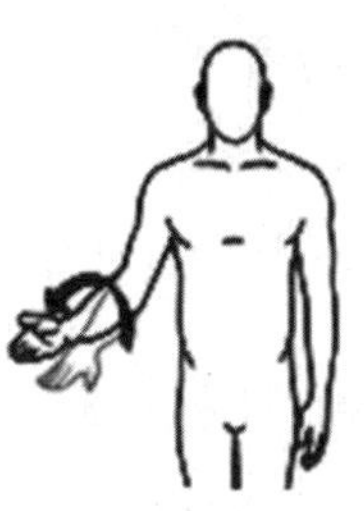

d.旋后

图 4-3　肘关节的活动

3. 肘关节的肌肉功能

肱肌、肱二头肌、肱桡肌为肘关节屈肌，肱三头肌及肘肌为肘关节伸肌，旋后肌、肱二头肌及肱桡肌负责前臂旋后，旋前圆肌及旋前方肌负责前臂旋前。其中，肘肌还能在旋后和旋前时稳定肘关节（表 4-1）。

表 4-1 肘关节肌肉

肘关节活动	参与肌肉
屈曲	肱肌、肱二头肌、肱桡肌
伸直	肱三头肌、肘肌
旋前	旋前圆肌、旋前方肌
旋后	旋后肌、肱二头肌、肱桡肌

二、功能评估

（一）肘关节活动度的评估

患者主动活动肘关节，检查者观察是否出现动作受限、疼痛。动作受限时，应检查被动活动度。

肘部屈曲 140° ～ 150° 、肘部伸直 0° ～ 10° 、前臂旋前 80° ～ 90° ，前臂旋后 90°（图 4-4）。

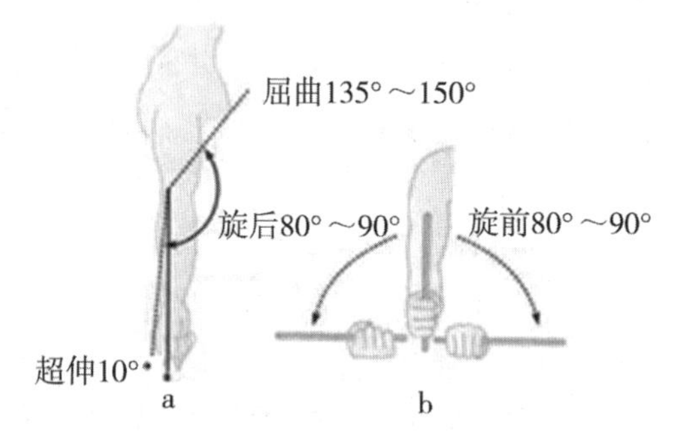

图 4-4 肘关节活动度

（二）特殊检查

1. 肱骨外上髁炎特殊检查

（1）腕伸肌紧张试验。患者取坐位，检查者位于其前方，一手握住患者肘部，屈肘 90° ，前臂旋前位，掌心向下半握拳；另一手握住手背部使之被动屈腕，然后于患者手背部施加阻力，嘱患者伸腕。若肱骨外上髁处发生疼痛，则为阳性体征，提示肱骨外上髁炎。

（2）Mills 试验（又称为伸肌腱牵拉试验）。患者取坐位或站立位，医者位于其前侧，嘱患者前臂稍弯曲，手半握拳，腕关节尽量屈曲，然后将前臂完全旋前，再将肘伸直。若在肘伸直时，肱桡关节的外侧发生疼痛，则为阳性体征（图 4-5）。

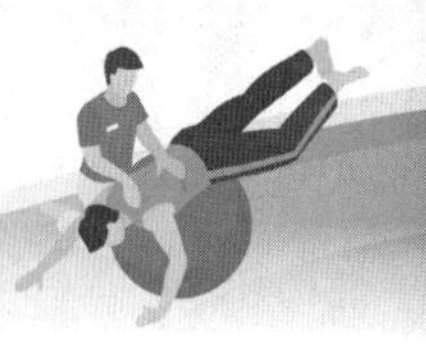

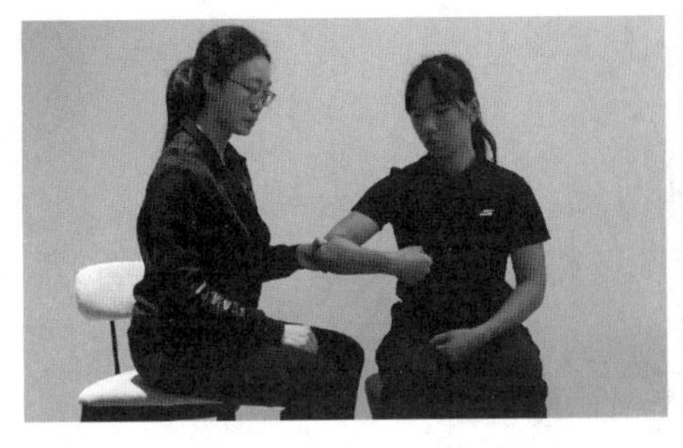

a

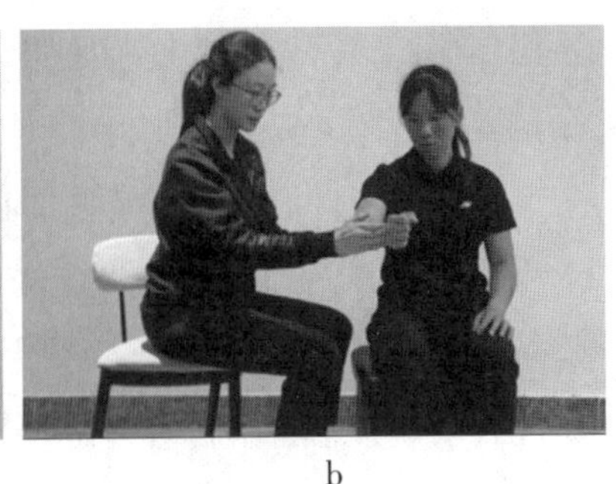

b

图 4-5　Mills 试验

2. 肱骨内上髁炎特殊检查

（1）腕屈肌紧张试验。患者取坐位，肘关节稍弯曲，前臂旋后位，掌心向上半握拳，医者一手触诊肱骨内上髁，另一手握住患者手腕部施加阻力，嘱患者抗阻屈腕。若肱骨内上髁处发生疼痛，则为阳性体征（图 4-6）。

（2）屈肌腱牵拉试验。患者取坐位或站立位，医者一手触诊肱骨内上髁，另一手握住患者手腕部，嘱患者前臂稍弯曲，手半握拳，伸腕，然后将前臂完全旋后，再将肘伸直。若在肘伸直时，肱骨内上髁发生疼痛，则为阳性体征。

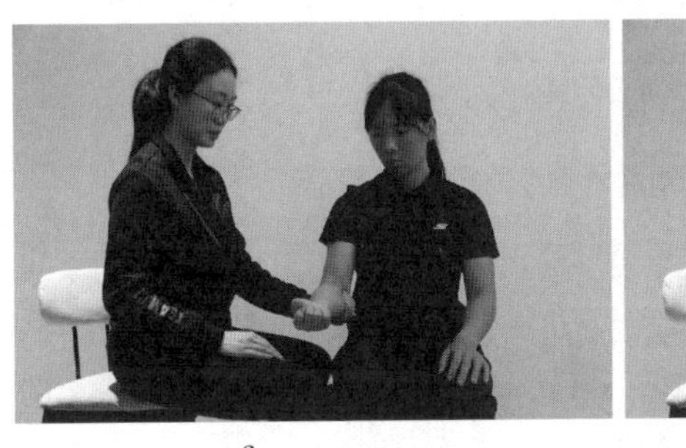

a

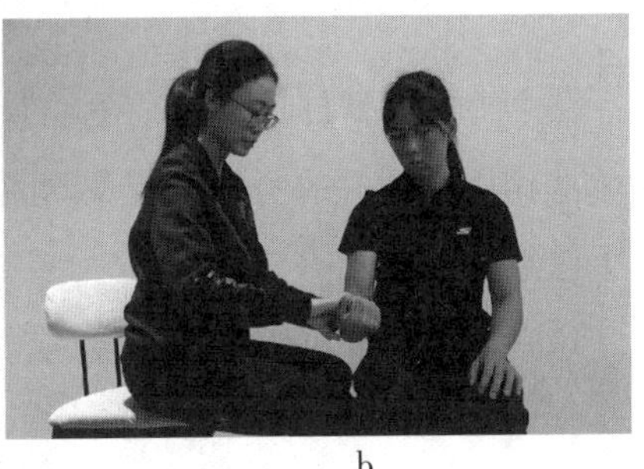

b

图 4-6　腕屈肌紧张试验

任务三　肘部运动康复

一、筋膜手法

（一）肱肌

1）手法名称：肱肌及后侧筋膜的手法松解。

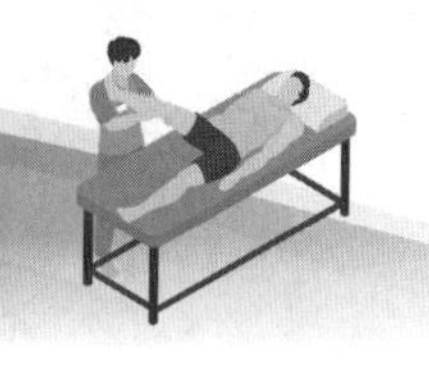

2）手法作用：缓解肱肌及筋膜紧张，释放张力。

3）手法要领（图 4-7）。

（1）患者体位：仰卧位，手臂屈肘在体侧。

（2）操作程序：治疗师站在治疗侧，双手或单手四指指尖从治疗侧肘部肱二头肌腱的下方入手，进入肱肌周围筋膜锁定肱肌，向内上推压，以松解肱肌组织。

（3）配合动作：患者配合缓慢做肘关节伸展活动。

4）手法要求：在安全的环境下，观察患者反应，力度适中，一般操作 2～3 次。

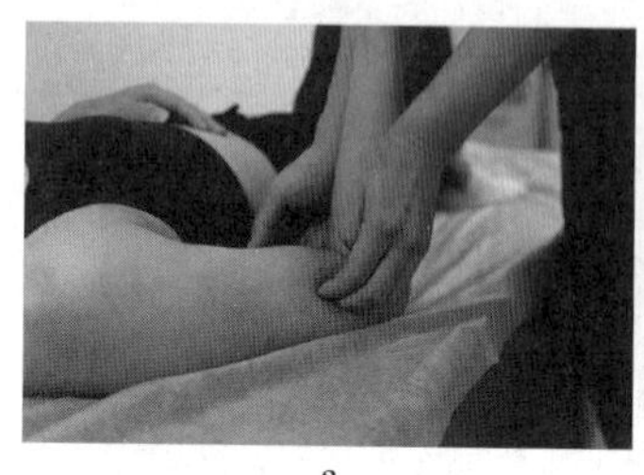

a

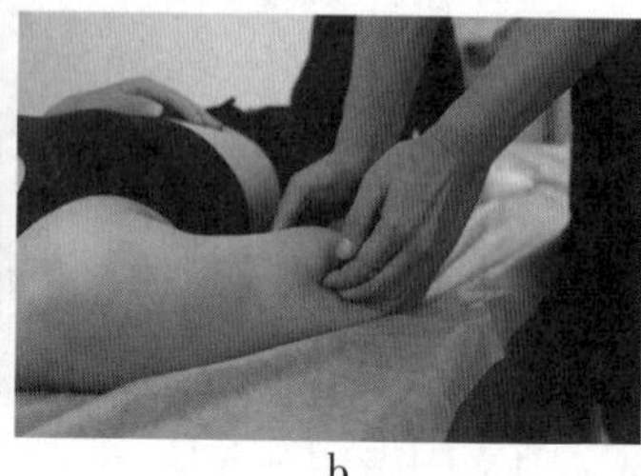

b

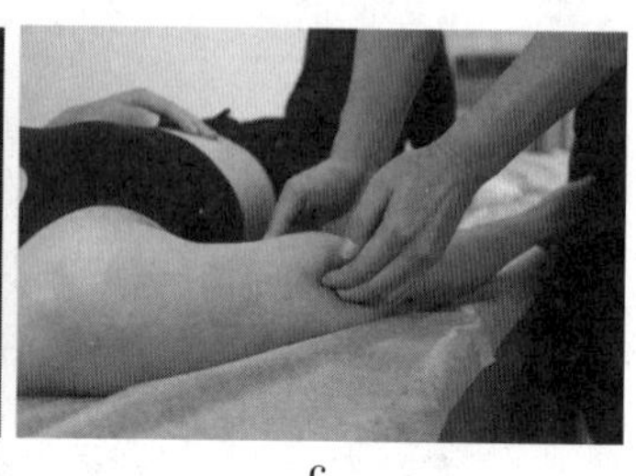

c

图 4-7　肱肌及后侧筋膜的手法松解

（二）前臂屈肌群

1）手法名称：前臂屈肌群及前侧筋膜的手法松解。

2）手法作用：缓解前臂屈肌群及筋膜紧张，释放张力。

3）手法要领（图 4-8）。

（1）患者体位：仰卧位，治疗侧前臂放在床边，手伸出床沿，掌心朝上。

（2）操作程序：治疗师站在治疗侧，一手握住患侧手，另一只手半握，拳面指节放在手臂前侧嵌入屈肌群，向近端推动或滑动，以松解屈肌群组织。

（3）配合动作：患者配合做腕关节屈伸活动。

4）手法要求：在安全的环境下，观察患者反应，力度适中，一般操作 2～3 次。

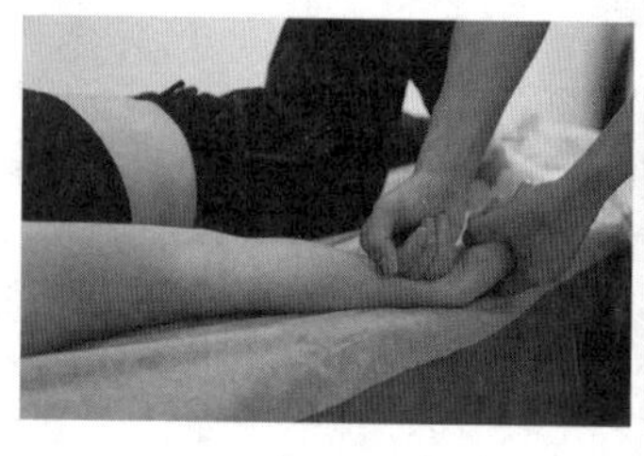

a

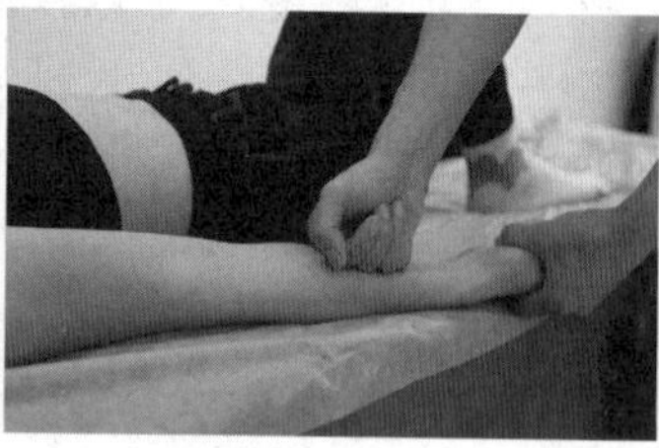

b

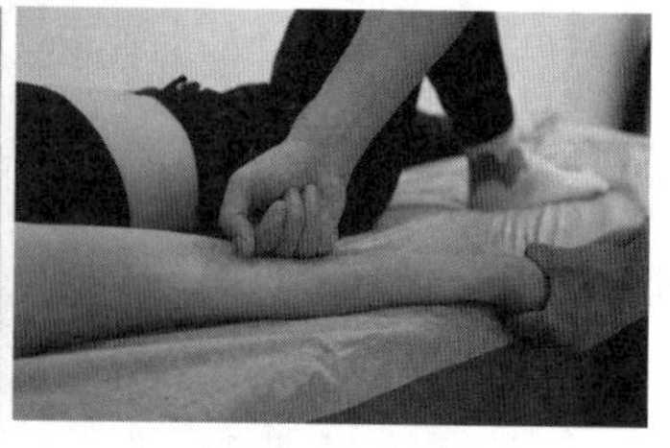

c

图 4-8　前臂屈肌群及前侧筋膜的手法松解

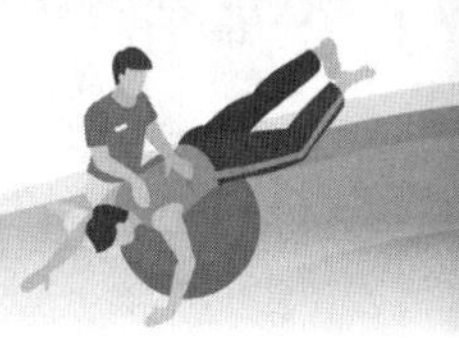

（三）前臂伸肌群

1）手法名称：前臂伸肌群及前侧筋膜的手法松解。

2）手法作用：缓解前臂伸肌群及筋膜紧张，释放张力。

3）手法要领（图 4-9）。

（1）患者体位：仰卧位，治疗侧前臂放在床边，手伸出床沿，掌心朝下。

（2）操作程序：治疗师站在治疗侧，一手握住患侧手，另一只手半握，拳面指节放在手臂前侧嵌入伸肌群，向近端推动或滑动，以松解伸肌群组织。

（3）配合动作：患者配合做腕关节屈伸活动。

4）手法要求：在安全的环境下，观察患者反应，力度适中，一般操作 2～3 次。

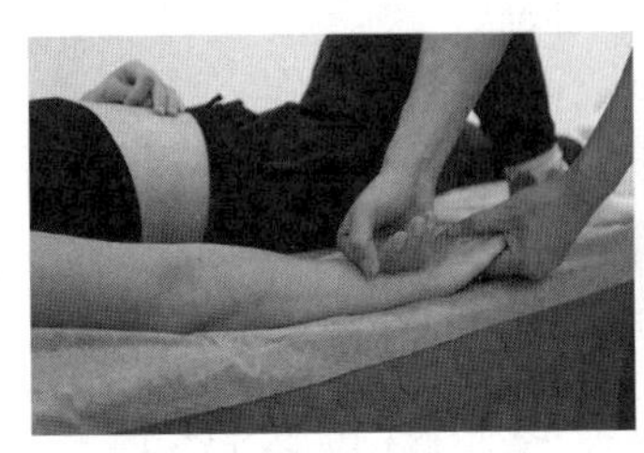

a

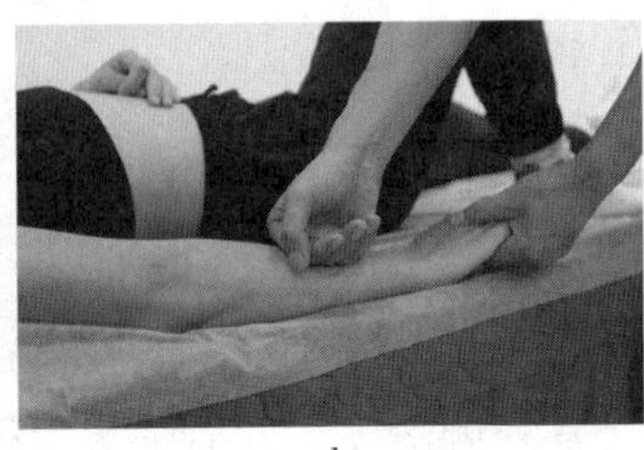

b

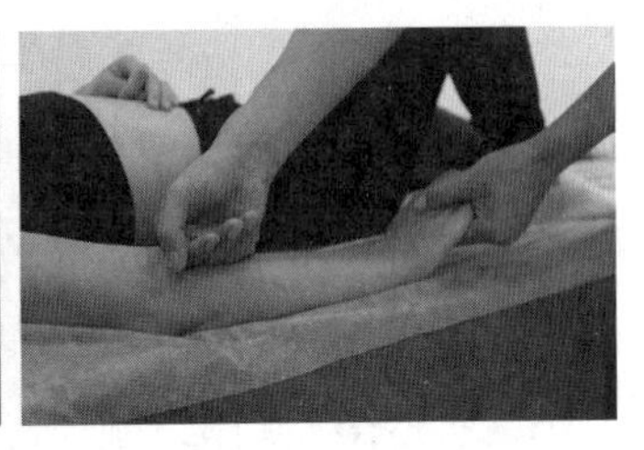

c

图 4-9 前臂伸肌群及前侧筋膜的手法松解

二、肘关节松动术

（一）肘关节内侧滑动改善肘关节屈伸

1）动作名称：肘关节内侧滑动。

2）动作作用：改善肘关节屈 / 伸活动障碍。

3）动作要领（图 4-10）。

（1）患者仰卧，肩关节外展，治疗师内侧手固定肱骨远端，外侧手置于桡骨近端（图 4-10a）。

（2）治疗师用外侧手行桡骨内侧滑动，同时让患者行屈肘动作（图 4-10b）。

（3）患者坐位，治疗师用外侧手行桡骨内侧滑动，同时让患者行伸肘动作（图 4-10c）。

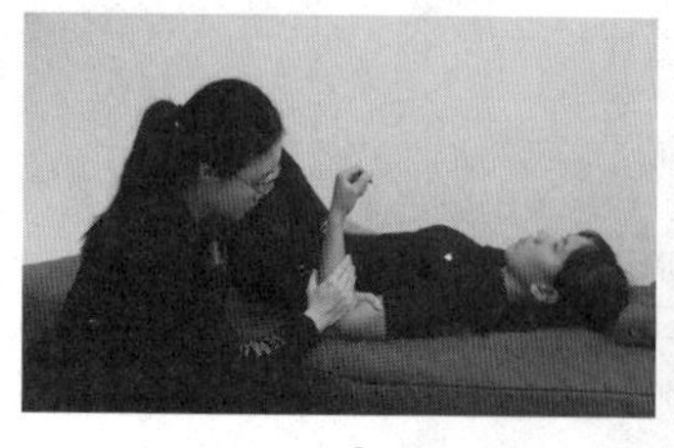
a
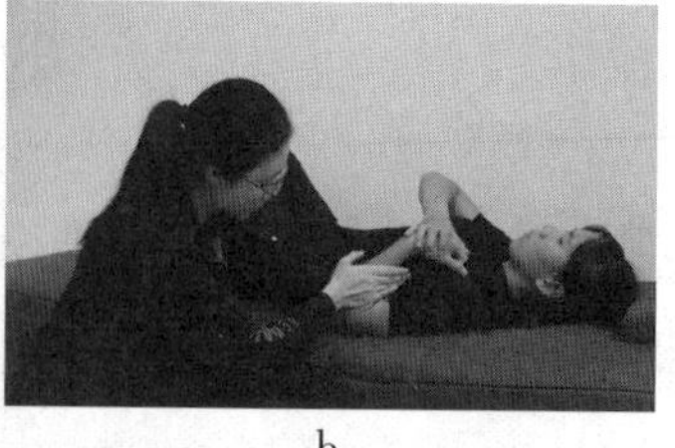
b
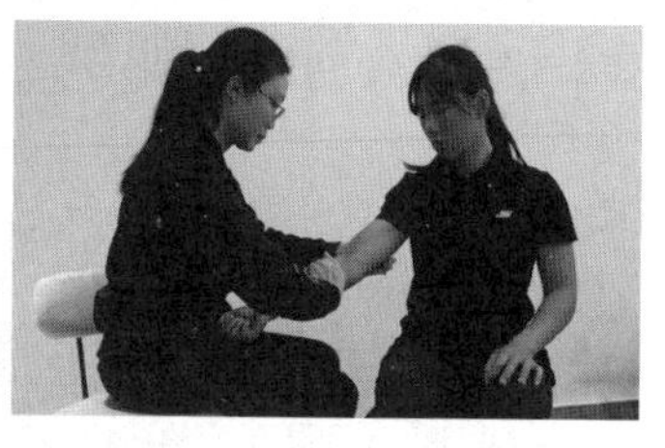
c

图 4-10　肘关节内侧滑动

（二）肘关节外侧滑动改善肘关节屈伸

1）动作名称：肘关节外侧滑动。

2）动作作用：改善肘关节屈 / 伸活动障碍。

3）动作要领（图 4-11）。

（1）患者仰卧，肩关节外展，治疗师外侧手固定肱骨远端，内侧手置于尺骨近端（图 4-11a）。

（2）治疗师用内侧手行尺骨外侧滑动，同时让患者行屈肘动作（图 4-11b）。

（3）患者坐位，治疗师用内侧手行尺骨外侧滑动，同时让患者行伸肘动作（图 4-11c）。

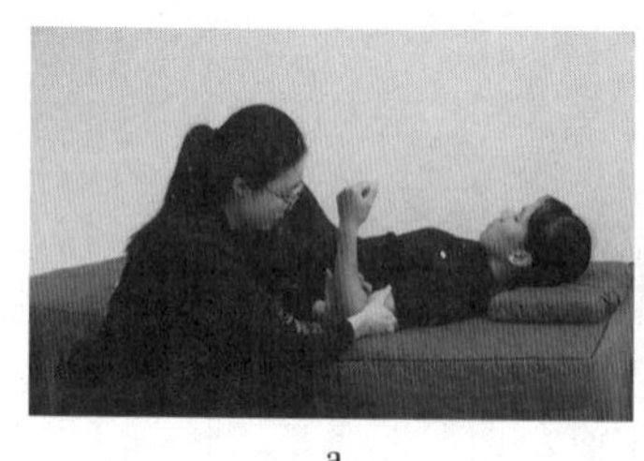
a
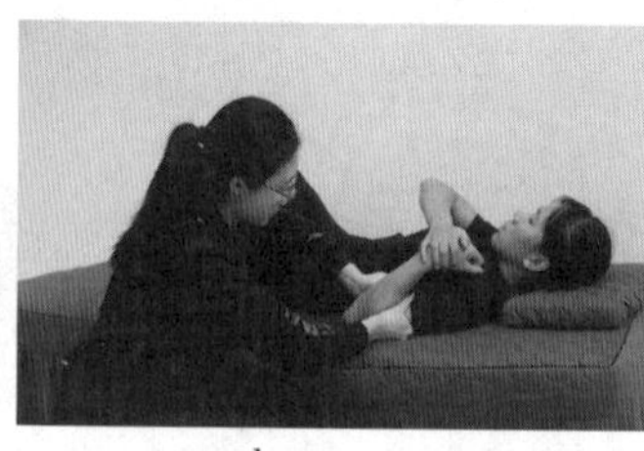
b
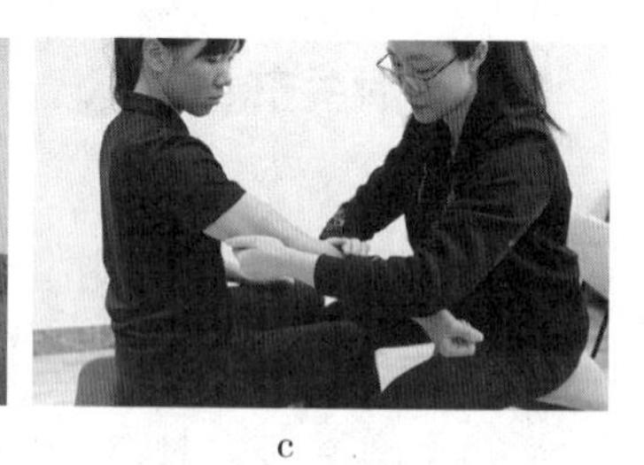
c

图 4-11　肘关节外侧滑动

（三）网球肘动态关节松动术

1）动作名称：网球肘动态关节松动术。

2）动作作用：改善肘关节外侧疼痛。

3）动作要领（图 4-12）。

（1）患者坐位，患侧肩关节外旋，前臂旋前，手掌置于治疗师腋窝。

（2）治疗师一手固定患者肱骨远端，另一手虎口置于尺骨近端内侧。

（3）治疗师虎口向外侧滑动，同时患者腕关节在治疗师腋窝处行抗阻背伸动作。

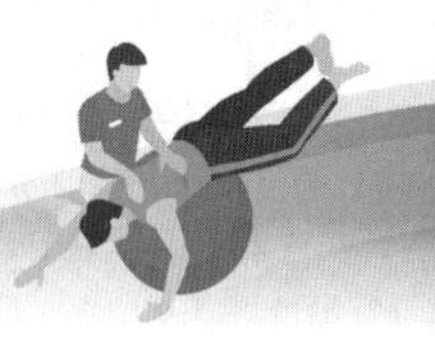

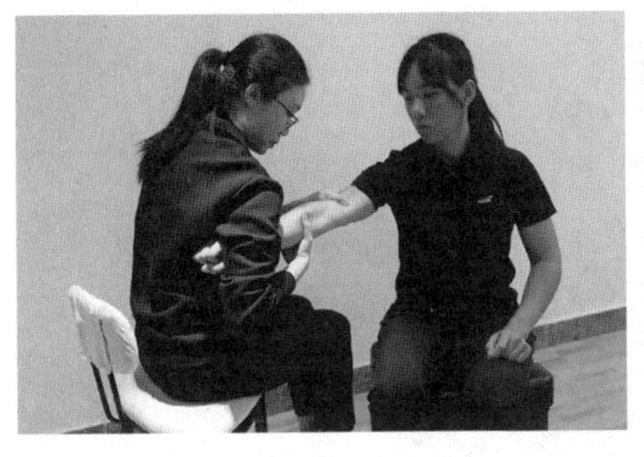

a

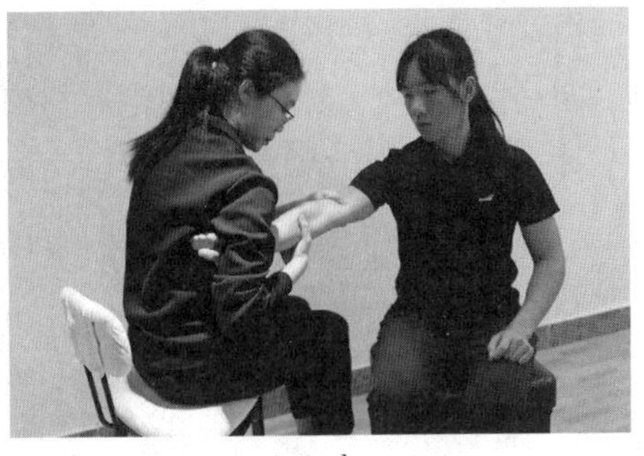

b

图 4-12　网球肘动态关节松动术

三、肌肉牵伸

（一）肘部屈肌拉伸

1）动作名称：肘部后伸。

2）动作作用：释放肘部屈肌肌群张力。

3）动作要领（图 4-13）。

（1）四马式跪姿，两膝、双手间距离与肩同宽，脊椎保持中立位。

（2）保持脚尖、膝盖、手掌反向接触地面，身体由前向后移动。

（3）吸气时身体下压拉伸，呼气时身体还原放松，进行 3 次深呼吸。

4）运动负荷：在安全的环境下，进行 2 组 ×3 次 / 组训练，每组间歇 15 s。

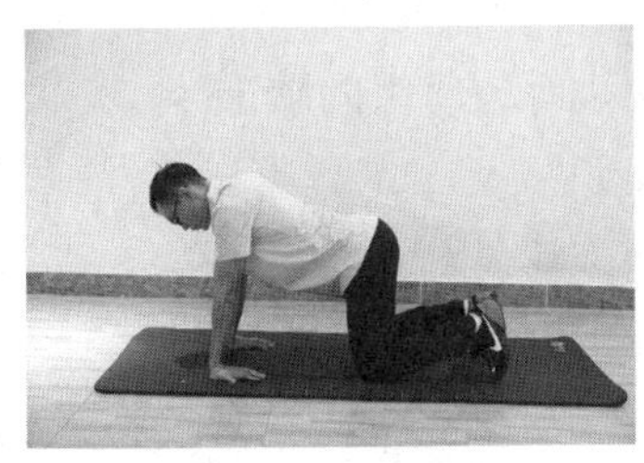

a

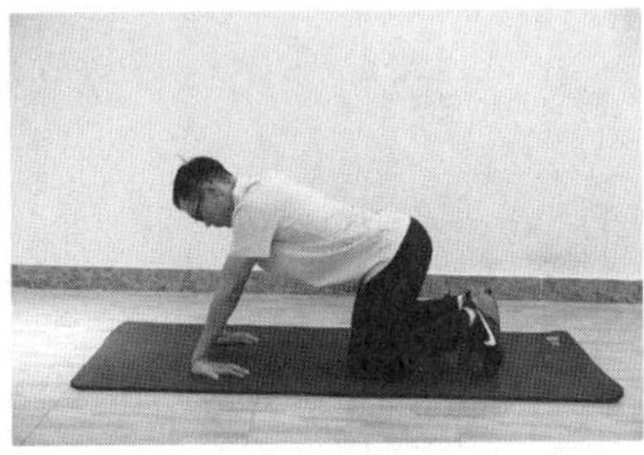

b

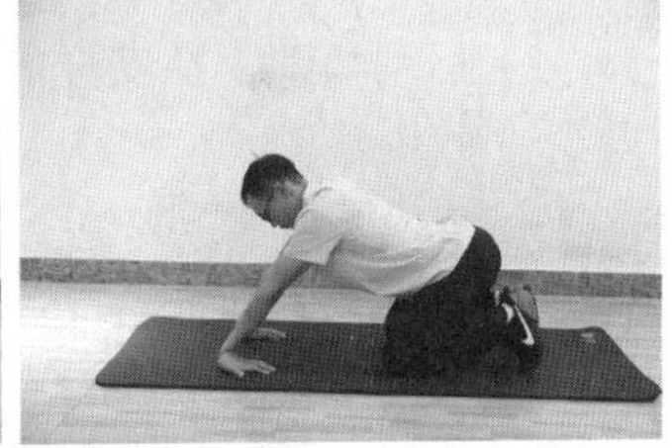

c

图 4-13　肘部后伸

（二）肘部伸肌拉伸

1）动作名称：肘部前屈。

2）动作作用：释放肘部伸肌肌群张力。

3）动作要领（图 4-14）。

（1）四马式跪姿，膝部、手部距离与肩同宽，脊椎保持中立位。

（2）保持脚尖、膝盖、反手掌接触地面，身体由前向后移动。

（3）吸气时身体下压拉伸，呼气时身体还原、放松，进行 3 次深呼吸。

4）运动负荷：在安全的环境下，进行 2 组 ×3 次 / 组训练，每组间歇 15 s。

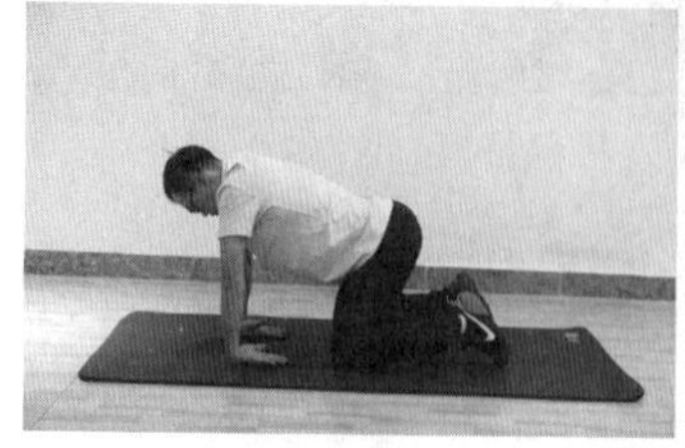
a

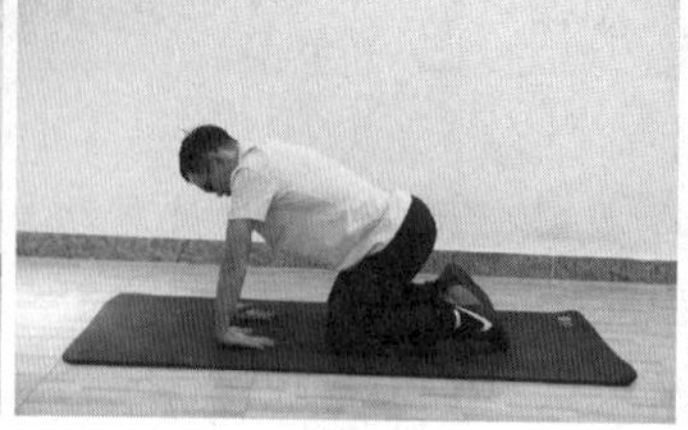
b

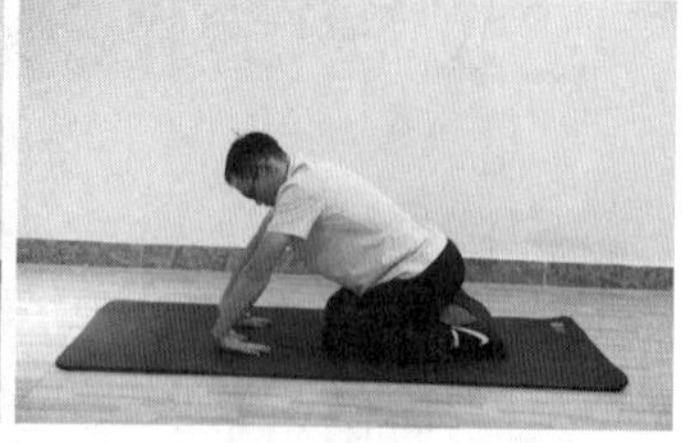
c

图 4-14　肘部前屈

（三）肘部旋转肌群拉伸

1）动作名称：肘部旋前旋后拉伸。

2）动作作用：释放肘部旋前旋后肌群张力。

3）动作要领（图 4-15）。

（1）两脚站立，与肩同宽，双手自然置于体侧，脊椎保持中立位。

（2）双手反腕，手指相扣，前臂与地面水平。

（3）吸气时手部前伸，呼气时手部还原、放松，进行 3 次深呼吸。

4）运动负荷：在安全的环境下，进行 2 组 ×3 次 / 组训练，每组间歇 15 s。

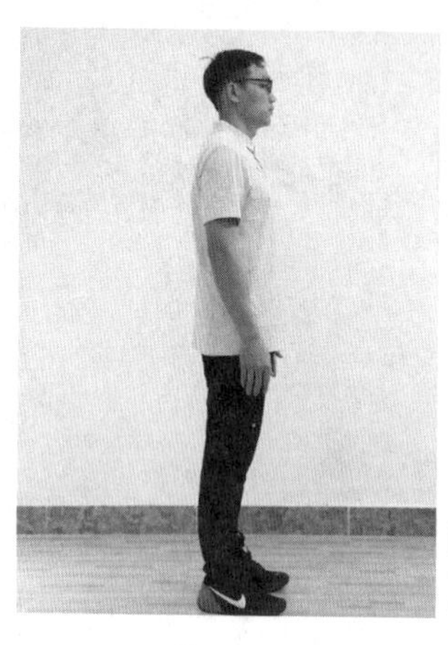
a

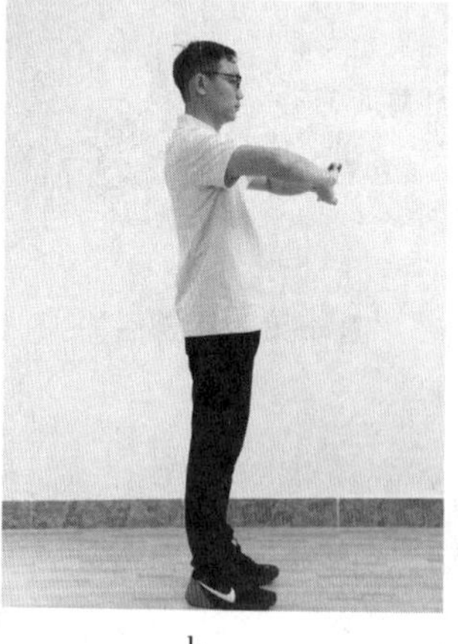
b

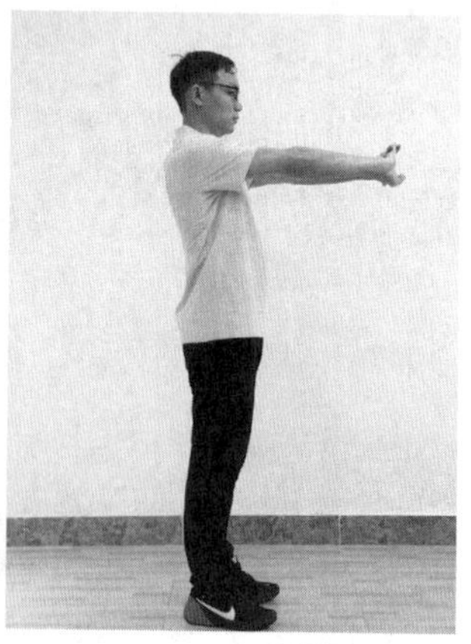
c

图 4-15　肘部旋前旋后拉伸

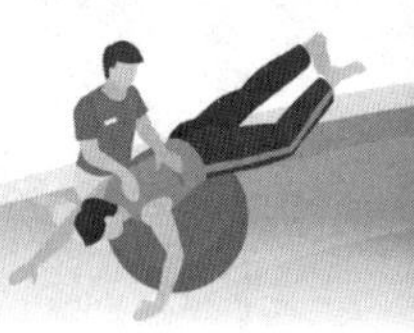

四、灵活性训练

（一）肘部屈伸灵活性

1）动作名称：肘部屈伸灵活性。

2）动作作用：释放肘部屈伸肌肉张力及松动关节。

3）动作要领（图 4–16）。

（1）双脚站立与肩同宽，脊椎保持中立位，双手自然下垂，手心向后。

（2）前臂旋后至手心向前，双手上抬，直到肘关节不能屈曲为止，然后接动作（3）。

（3）双手下放，直到肘关节伸直为止，前臂旋前至手心向后，然后接动作（2）。

4）运动负荷：在安全的环境下，进行 3 组 ×6 次 / 组训练，每组间歇 30 s。

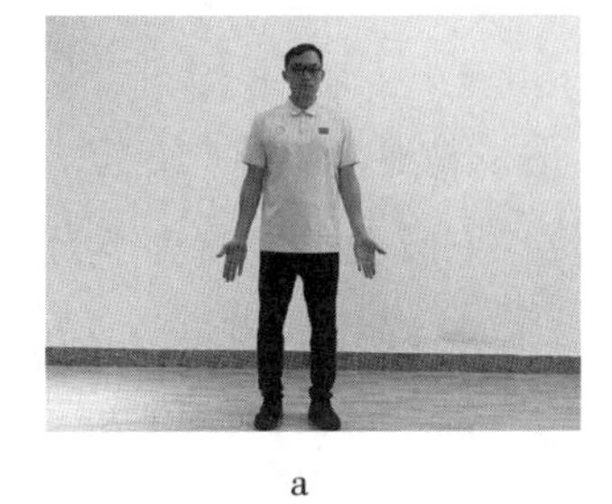

a

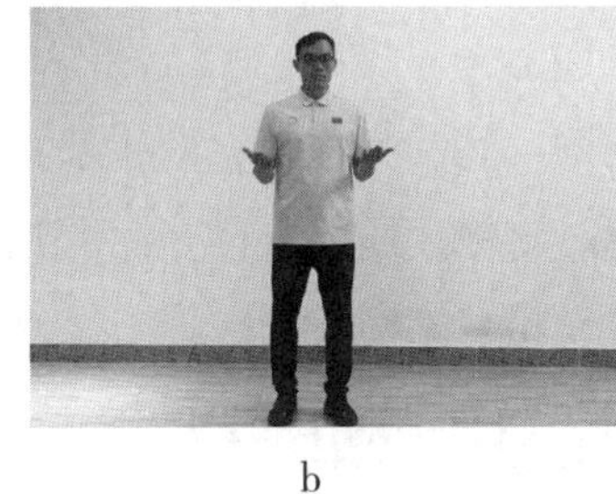

b

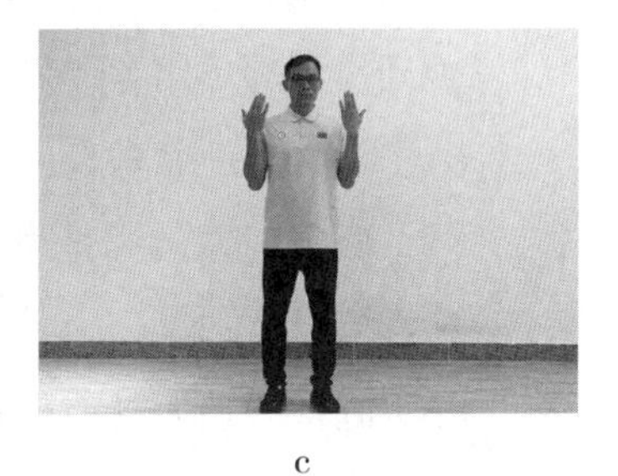

c

图 4–16　肘部屈伸灵活性

（二）肘部旋转灵活性

1）动作名称：肘部旋转。

2）动作作用：增强肘部旋转灵活性。

3）动作要领（图 4–17）。

（1）双脚站立，与肩同宽，脊椎中立位，双手伸展前屈 90°，手心向上。

（2）双手前旋，直至手心向下为止，然后接动作（3）。

（3）双手后旋，直至手心向上为止，然后接动作（2）。

4）运动负荷：在安全的环境下，3 组 ×6 次 / 组训练，每组间歇 30 s。

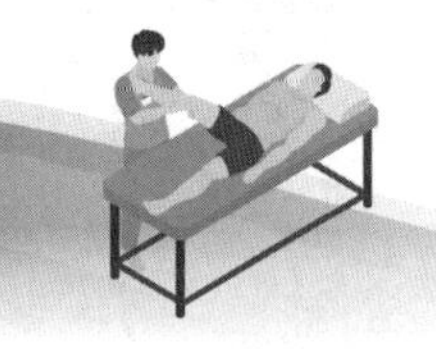
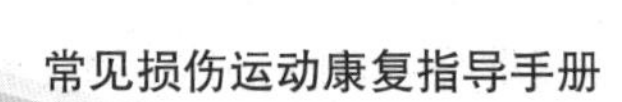

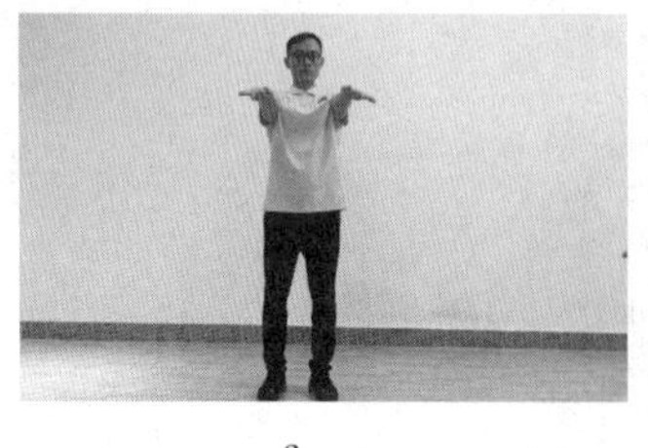
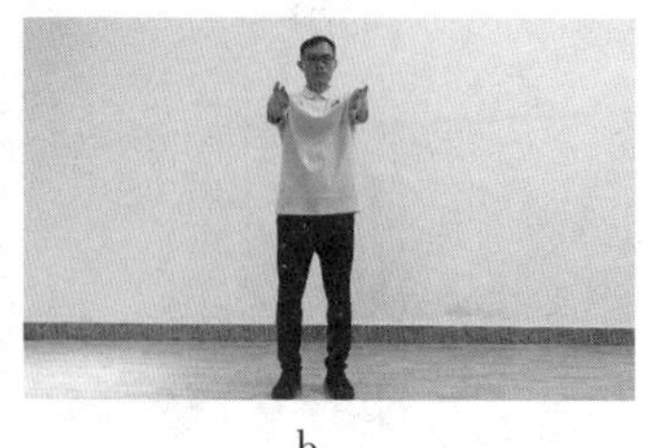
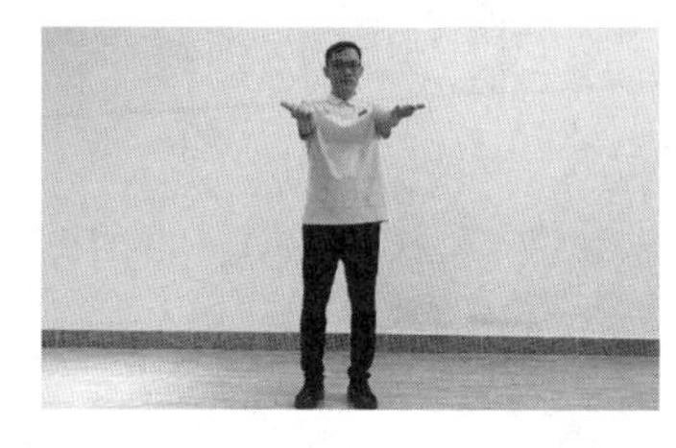

a　　b　　c

图 4-17　肘部旋转灵活性

五、肘部功能训练——适应阶段

（一）半跪撑起

1）动作名称：半跪撑起训练。

2）动作作用：激活肘部肌群。

3）动作要领（图 4-18）。

（1）双腿与地面垂直，与肩同宽，半跪位，双手垂直，手掌着地，脊椎中立位。

（2）吸气时双脚撑地发力，双腿撑起，直至膝关节伸位，下肢大小腿成直线为止，然后接动作（3）。

（3）呼气时还原开始位置，然后接动作（2）。

4）运动负荷：在安全的环境下，进行 3 组 ×6 次 / 组训练，每组间歇 30 s。

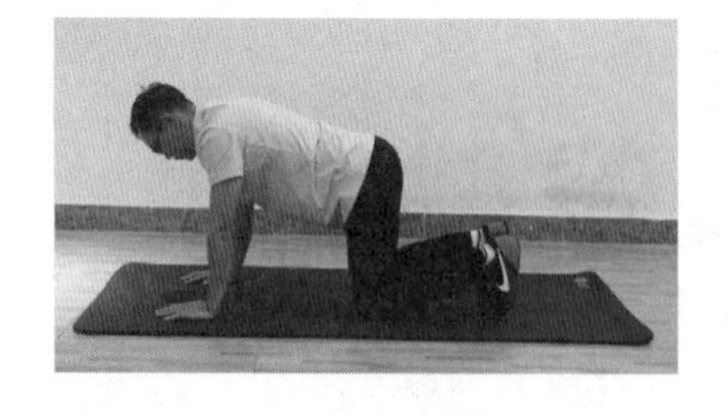
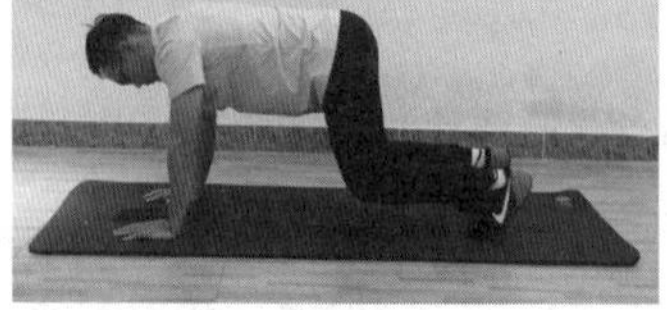
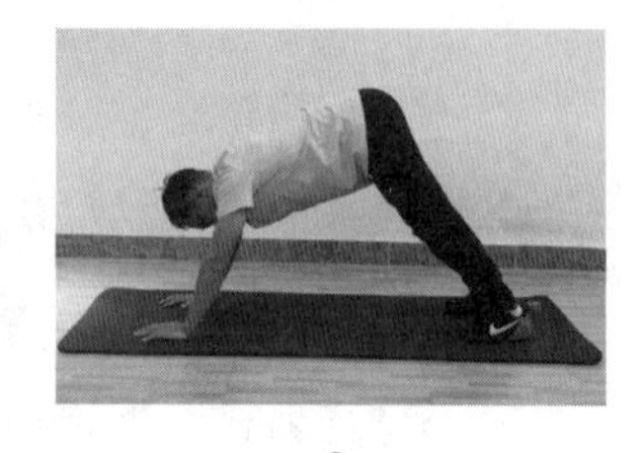

a　　b　　c

图 4-18　半跪撑起

（二）弹力带俯卧撑

1）动作名称：弹力带俯卧撑。

2）动作作用：激活肘部肌群。

3）动作要领（图 4-19）。

（1）双手分别抓弹力带套于上背部，两手撑地与肩同宽，压紧弹力带，两臂伸

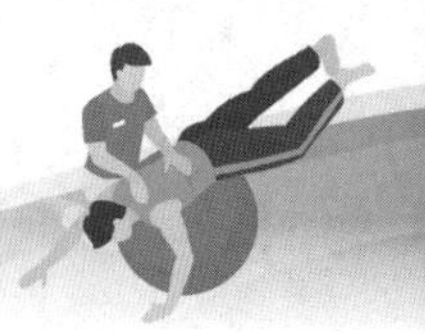

直，由手臂和足承担体重，身体直，腰不塌，臀不弓，收腹，脊椎中立位。

（2）吸气时核心收紧，两臂屈肘置于体侧，身体保持伸直下降，胸部接近地面，体重仍在手和足上，然后接动作（3）。

（3）呼气时两臂伸直推起，身体保持伸直上升，还原开始位置，然后接动作（2）。

4）运动负荷：在安全的环境下，进行 3 组 ×6 次 / 组训练，每组间歇 30 s。

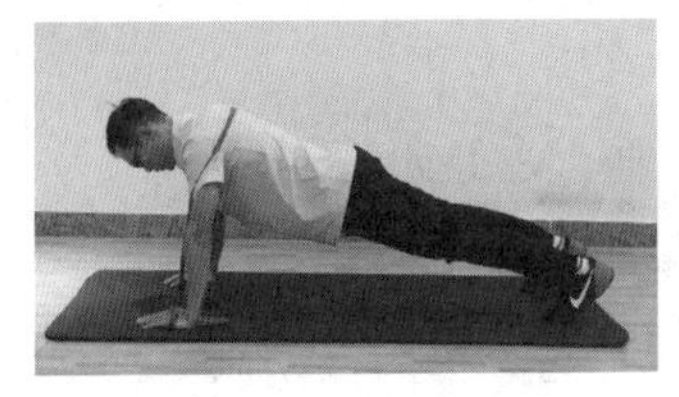

a

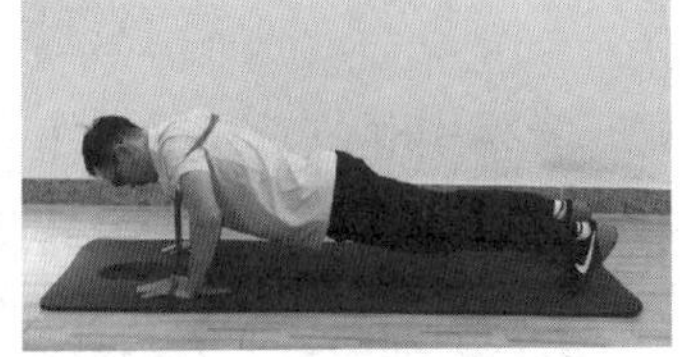

b

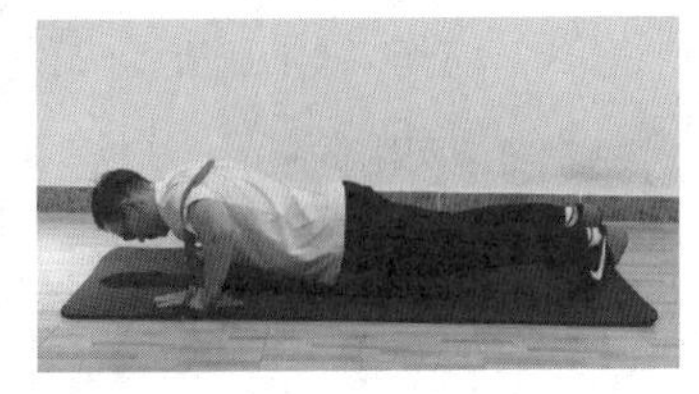

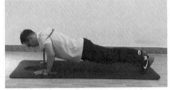

c

图 4-19　弹力带俯卧撑

（三）俯卧撑左右移动

1）动作名称：俯卧撑左右移动。

2）动作作用：激活肘部肌群。

3）动作要领（图 4-20）。

（1）两手撑地，与肩同宽，五指自然分开，虎口向前稍向内，两臂伸直，由手臂和足承担体重，身体直，腰不塌，臀不弓，收腹，脊椎中立位。

（2）双手、双脚先后向左移动一个身位，姿势保持原状，如动作（1），然后接动作（3）。

（3）双手、双脚先后向右移动一个身位，姿势保持原状，如动作（1），然后接动作（2）。

4）运动负荷：在安全的环境下，进行 3 组 ×6 次 / 组训练，每组间歇 30 s。

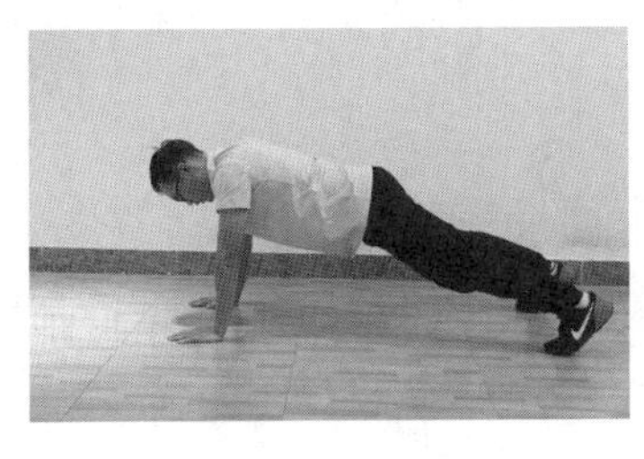

a

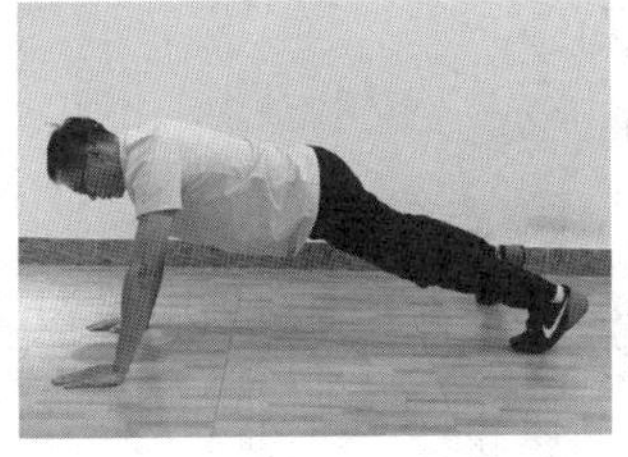

b

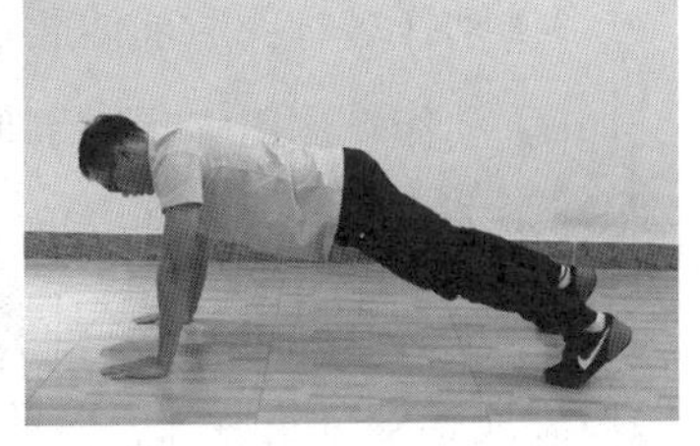

c

图 4-20　俯卧撑左右移动

六、肘部功能训练——强化阶段

（一）肘部屈肌强化

1）动作名称：肘部屈肌强化。

2）动作作用：强化肘部屈肌群。

3）动作要领（图 4-21）。

（1）双脚站立，与肩同宽，脊椎中立位，双手自然下垂，手心向前。

（2）双手握哑铃，前臂上抬，肘关节屈曲至最大屈曲位，然后接动作（3）。

（3）双手握哑铃，前臂下放至大腿前侧，肘关节伸至中立位，然后接动作（2）。

4）运动负荷：在安全的环境下，进行 3 组 ×6 次 / 组训练，每组间歇 30 s。

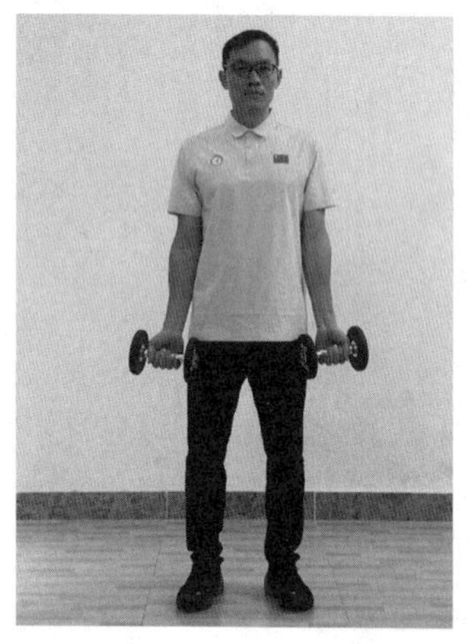
a

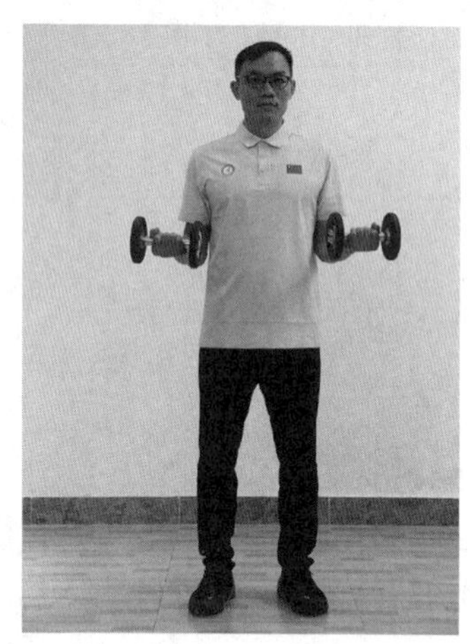
b

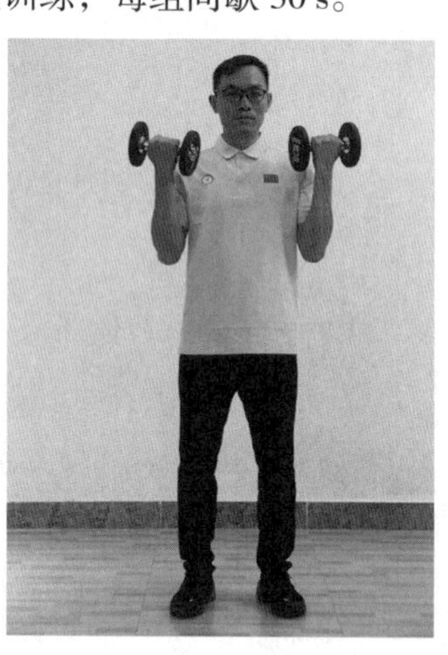
c

图 4-21　肘部屈肌强化

（二）肘部伸肌强化

1）动作名称：肘部伸肌强化。

2）动作作用：强化肘部伸肌群。

3）动作要领（图 4-22）。

（1）双脚站立，与肩同宽，脊椎中立位，一手自然下垂手心向内，另一手握哑铃肩外展外旋至头后部，肘关节屈曲位。

（2）手握哑铃，手臂伸直，举过头顶，然后接动作（3）。

（3）手握哑铃，手臂向头后部下放，肘关节位于最大屈曲位，然后接动作（2）。

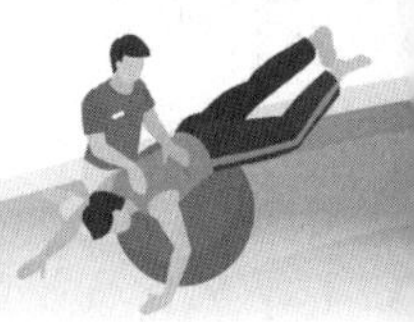

4）运动负荷：在安全的环境下，进行 3 组 ×6 次 / 组训练，每组间歇 30 s。

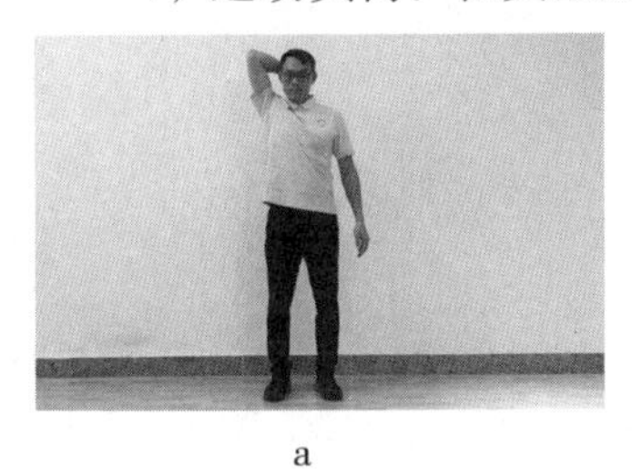
a

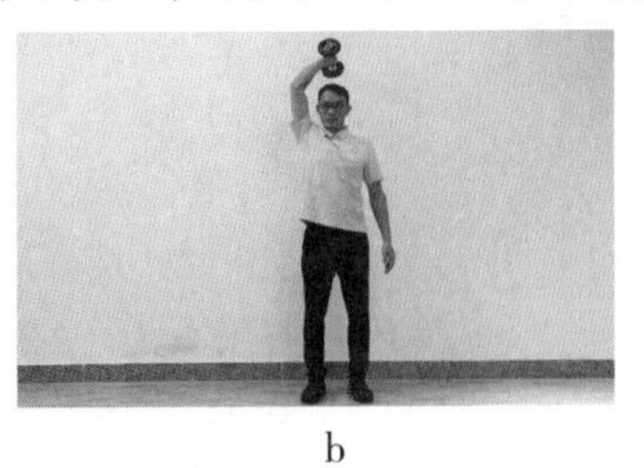
b

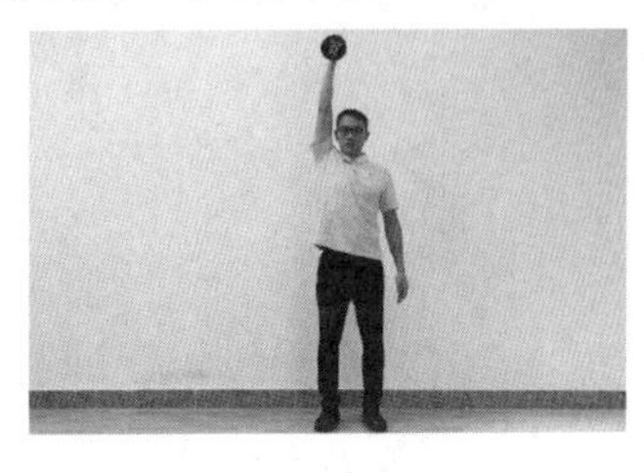
c

图 4-22　肘部伸肌强化

（三）肘部旋转肌群强化

1）动作名称：肘部旋转肌群强化。

2）动作作用：强化肘部旋转肌群。

3）动作要领（图 4-23）。

（1）双脚站立，与肩同宽，脊椎中立位，双手前臂前屈 90°，手心向上。

（2）双手握哑铃，前臂内旋，至手心向下，然后接动作（3）。

（3）双手握哑铃，前臂外旋，至手心向上，然后接动作（2）。

4）运动负荷：在安全的环境下，进行 3 组 ×6 次 / 组训练，每组间歇 30 s。

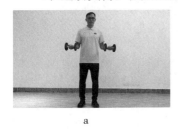
a

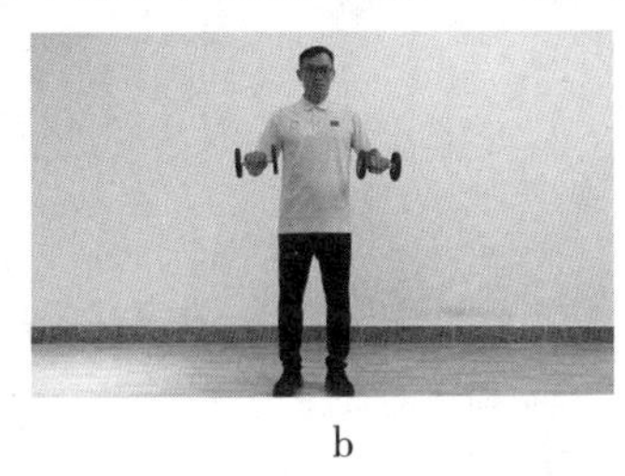
b

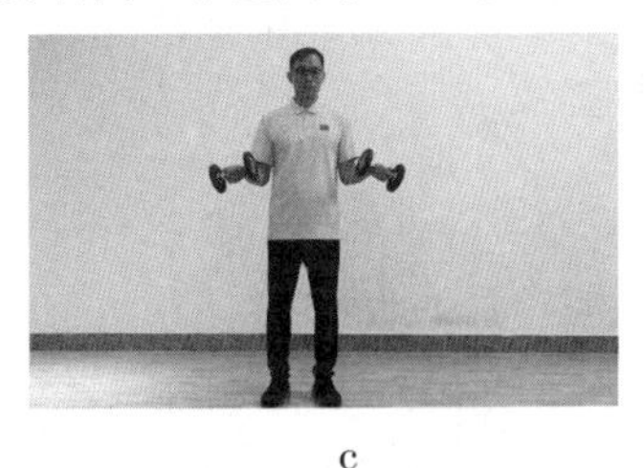
c

图 4-23　肘部旋转肌群强化

项目五
腕部损伤运动康复

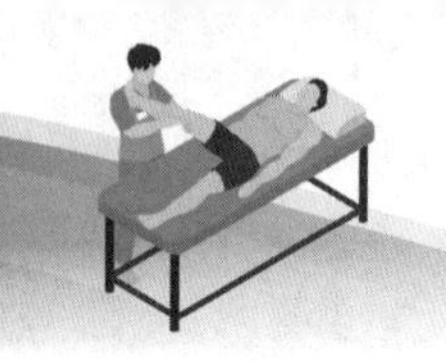

【学习目标】

1. 了解引起腕部损伤的常见疾病及原因。

2. 熟悉腕部解剖功能和功能评估。

3. 掌握常见腕部损伤的运动康复技术。

任务一　腕部常见损伤

【任务导入】

案例：一滑板爱好者，近日玩滑板时不慎摔倒，手掌撑地，后出现腕关节面偏尺侧疼痛、肿胀，腕关节背伸时活动受限，疼痛加重，无法拧毛巾、提重物，无手指麻木。

请思考：

（1）该患者应完善什么评估？

（2）对该患者应制订什么运动康复方案？

一、腕三角纤维软骨盘损伤

（一）发病原因及机制

腕三角纤维软骨盘位于尺骨小头远端与月骨、三角骨之间，其基底部附着于桡骨的尺骨切迹远端，尖端向内并附着在尺骨茎突根部的小凹上。因此，腕软骨盘成为连接两骨下端的重要结构，是构成桡腕关节的一部分，并使之与桡尺远侧关节分开。软骨盘形似三角形，边缘较厚，中央较薄。

腕软骨盘损伤有急性损伤和慢性劳损两种。急性损伤是腕背伸位下前臂过度旋转，使尺、桡骨远端趋向分离，软骨盘被拉紧，如旋转力过大或发生超常范围的旋转时，软骨盘的附着处撕裂或本身撕裂，桡尺远侧关节发生不同程度的韧带损伤、分离或脱位。慢性劳损常见于腕关节反复过度背屈动作，如长期使用鼠标人群或举重运动员等，腕部肌肉长时间紧张及反复旋转前臂和腕部，使软骨盘受到长期碾磨或牵扯，导致变性以致破裂。

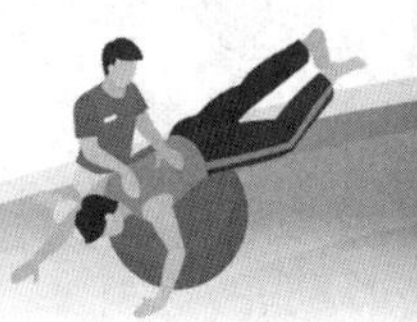

（二）症状和体征

1. 症状

常见症状为腕尺侧疼痛，腕关节无力、活动受限。前臂旋转运动时引起疼痛。患肢不能持重物，不能做拧、扭等动作。

2. 体征

触诊时腕背尺侧部疼痛，腕部握力下降，尺骨小头远端背侧可能肿胀。腕关节运动受限，常有前臂旋转痛、腕关节背伸痛和尺偏痛。有的患者尺骨小头隆起，远侧桡尺关节松弛或关节半脱位，主动旋转腕关节时有弹响。

（三）腕三角纤维软骨盘损伤治疗原则

1. 急性期

予以冷敷、适当包扎固定、制动。一般将前臂固定于中立位并限制腕与前臂的旋转活动，待疼痛减轻后逐渐进行运动康复。

2. 恢复期

先进行腕关节活动度练习，牵伸腕部及前臂周围肌肉，并加强各方向肌力的等长收缩。活动度恢复后应加强腕关节各方向的向心收缩肌力。加强腕关节的离心收缩控制力及协调功能性。

二、腕管综合征

（一）发病原因及机制

腕管是指腕掌横韧带与腕骨所构成的骨纤维管。通过腕管的结构有正中神经、拇长屈肌腱和第 2～5 指的指浅、深层肌腱。正中神经居于浅层，处于肌腱与腕横韧带间。当腕管内压力增大或容积减小时，引起正中神经卡压，从而导致一系列症状，称为腕管综合征。

所有使腕管内压力增大或容积减小的因素都会压迫正中神经，包括外伤造成腕

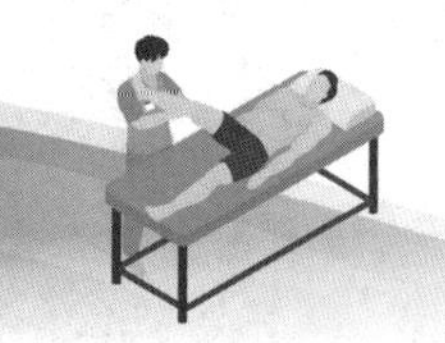
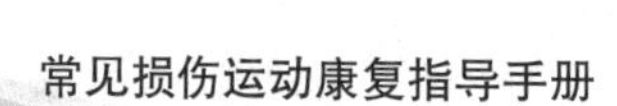

关节肿胀、关节囊滑膜增厚、肌腱退行性改变，以及腕关节过度重复的屈伸、抓握活动导致的肌腱受刺激发炎、肿胀等，从而引发神经支配区域的病变。

（二）症状和体征

1. 症状

常见症状为正中神经在腕管内受压导致正中神经支配区域出现疼痛、运动及感觉障碍等症状。表现为桡侧三个半手指（拇指、示指、中指、1/2 环指）感觉异样、麻木、刺痛，晨起、夜间、劳累时症状加重。

2. 体征

大鱼际肌无力，三个半手指位置皮肤感觉减退，严重者可能出现猿掌。（图 5–1）

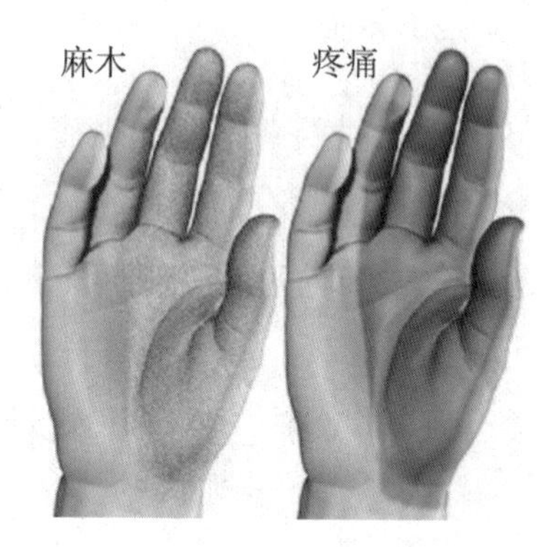

图 5–1　腕管综合征临床表现

（三）腕管综合征治疗原则

1）急性期：休息、制动，将腕关节固定在中立位，减少腕管压力，保护神经。

2）恢复期：

（1）牵伸拇长屈肌及各手指指浅、指深屈肌，尽量减少腕管内压力。

（2）肌力训练：加强腕关节周围肌肉的肌力训练，提高腕关节稳定性。

（3）调整诱发症状的不良姿势和活动，加强肩、肘关节的活动，调整颈椎位置，加强颈椎稳定性。

三、腱鞘炎

腱鞘炎多见于手部活动较多者，特别是手指反复做伸、屈、捏、握操作的人员易患此病，一般女性多于男性。腕、手部的腱鞘炎主要分为桡骨茎突狭窄性腱鞘炎和屈肌腱腱鞘炎。

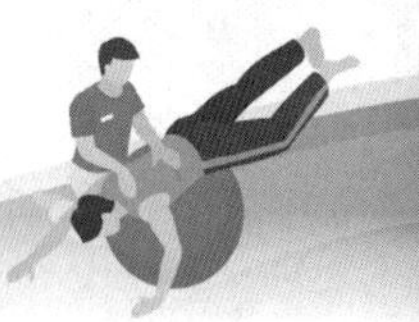

（一）桡骨茎突狭窄性腱鞘炎

1. 发病原因与机制

桡骨茎突狭窄性腱鞘炎也被称为“妈妈手”。在桡骨茎突处的拇长展肌和拇短伸肌通过一个骨韧带管进入手部。该管由桡骨茎突处的浅凹形骨沟和覆盖其上的腕背韧带组成，非常坚厚，附于凹形骨沟的两侧缘，形成一个单独的纤维骨性鞘管。桡骨茎突处的拇长展肌和拇短伸肌总腱鞘是发生腱鞘炎最多见的部位。

拇指和腕部的频繁活动，拇短伸肌和拇长展肌腱在桡骨茎突腱鞘内长期相互反复摩擦，导致该处肌腱和腱鞘局部出现渗出、水肿和纤维化，鞘管壁变厚，肌腱局部增粗，造成肌腱在腱鞘内的滑动受阻，进一步加重炎症反应，进而引起疼痛。

2. 症状和体征

（1）症状。常见症状为桡骨茎突部隆起、疼痛，并向手和前臂放射，拇指或手腕活动过多后疼痛加剧，手握力减弱，不能提重物，特别是倾倒动作（如倒茶）。

（2）体征。检查可见桡骨茎突部有小的隆起，犹如豌豆大小的结节，压痛明显，手屈指肌力减弱。

（二）屈指肌腱鞘炎

1. 发病原因与机制

手指屈肌腱腱鞘炎又称“弹响指”或“扳机指”。手指关节屈侧肌腱在凹侧急剧转折处需要一个滑车装置即骨纤维管，以防止肌腱向屈侧弹出或向两侧滑移。此类损伤多见于第 1 掌骨头的拇长屈肌腱的腱鞘和第 2、3、4 掌骨头的指屈腱的腱鞘。

屈指肌腱与掌指关节处的屈指肌腱纤维鞘管反复摩擦，产生慢性无菌性炎症反应，局部出现渗出、水肿和纤维化，鞘管壁变厚，肌腱局部变粗，阻碍了肌腱在该处的滑动而引起症状。

2. 症状和体征

（1）症状。屈指肌腱腱鞘炎的症状在清晨醒来时特别明显，患指表现为屈、伸功能障碍，疼痛有时向腕部放射。

（2）体征。检查时掌指关节屈曲处有压痛，并可触到增厚的腱鞘、状如豌豆大小的结节。当弯曲患指时该结节随屈肌腱上下活动，出现弹响，活动不利，如同扣动扳机，力量和耐力下降。

（三）治疗原则

1. 急性期

掌指关节、掌腕关节制动休息，以减轻炎症反应；拇长展肌、拇短伸肌及指伸、浅屈肌进行小幅度牵伸放松。

2. 恢复期

加强拇长展肌、拇短伸肌及指伸、浅屈肌的手法按摩及牵伸放松。加强腕指关节周围肌肉的训练，提高肌肉力量、关节稳定性和协调性。

四、腕部常见损伤的预防措施

（1）日常可以通过腕关节操保持腕关节基本功能，平时需增强腕关节周围力量，提高肌肉的反应性。

（2）运动前做好腕部准备活动，通过热身活动开腕手部各个关节。

（3）避免手腕部过度提重物，避免长时间屈、伸腕关节。

（4）运动后采用肌肉牵伸、按摩、热敷等方式，促进局部组织的恢复。

（5）对于腕部损伤，及早发现，及早治疗。

任务二　腕部功能解剖及功能障碍评估

一、腕部功能解剖

（一）腕部解剖

腕部解剖功能结构复杂，腕关节由两个复合关节构成，分别是由桡骨远端关节面、尺骨远端三角纤维软骨盘与近侧列腕骨（手舟骨、月骨、三角骨）组成的桡腕

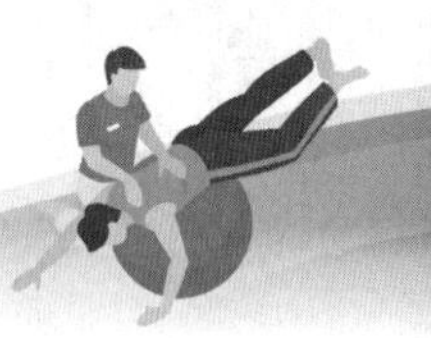

关节和腕骨间关节。腕关节的关节囊松弛但强壮，由尺侧和桡侧韧带、背侧与掌侧桡腕韧带、尺腕韧带和腕骨间韧带加强关节稳定度（图 5-2）。

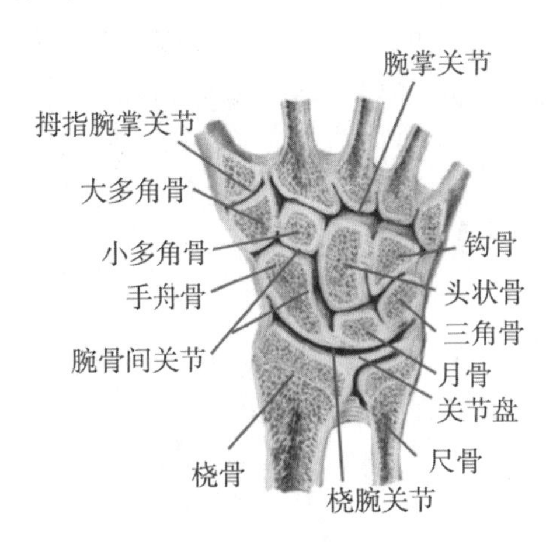

图 5-2　腕部解剖

（二）腕部活动

腕关节有屈曲（掌侧屈曲）、伸直（背屈）、桡偏（外展）和尺偏（内收）4 种活动（图 5-3）。参与腕关节活动的肌肉见表 5-1。

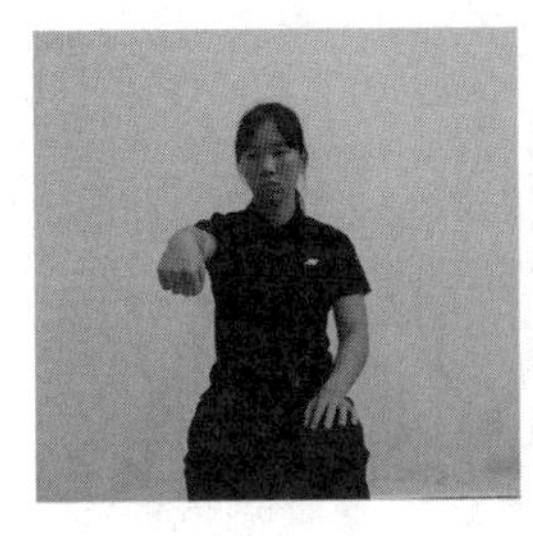

a

b

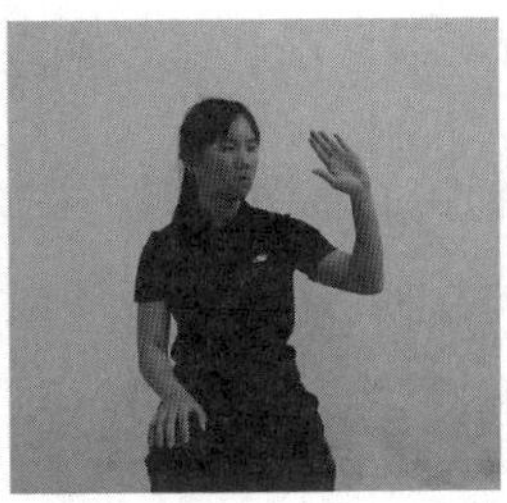

c

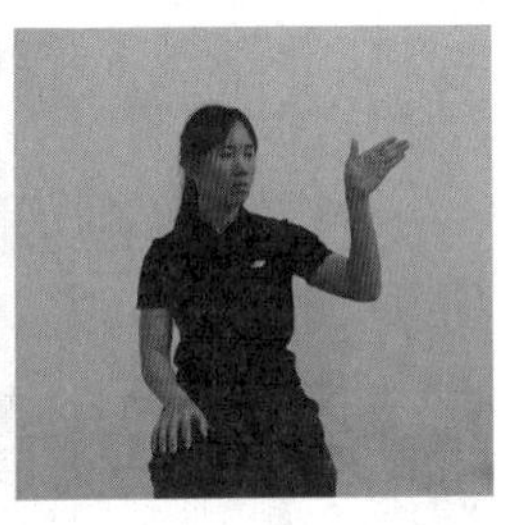

c

图 5-3　腕部活动

表 5-1　腕部活动参与肌肉

伸腕	桡侧腕长伸肌、桡侧腕短伸肌、尺侧腕伸肌
屈腕	桡侧腕屈肌、掌长肌、尺侧腕屈肌
桡偏	桡侧腕长伸肌、桡侧腕短伸肌、拇长伸肌、拇短伸肌、桡侧腕屈肌
尺偏	尺侧腕伸肌、尺侧腕屈肌、指浅屈肌、指深屈肌、指伸肌

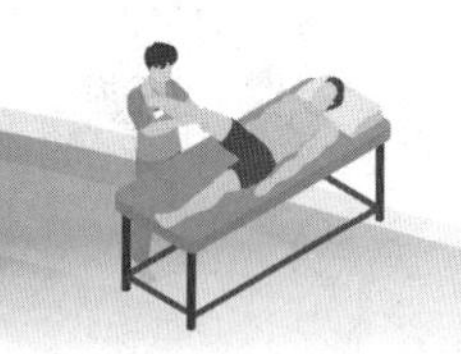

（三）手部关节

手部关节则由掌指关节及指间关节构成，可完成抓握、对掌等动作。

手腕部还有指屈肌腱、指伸肌腱、拇外展肌腱等诸多肌腱以及与这些肌腱相关的腱鞘和支持带；此外，正中神经、桡神经、尺神经穿过手腕，分别控制手部不同区域的皮肤感觉与肌肉活动。

二、功能障碍评估

（一）关节活动度的评估

关节活动度检查：患者主动活动腕关节、掌指关节及指间关节，医者观察是否出现动作受限、疼痛。动作受限时，应检查被动活动度。

腕关节有屈曲 80°～90°、伸直 70°～90°、桡偏 20° 和尺偏 30° 4 种活动。

（二）特殊检查

1. 腕关节背伸及旋转活动障碍（腕三角纤维软骨盘损伤）

挤压试验：将患者腕关节极度掌屈并旋前和尺侧偏，然后旋转挤压，不断地向上顶撞尺骨小头，在尺骨小头远端有疼痛或出现响声，为软骨盘挤压试验阳性，提示腕三角纤维软骨盘损伤（图 5-4）。

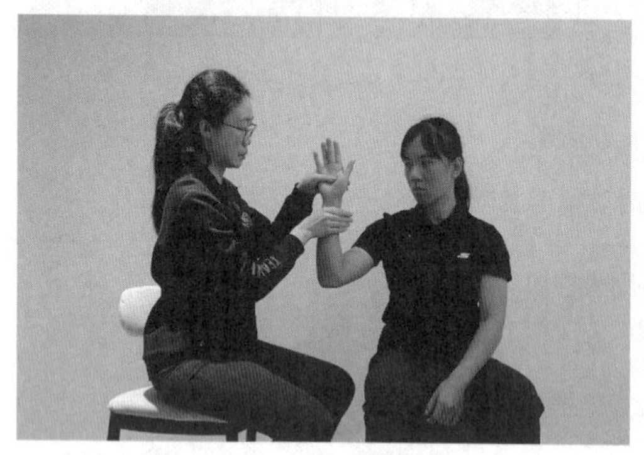
a

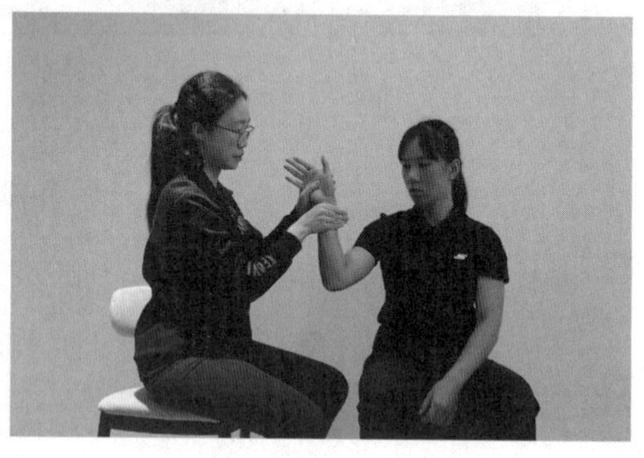
b

图 5-4 挤压试验

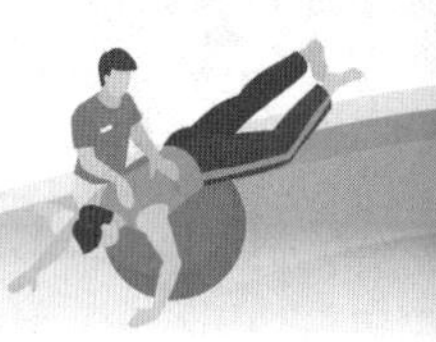

2. 掌屈麻木、疼痛及功能障碍（腕管综合征）

（1）屈腕试验（Phalen 征）。患者屈肘、前臂上举、双腕同时屈曲 90°，持续 1 min 后引起手掌区神经支配区三个半手指麻木即为阳性（图 5-5）。

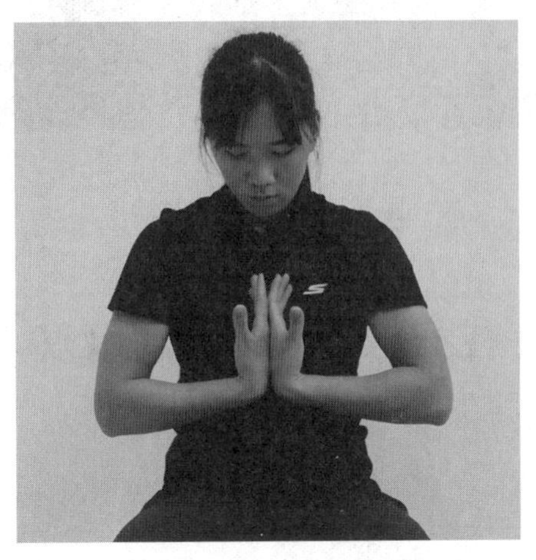

图 5-5　屈腕试验

（2）腕部叩击试验（Tinel 征）。用手指叩打患者腕部屈面或腕横韧带时，患者桡侧的某个手指出现麻木即为阳性（图 5-6）。

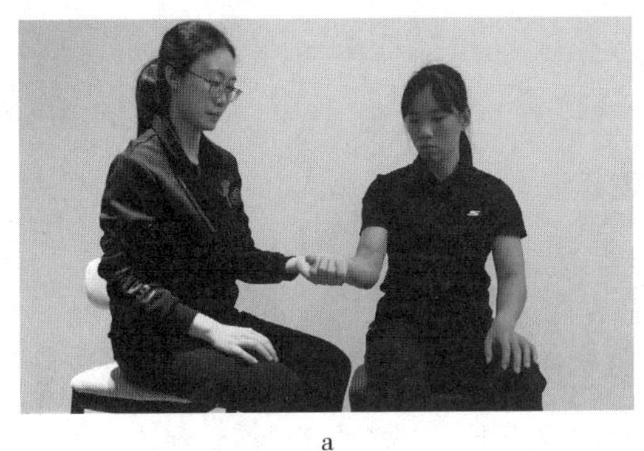

a

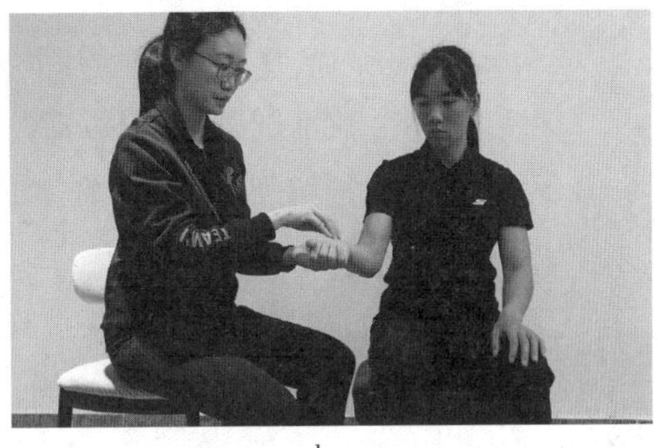

b

图 5-6　腕部叩击试验

3. 腱鞘炎检查

握拳尺偏试验：

握拳尺偏试验又称“芬氏征（Finkelstein 征）”（图 5-7）：把拇指紧握在其他四指内，并向腕的内侧做屈腕活动，阳性则桡骨茎突处出现剧烈疼痛。

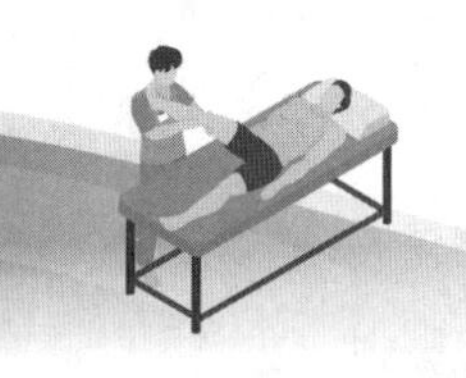
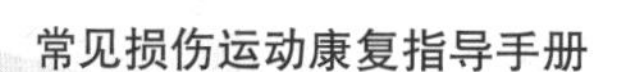

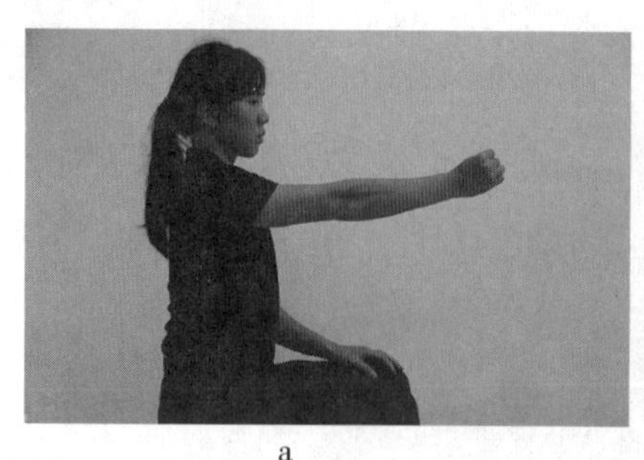
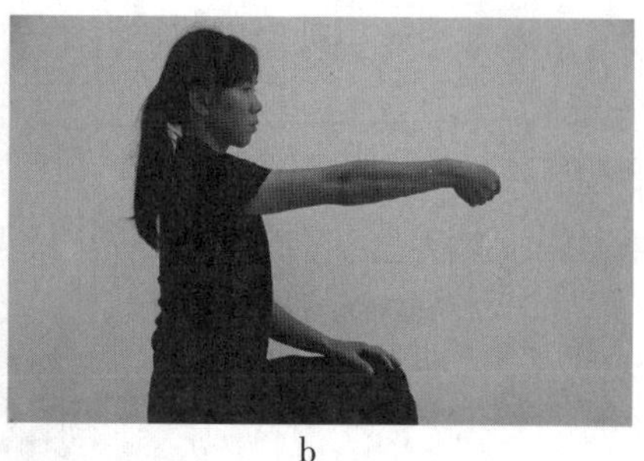

a　　b

图 5-7　握拳尺偏试验

任务三　腕部运动康复

一、筋膜手法

筋膜手法包括前臂屈肌群（图 5-8）、前臂伸肌群（图 5-9）、旋前圆肌、腕管。

（一）旋前圆肌

1）手法名称：旋前圆肌的手法松解。

2）手法作用：缓解旋前圆肌及前臂筋膜紧张，释放张力。

3）手法要领（图 5-8）。

（1）患者体位：仰卧位，治疗侧前臂放在床边，掌心朝上。

（2）操作程序：治疗师站在治疗侧，一手握住患侧手，另一只手半握放在手臂中上桡侧（旋前圆肌止点附近），沿着桡侧筋膜组织下压，移动穿过前臂到达尺侧。

（3）配合动作：患者配合缓慢做旋前、旋后活动。

4）手法要求：在安全的环境下，观察患者反应，力度适中，一般操作 2～3 次。

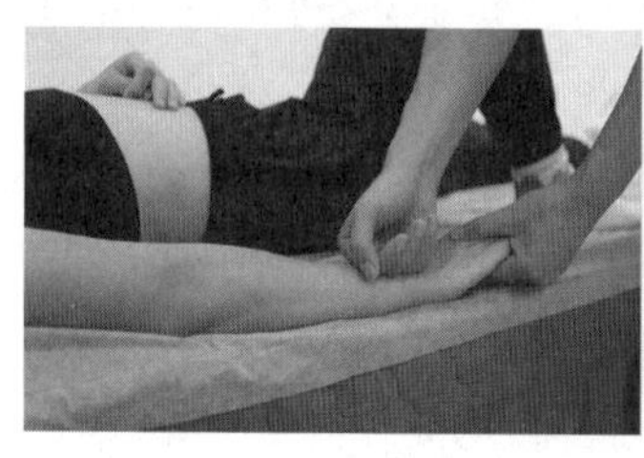
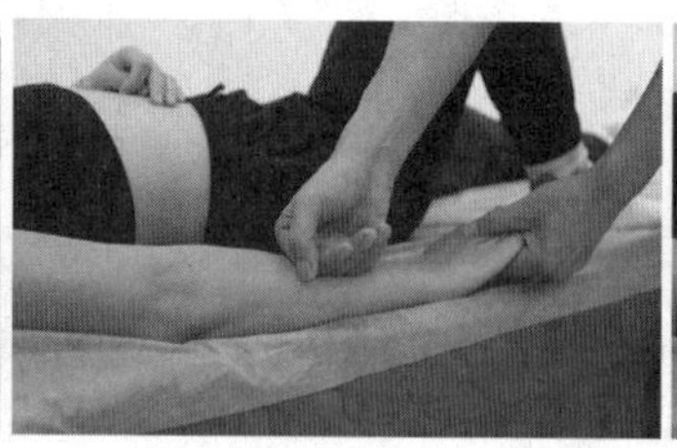
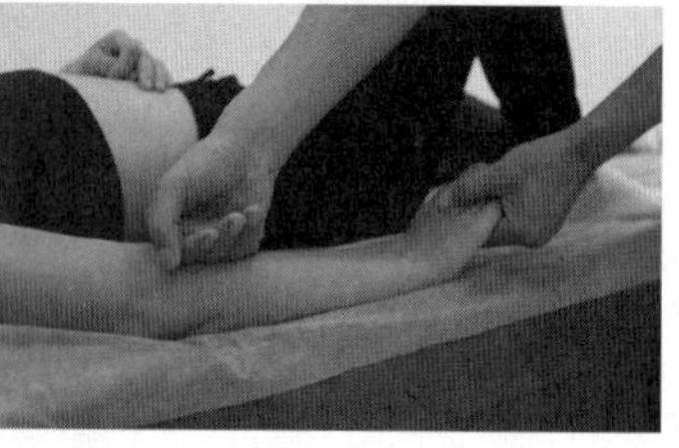

a　　b　　c

图 5-8　旋前圆肌的手法松解

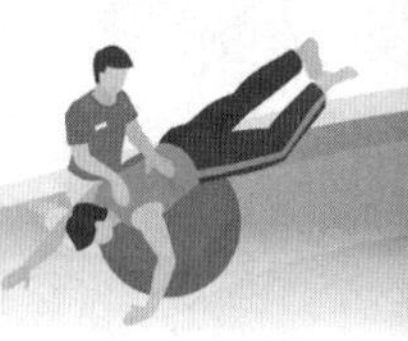

（二）腕管

1）手法名称：腕管的手法松解。

2）手法作用：缓解腕管紧张，释放张力。

3）手法要领（图 5-9）。

（1）患者体位：坐位，伸出治疗侧手腕。

（2）操作程序：治疗师用双手的大鱼际和手指靠近握住患者的手腕，用拇指根部向外下推压腕管的同时，其余四指向上推压，尽力打开腕管的前部，为肌腱和神经通过提供更大的活动空间。

4）手法要求：在安全的环境下，观察患者反应，力度适中，一般操作 2～3 次。

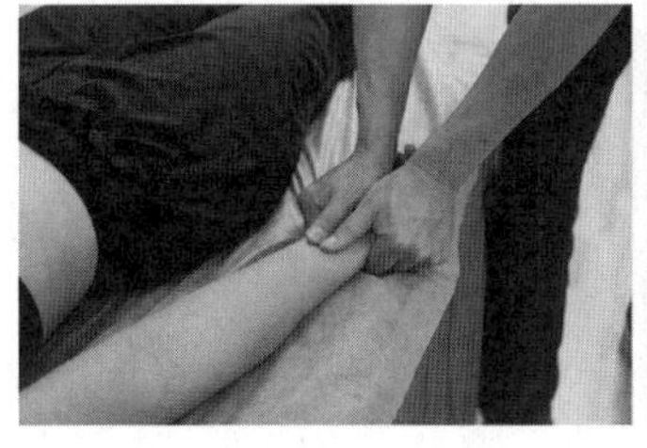

a

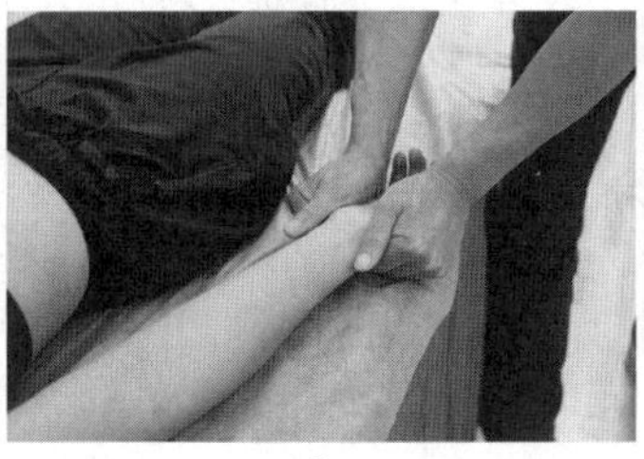

b

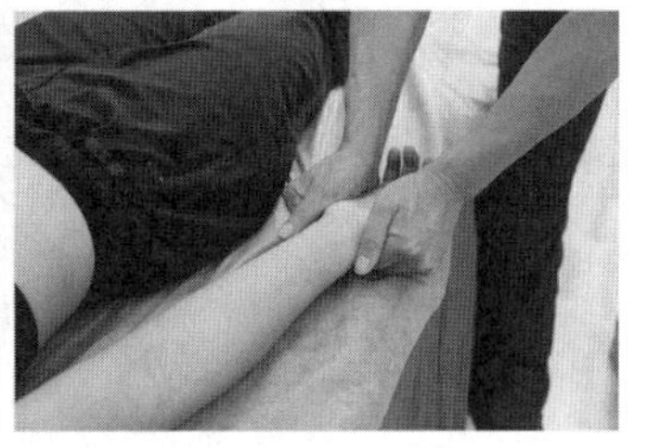

c

图 5-9　腕管的手法松解

二、腕关节松动术

（一）正中神经松动术

1）动作名称：正中神经松动术。

2）动作作用：松动正中神经，改善腕管综合征。

3）动作要领（图 5-10）。

在维持腕关节正中姿势时，要做以下姿势：a．手指屈曲；b．手指伸直；c．腕关节及手指伸直，大拇指在正中姿势；d．腕关节、手指伸直；e．腕关节和手指伸直，同时前臂旋后；f．腕关节和手指伸直，前臂旋后，再将大拇指牵拉至伸直。

从动作 a 开始，依次进行 b—f 动作，如果其中某个动作诱发正中神经症状（针刺感），停留在该动作，在症状不加重的前提下维持该动作 5～30 s，并在此动作和前一个动作间交替。当患者在该动作不诱发疼痛时，可进行下一个牵拉动作并重复，松动 3～4 次 / 天。

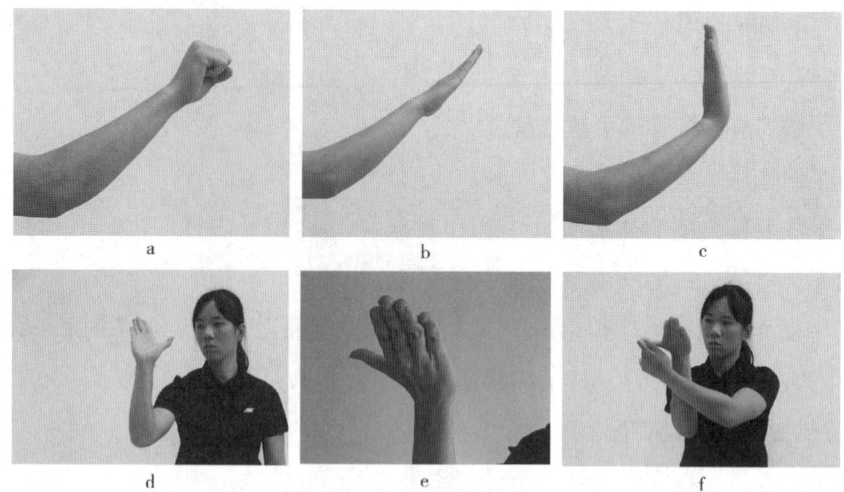
图 5-10　正中神经松动术

（二）腕关节外侧滑动改善腕关节屈曲 / 伸直受限

1）动作名称：腕关节外侧滑动。

2）动作作用：改善腕关节屈 / 伸活动障碍及疼痛。

3）动作要领（图 5-11）。

（1）患者坐位，治疗师一手虎口从外侧握住患者桡骨或尺骨远端，另一只手虎口从对侧握住患者腕骨以进行外侧滑动（图 5-11a）。

（2）治疗师一手虎口固定患者桡骨，另一手倾斜向外侧、向远端滑动患者腕骨，患者同时屈腕（图 5-11b），重复 8～10 次。

（3）治疗师一手虎口固定患者桡骨，另一手倾斜向外侧、向远端滑动患者腕骨，患者同时伸腕（图 5-11c），重复 8～10 次。

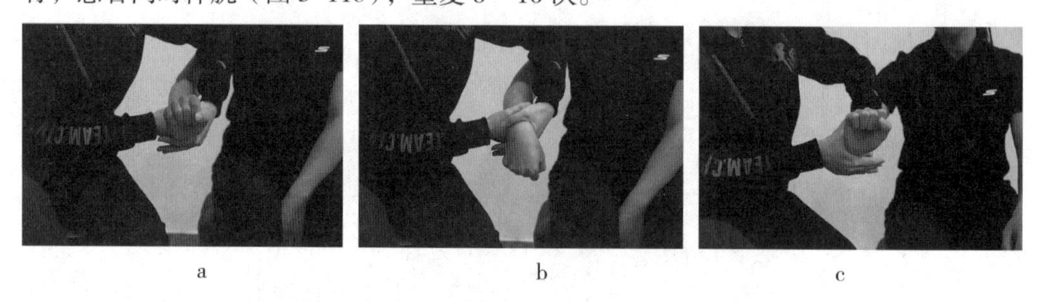
图 5-11　腕关节外侧滑动

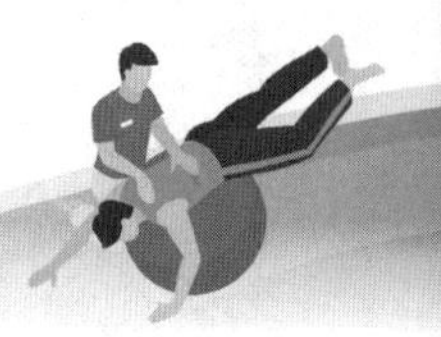

三、肌肉牵伸

（一）腕部尺桡侧拉伸

1）动作名称：腕部尺桡侧拉伸。

2）动作作用：释放腕部尺桡侧肌群张力。

3）动作要领（图 5-12）。

（1）双脚站立与肩同宽，双手自然置于体侧，脊椎保持中立位。

（2）双手手指自然张开，左、右手指指腹对应接触，手腕用力向内挤压。

（3）吸气时手腕向内挤压，呼气时放松，进行 3 次呼吸。

4）运动负荷：在安全的环境下，进行 2 组 ×3 次 / 组训练，每组间歇 15 s。

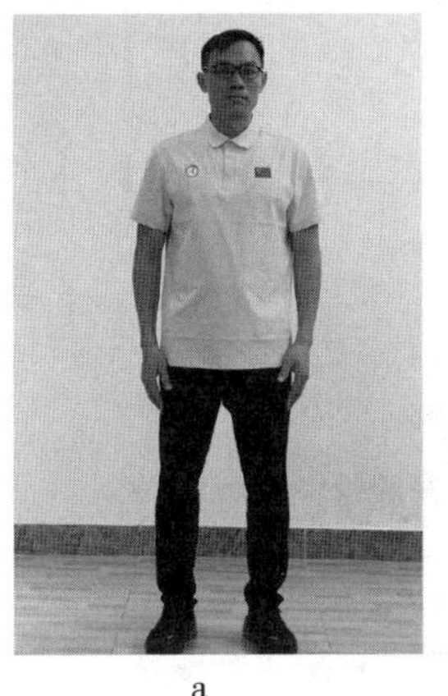

a

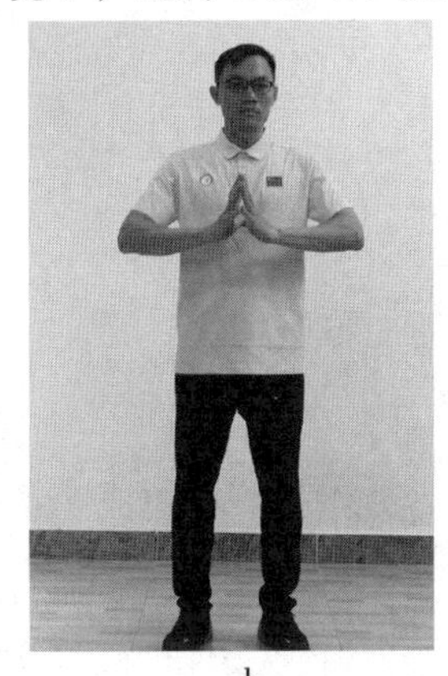

b

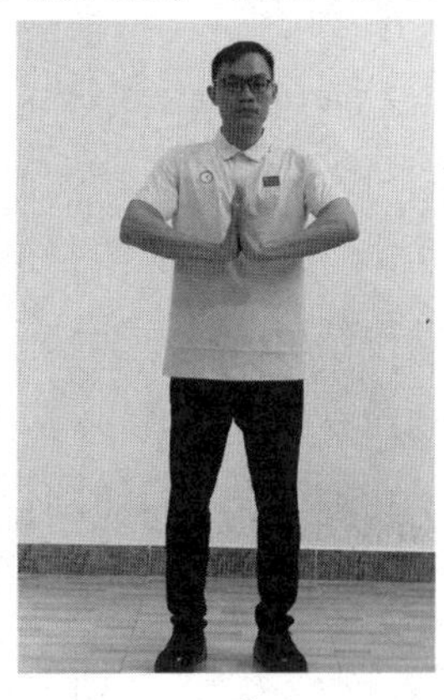

c

图 5-12　腕部尺桡侧拉伸

（二）腕部屈肌拉伸

1）动作名称：腕部屈肌拉伸。

2）动作作用：释放腕部屈肌肌群张力。

3）动作要领（图 5-13）。

（1）双脚站立，与肩同宽，双手自然置于体侧，脊椎保持中立位。

（2）一手伸直前屈 90°，手腕后伸，手心向前；另一手抓住手掌后向下向身体方向发力至腕关节最大拉伸位，进行 3 次深呼吸，然后接动作（3）。

（3）双手交换，按照动作（2）的要求重复，进行 3 次深呼吸，然后接动作（2）。

4）运动负荷：在安全的环境下，进行 2 组 ×3 次 / 组训练，每组间歇 15 s。

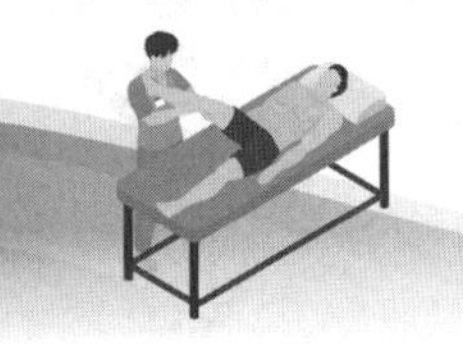

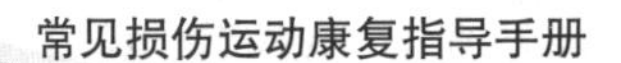

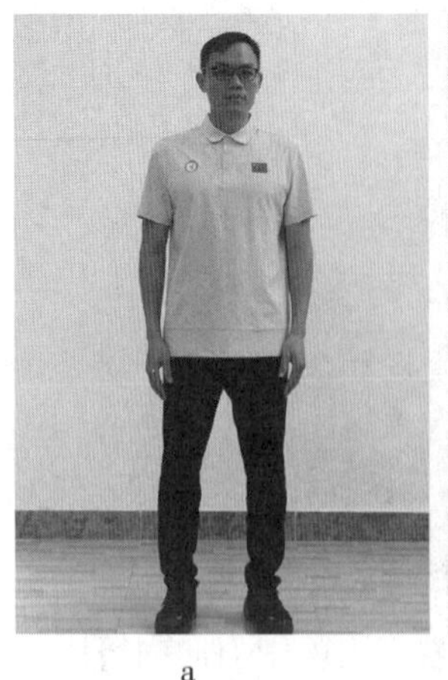 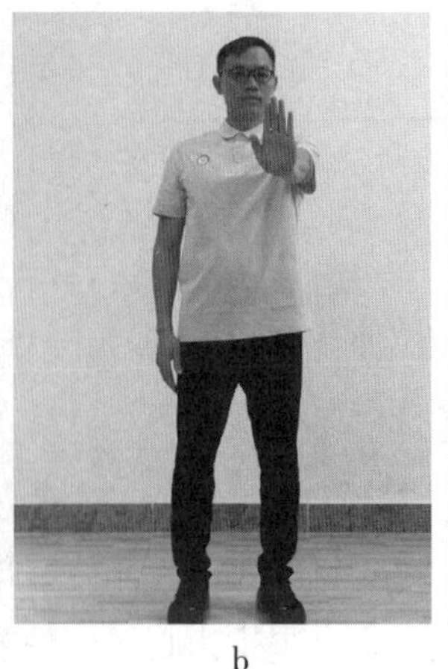 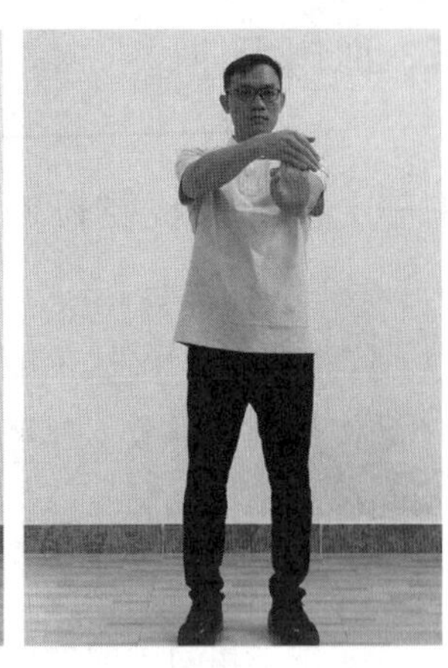

a b c

图 5-13 腕部屈肌拉伸

（三）腕部伸肌拉伸

1）动作名称：腕部伸肌拉伸。

2）动作作用：释放腕部伸肌肌群张力。

3）动作要领（图 5-14）。

（1）双脚站立，与肩同宽，双手自然置于体侧，脊椎保持中立位。

（2）一手伸直前屈 90°，手心向上，握拳屈腕；另一手抓住拳头后向上向身体方向发力至腕关节最大屈曲位，进行 3 次深呼吸，然后接动作（3）。

（3）双手交换，按照动作（2）的要求重复，进行 3 次深呼吸，然后接动作（2）。

4）运动负荷：在安全的环境下，进行 2 组 ×3 次 / 组训练，每组间歇 15 s。

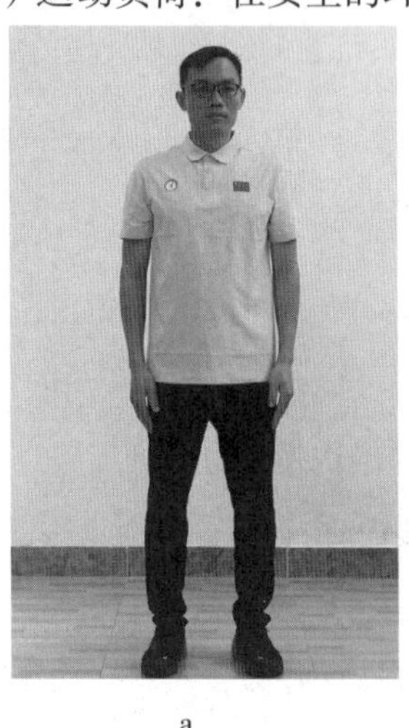 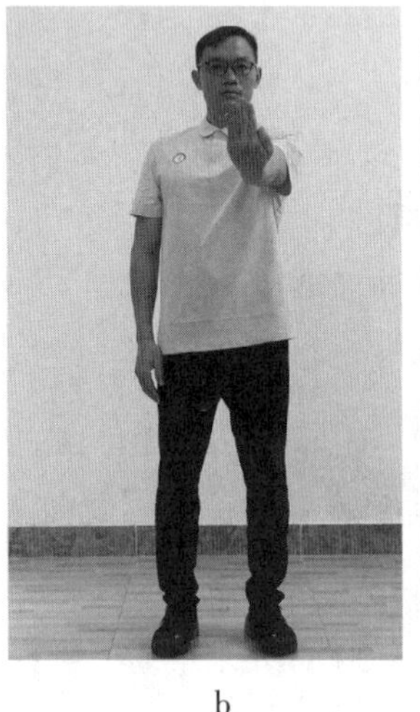 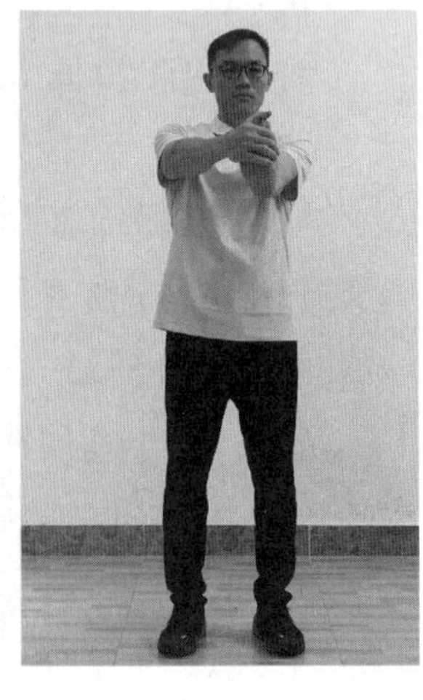

a b c

图 5-14 腕部伸肌拉伸

四、灵活性训练

（一）腕部尺桡侧灵活性

1）动作名称：腕部尺桡侧灵活性。

2）动作作用：释放腕部尺桡侧张力。

3）动作要领（图 5-15）。

（1）双脚站立，与肩同宽，脊椎中立位，双手伸直前屈 90°，手心向下。

（2）双手腕关节向尺侧偏至最大，然后接动作（3）。

（3）双手腕关节向桡侧偏至最大，然后接动作（2）。

4）运动负荷：在安全的环境下，进行 3 组 ×6 次 / 组训练，每组间歇 30 s。

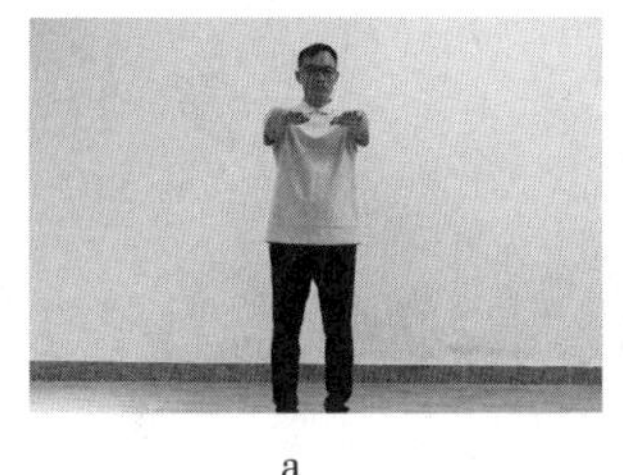
a

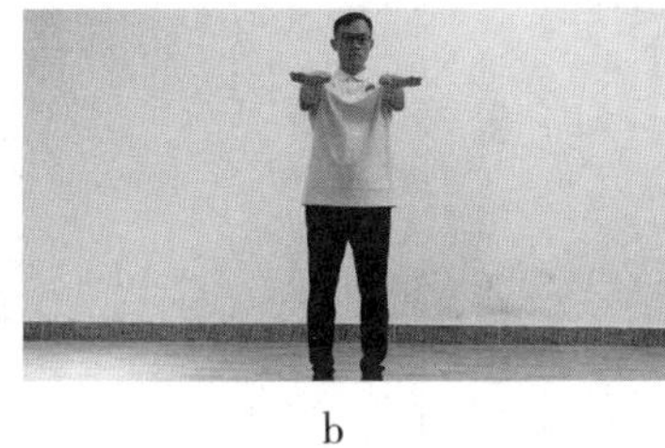
b

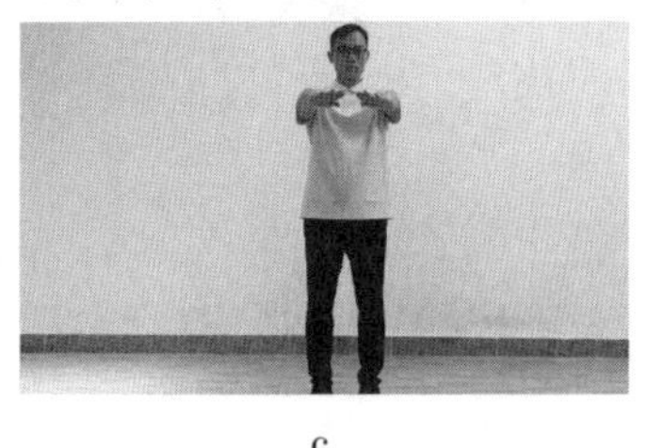
c

图 5-15　腕部尺桡侧灵活性

（二）腕部屈伸灵活性

1）动作名称：腕部屈伸灵活性。

2）动作作用：增强腕部旋转灵活性。

3）动作要领（图 5-16）。

（1）双脚站立，与肩同宽，脊椎中立位，双手伸直前屈 90°，手心向下。

（2）双手腕关节向下屈曲至最大，然后接动作（3）。

（3）双手腕关节向上伸至最大，然后接动作（2）。

4）运动负荷：在安全的环境下，3 组 ×6 次 / 组训练，每组间歇 30 s。

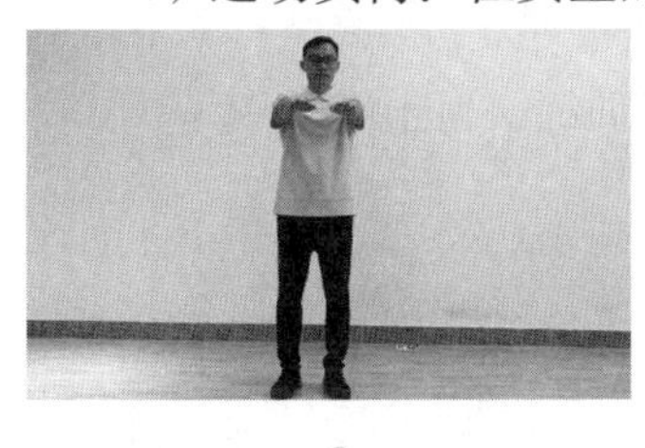
a

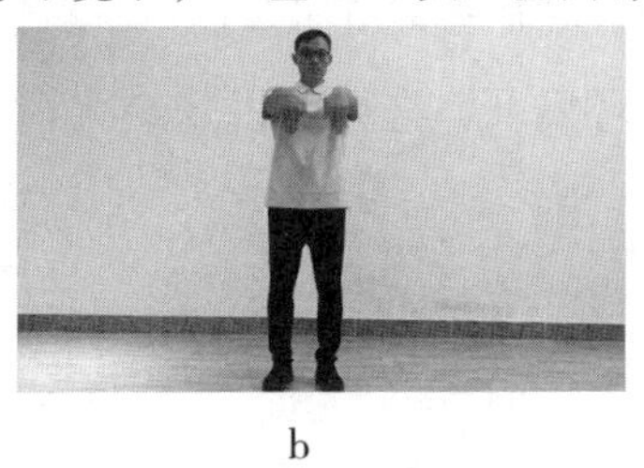
b

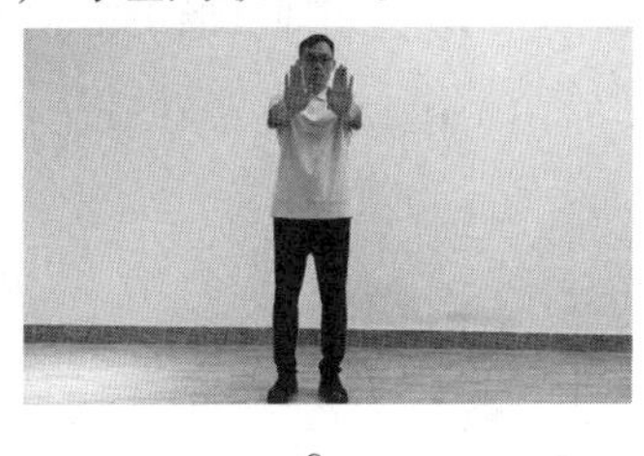
c

图 5-16　腕部屈伸灵活性

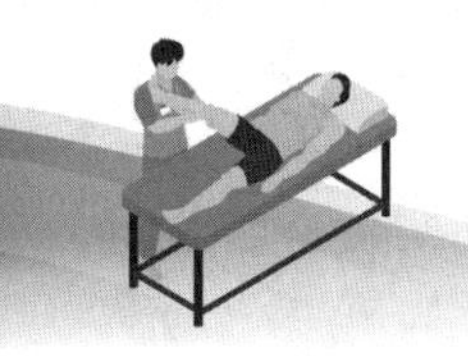

五、腕部功能训练——适应阶段

（一）腕部静态支撑强化

1）动作名称：腕部静态支撑强化训练。

2）动作作用：激活腕部肌群。

3）动作要领（图 5-17）。

两手撑球，与肩同宽，五指自然分开，虎口向前稍向内，两臂伸直，由手臂和足承担体重，肩关节、髋关节、膝关节、踝关节在一条直线上。

4）运动负荷：在安全的环境下，进行 3 组 ×6 次 / 组训练，每组间歇 30 s。

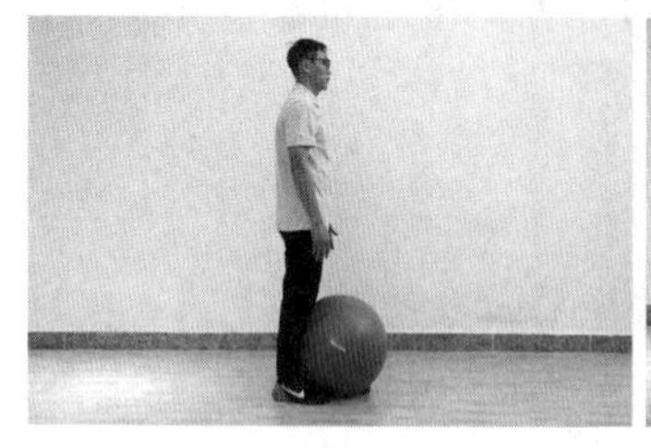

a

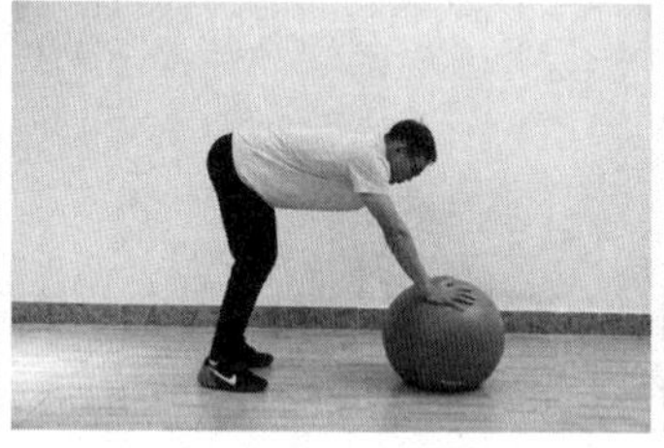

b

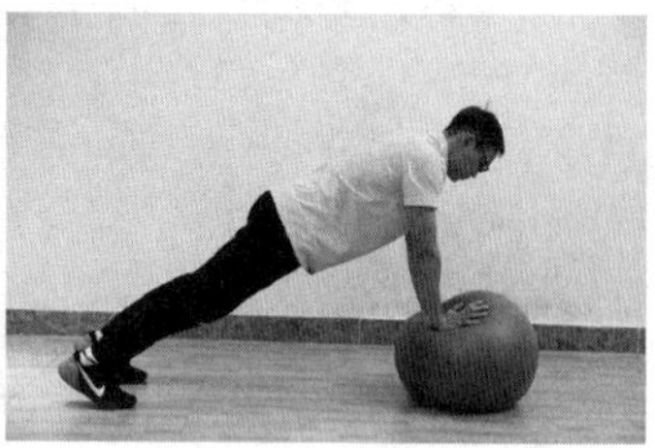

c

图 5-17　腕部静态支撑强化

（二）正手腕移动支撑

1）动作名称：正手腕移动支撑。

2）动作作用：激活腕部肌群。

3）动作要领（图 5-18）。

（1）双腿与地面垂直，与肩同宽，半跪位，双手垂直，手掌心向下着地，掌尖向前，脊椎中立位。

（2）身体向前向下倾压，腕关节伸至最大位，然后接动作（3）。

（3）身体回归初始体位，然后接动作（2）。

4）运动负荷：在安全的环境下，进行 3 组 ×6 次 / 组训练，每组间歇 30 s。

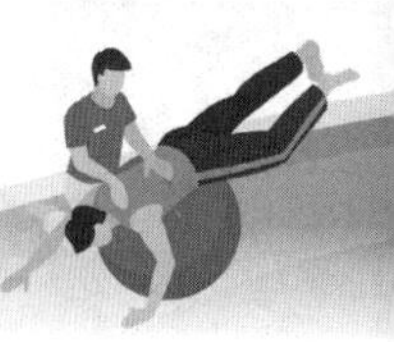

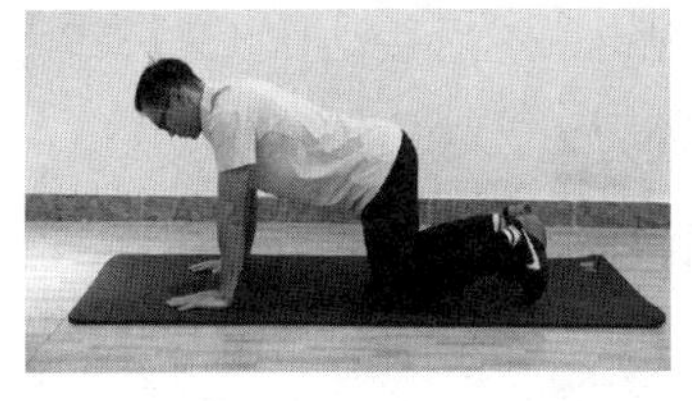

a

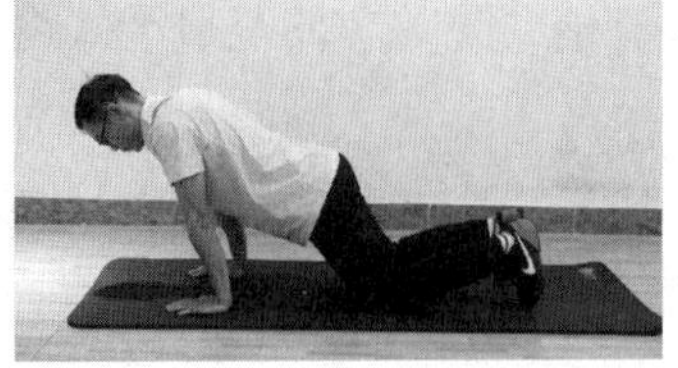

b

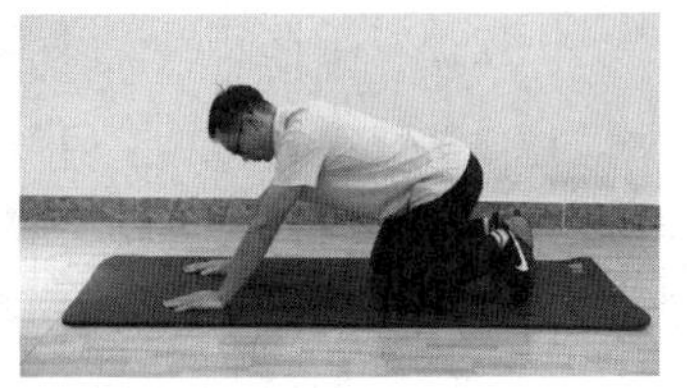

c

图 5-18　正手腕移动支撑

（三）反手腕移动支撑

1）动作名称：反手腕移动支撑。

2）动作作用：激活腕部肌群。

3）动作要领（图 5-19）。

（1）双腿与地面垂直与肩同宽，半跪位，双手垂直，手掌心向下着地，掌尖向后，脊椎中立位。

（2）身体向前向下倾压，至腕关节最大活动位，然后接动作（3）。

（3）身体向后向下倾压，至腕关节最大活动位，然后接动作（2）。

4）运动负荷：在安全的环境下，进行 3 组 ×6 次 / 组训练，每组间歇 30 s。

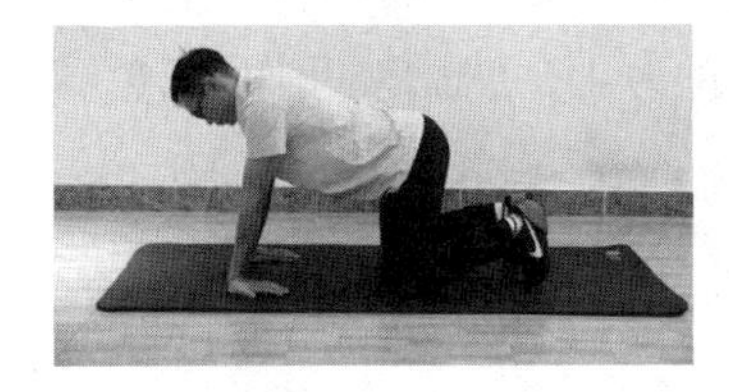

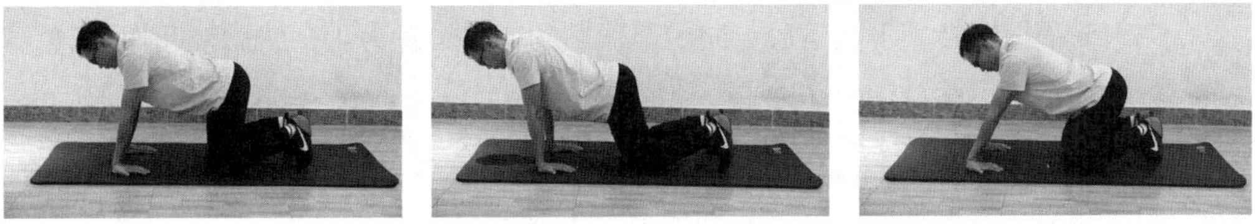

a

b

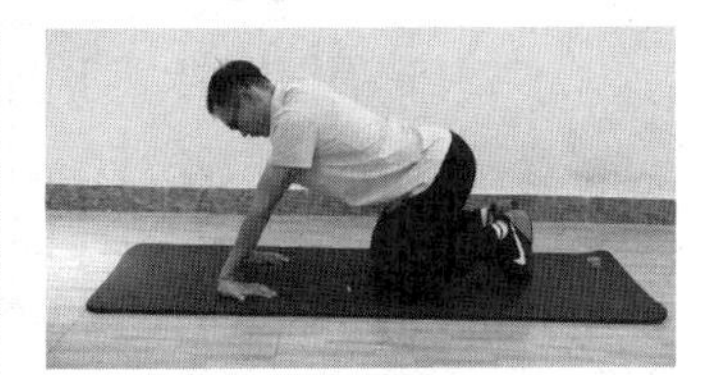

c

图 5-19　反手腕移动支撑

六、腕部功能训练——强化阶段

（一）腕部伸肌强化

1）动作名称：腕部伸肌强化。

2）动作作用：强化腕部伸肌群。

3）动作要领（图 5-20）。

（1）双脚站立，与肩同宽，脊椎中立位，双手自然下垂于大腿前面，手心向内。

（2）双手握哑铃，手腕上抬，腕关节伸至最大体位为止，然后接动作（3）。

（3）双手握哑铃，手腕下放，腕关节回归到初始位置为止，然后接动作（2）。

4）运动负荷：在安全的环境下，进行 3 组 ×6 次 / 组训练，每组间歇 30 s。

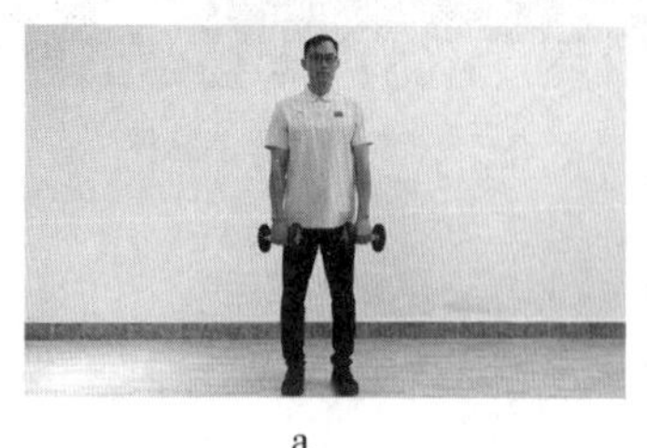
a

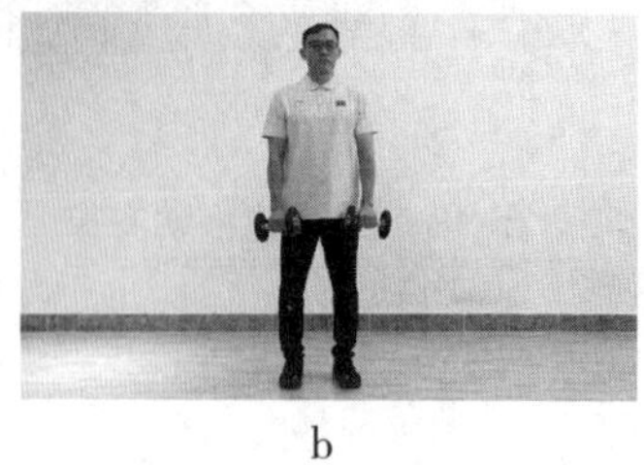
b

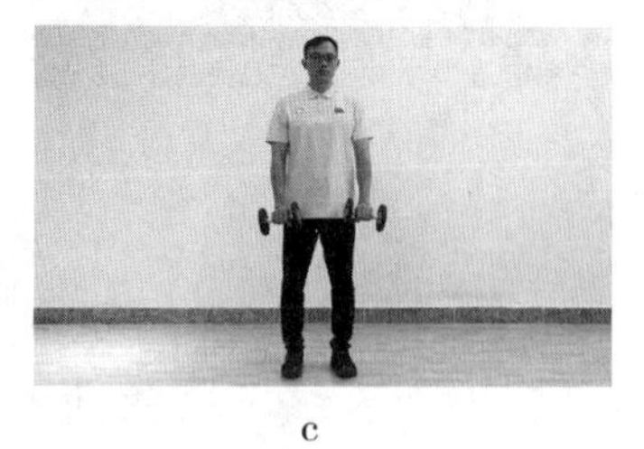
c

图 5-20　腕部伸肌强化

（二）腕部屈肌强化

1）动作名称：腕部屈肌强化。

2）动作作用：强化腕部屈肌群。

3）动作要领（图 5-21）。

（1）双脚站立，与肩同宽，脊椎中立位，双手自然下垂于大腿前面，手心向前。

（2）双手握哑铃，手腕上抬，腕关节屈曲至最大体位为止，然后接动作（3）。

（3）双手握哑铃，手腕下放，腕关节回归到初始位置为止，然后接动作（2）。

4）运动负荷：在安全的环境下，进行 3 组 ×6 次 / 组训练，每组间歇 30 s。

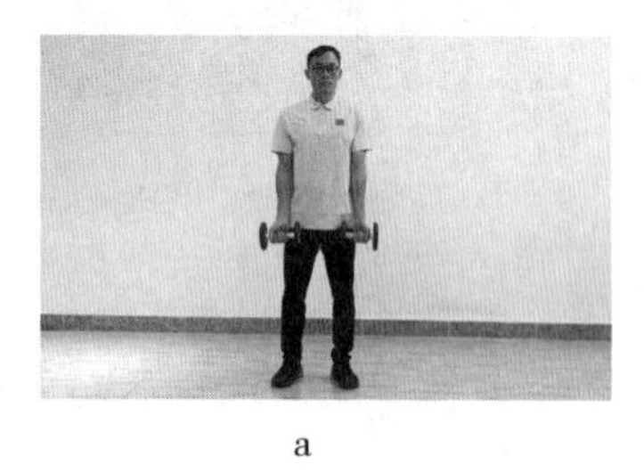
a

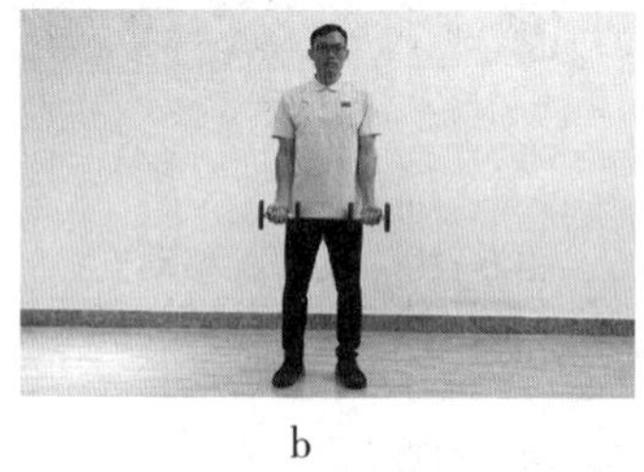
b

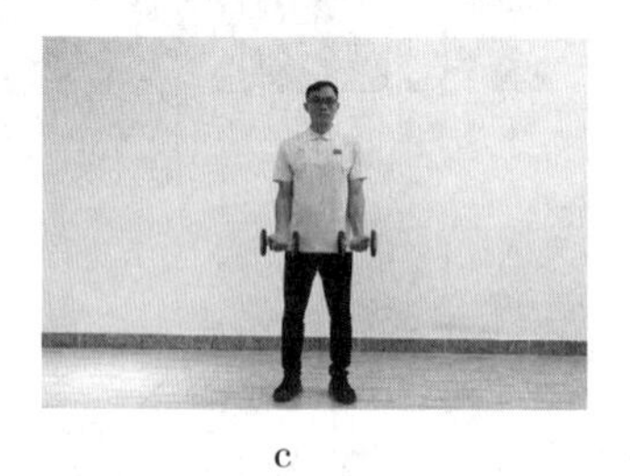
c

图 5-21　腕部屈肌强化

（三）腕部旋转肌群强化

1）动作名称：腕部旋转肌群强化。

2）动作作用：强化腕部旋转肌群。

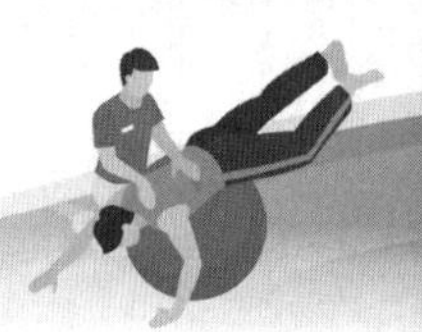

3）动作要领（图 5-22）。

（1）双脚站立，与肩同宽，脊椎中立位，单手前臂前屈 90°，手心向下。

（2）手握哑铃，手腕关节做环形旋转活动。

4）运动负荷：在安全的环境下，进行 3 组 ×6 次 / 组训练，每组间歇 30 s。

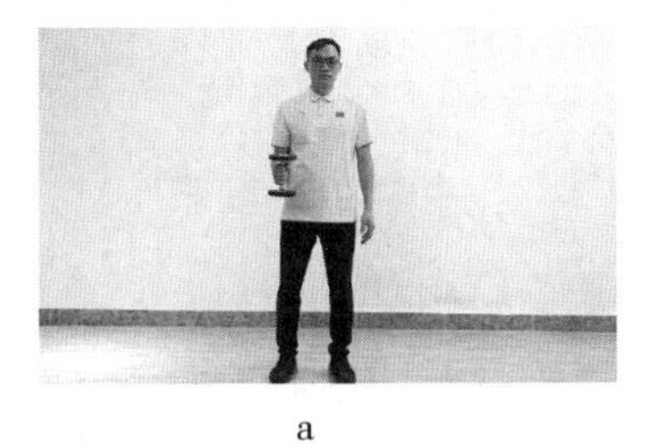

a

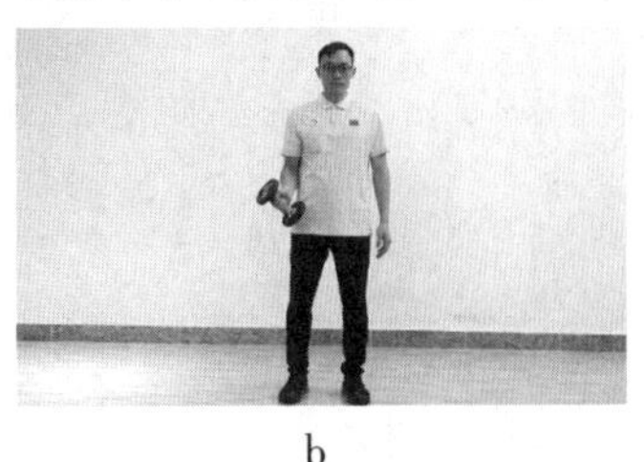

b

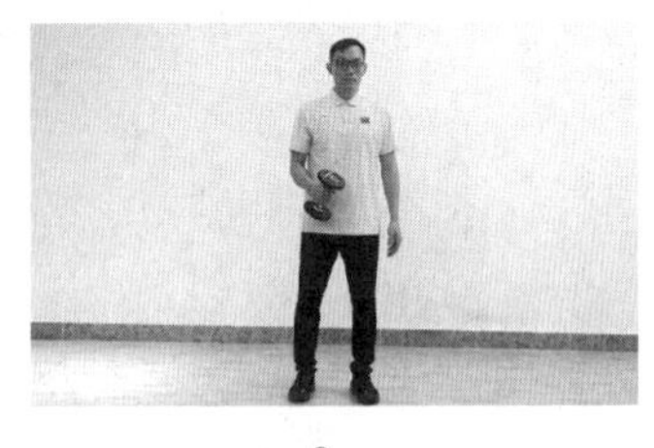

c

图 5-22 腕部旋转肌群强化

项目六

腰部损伤运动康复

【学习目标】

1. 了解腰部解剖功能和引起腰部疼痛的原因。
2. 熟悉引起腰部疼痛的常见疾病及预防措施。
3. 掌握腰部疼痛的功能评估和运动康复。

人体腰椎上连胸椎，下接骶骨，是躯干活动的枢纽，脊柱腰段生理性前凸，而骶段后凸。当直立活动时，各种负荷应力均集中在腰骶段，尤其是两个相反弯曲的交界处，故该处容易发生急、慢性损伤及退行性变化。

任务一　腰部常见损伤

【任务导入】

案例：患者，男性，32 岁，乒乓球爱好者。2 周前打球时突发腰痛，3 天前加重伴单侧下肢放射痛，腰肌紧张，前屈活动受限。卧床后，疼痛减轻。

请思考：

（1）如何进行功能评估？

（2）如何制订运动康复方案？

一、腰椎间盘突出症

腰椎间盘突出症是因腰椎间盘退行性改变、髓核突出刺激或压迫神经根及马尾神经而引起腰腿痛的一种病症。临床上以第 4～5 腰椎和第 5 腰椎至第 1 骶椎椎间盘突出多见。

（一）发病机制

1. 腰椎间盘退行性改变

腰椎间盘退行性改变是腰椎间盘突出的基本因素，髓核的退行性改变主要表现为含水量的降低，并可因失水引起椎体失稳、松动等小范围的病理改变；纤维环的退行性改变主要表现为坚韧程度的降低。

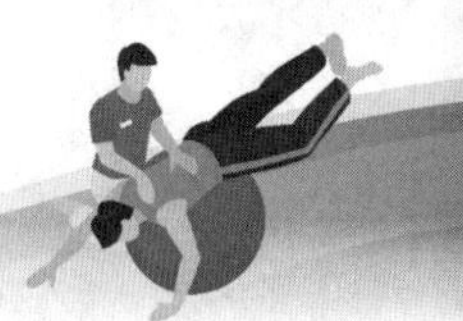

2. 损伤

损伤是腰椎间盘突出的重要因素，约 1/3 的患者有不同程度的外伤史。弯腰提物、负重转体或长时间弯腰后猛然伸腰等动作都是导致腰椎间盘突出症发生的主要体位。外伤使椎间盘的髓核在瞬间受压，张力超过了纤维环的应力，造成纤维破裂，髓核从破裂部突出。

3. 腰骶先天异常

腰骶先天异常包括腰椎骶化、骶椎腰化、半椎体畸形、小关节畸形和关节突不对称等。上述因素可使下腰椎承受的应力发生改变，从而构成椎间盘内压升高和易发生退行性改变和损伤。

4. 诱发因素

在椎间盘退行性改变的基础上，某种可诱发椎间隙压力突然升高的因素可致髓核突出。常见的诱发因素有增加腹压、腰姿不正、突然负重、妊娠、受寒和受潮等。

（二）症状体征

1. 症状

（1）腰痛：腰痛是大多数患者最先出现的症状，发生率约 91%，有时可伴有臀部疼痛。疼痛程度轻重不一，严重者可影响翻身和坐立。

（2）下肢神经区域放射痛：下肢疼痛性质多为麻痛、刺痛，或“过电样”疼痛。疼痛一般从臀部开始，逐渐向下放射到大腿后侧、小腿后侧，或小腿外侧、足背外侧缘，也可发展到足跟、足趾部。在喷嚏和咳嗽等腹压增高的情况下疼痛会加剧。

（3）马尾神经症状：向正后方突出的髓核或脱垂、游离椎间盘组织压迫马尾神经。其主要表现为大小便障碍，会阴和肛周感觉异常，少数患者伴有性功能障碍。严重者可出现大小便失控及双下肢不完全性瘫痪等症状，临床上少见。

2. 体征

（1）腰椎侧凸：是一种为减轻疼痛的姿势性代偿畸形。

（2）腰部活动受限：大部分患者都有不同程度的腰部活动受限，急性期尤为明显，其中以前屈受限最明显。

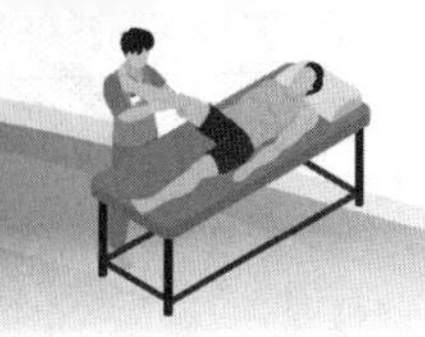
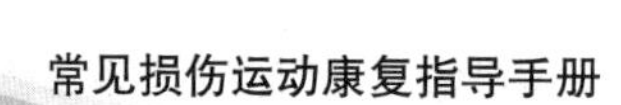

（3）压痛、叩痛及肌肉痉挛：压痛及叩痛的部位基本上与病变的椎间隙相一致，80%～90%的病例呈阳性。

（4）肌力下降：70%～75%的患者出现肌力下降，第5腰神经根受累时，踝及趾背伸肌力下降，第1骶神经根受累时，趾及足跖屈肌力下降。严重者可出现肌肉萎缩。

（5）反射改变：可出现膝跳反射障碍，早期表现为活跃，之后迅速变为反射减退，跟腱反射减弱或消失。

（三）治疗原则

1. 一般治疗

大多数腰椎间盘突出症患者可经非手术治疗缓解或治愈。

（1）卧床休息是最基本的保守疗法，要求卧硬板床，仰卧时可在腰部加一薄垫，髋、膝保持一定屈曲。

（2）腰椎牵引治疗是腰椎间盘突出症的常用方法。

（3）物理因子治疗、针灸、推拿有助于疏通经络，缓解疼痛，减轻症状。

对于症状严重、保守治疗无效，反复再发或长期不能治愈者，可考虑外科手术治疗。

2. 运动康复

运动康复主要是重建腹压，加强核心稳定性，减轻腰部压力，纠正力线。

二、第3腰椎横突综合征

第3腰椎横突综合征又称第3腰椎横突周围炎，是指第3腰椎横突以及附着于此处的软组织因急性损伤、慢性劳损和感受风寒湿邪，而发生无菌性炎症、粘连、变性及增厚，刺激腰部神经而引起的腰臀部疼痛的一种病症。

（一）发病原因及机制

第3腰椎的横突比另外4个腰椎横突长，是腰部活动的中心，活动度也是腰部

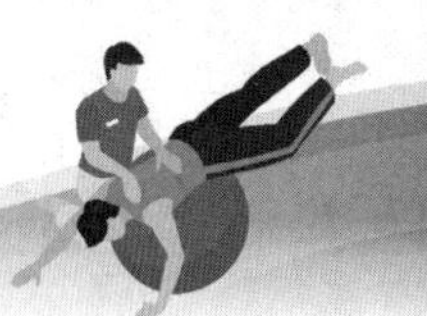

最大的，肌肉的牵拉力最强，尤其是横突左右不对称或横突向后偏斜时，当腰椎左右侧弯及扭转活动时更甚。同时，第3腰椎两侧的横突是腰肌和腰方肌的起点，并有腹横肌、背阔肌的深部筋膜附着其上，当腰部和腹部肌肉强力收缩时，此处受力最大。

在腰部反复剧烈活动，或腰部肌肉经常性负重收缩等情况下，第3腰椎横突会受到过度摩擦，使附着于横突的肌纤维组织受到损伤，发生无菌性炎症、充血、渗出等病理改变，引起周围的软组织出现瘢痕、粘连、筋膜增厚等，就会出现腰痛、肌肉痉挛等症状。

（二）症状和体征

1. 症状

患者腰部中段单侧或双侧疼痛，弯腰时疼痛加重，疼痛性质差异较大，或有持续性钝痛、酸痛，或有牵扯痛，或有向下放射的疼痛，多伴久坐、久站，晨起后疼痛症状加重，但咳嗽、喷嚏对疼痛无影响。

2. 体征

患者于第3腰椎横突尖端处可触及活动的肌肉痉挛结节，在臀中肌后缘与臀大肌前缘相互交接处可触及隆起的条索状物。患者第3腰椎横突尖端有明显的局部压痛，位置固定，患侧的腰部肌肉紧张甚至痉挛。

腰痛呈弥漫性，可累及臀部和大腿，腰部后仰不痛，但向对侧弯腰时受限。直腿抬高试验可为阳性，但加强试验为阴性。

（三）治疗原则

1. 一般治疗

（1）症状较轻者，采用物理因子治疗、针灸、推拿等保守治疗。

（2）急性损伤者建议休息，减少弯腰活动，防止病情恶化发展。

（3）对于症状严重、保守治疗无效，反复再发或长期不能治愈者，可考虑外科手术治疗。

2. 运动康复

第3腰椎横突综合征康复训练重点在于进行核心稳定性训练，腰、腹肌肌力和伸展性锻炼，以增加肌肉弹性和耐力，加强腰部肌群的稳定性。

三、腰背肌筋膜炎

腰背肌筋膜炎是指因慢性劳损和感受风寒湿邪使腰背部肌肉、筋膜等软组织发生水肿、渗出及纤维性改变，而出现的一系列临床症状。

（一）发病原因及机制

1. 慢性损伤

慢性损伤分为静力性损伤和运动性损伤。静力性损伤指静止状态下由于肌肉紧张而使肌筋膜长期处于异常牵拉状态；运动性损伤指长期超生理负荷量地工作。这两类损伤均可使肌肉充血水肿，筋膜内发生无菌性的炎症以致变性而发病。

2. 急性的肌肉筋膜外伤

由于受伤组织当时未能得到及时、恰当的治疗或以后参加功能锻炼过早、过晚或不适宜，可以使损伤组织的修复受到影响而产生后遗症。如破裂的筋膜未愈合、血肿机化后形成瘢痕，肌肉筋膜无菌性炎症的渗出、粘连、挛缩。

3. 发热、受凉

可以影响腰背肌肉筋膜血流动力学的变化，使供血发生障碍，也可使血管渗透性受到影响而加重腰背部病理反应。

（二）症状和体征

1. 症状

可无明显的外伤史，腰背部酸痛、胀痛或弥漫性钝痛，尤以两侧腰肌及髂嵴上方更为明显。弯腰有时较困难，久坐、久站、持久弯腰时疼痛加剧，休息后缓解，

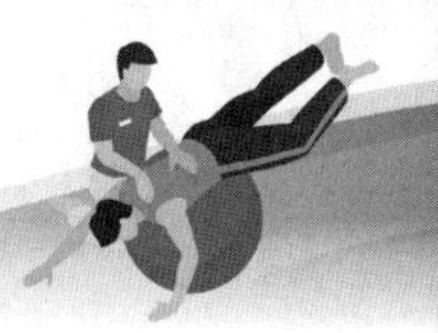

适当活动或经常变换体位后腰痛也可减轻。

腰背部怕冷、喜温喜按、阴雨天及下半夜病情加重，晨起痛，日间轻，傍晚复重，长时间不活动或活动过度均可诱发疼痛，病程长，且因劳累及气候变化而发作。

2. 体征

（1）压痛。患部有明显的局限性压痛点，触摸此点可引起疼痛和放射。压痛点常位于棘突两旁的竖脊肌处，以及髂嵴后部或骶骨后面的竖脊肌附着点处。

（2）外观异常。身体姿势不正是腰背肌筋膜炎的一种表现，以腰发僵，形似板，步行上身少动，站立躯体偏倚者多见。

（三）治疗原则

1. 一般治疗

物理因子治疗、针灸、推拿等保守治疗可疏通经络，有效缓解疼痛。

2. 运动康复

腰背肌筋膜炎康复训练重点在于进行腰背的伸展性训练、核心稳定性训练、腰腹肌力训练，以增加肌肉弹性和耐力，提高脊柱灵活性和稳定性。

四、腰部常见损伤的预防措施

1. 坐姿

坐姿时要尽量选择有靠背且靠背弧度接近腰椎自然弯曲的椅子，腰后要有靠垫的支撑以减轻腰部承受的重量。靠垫要有一定硬度，对腰椎要能起到一定的支撑作用。膝关节屈曲成 90°，膝盖微高于座椅，踝关节略微背屈，促进血液循环。

2. 站姿

常见的不正确站姿主要是弯腰驼背，这样很容易压迫脊椎和周围神经，导致腰痛。因此，站立时要昂首挺胸，腰部轻度前凸，收腹，从侧面看，耳、肩、髋、膝与脚踝应该处于一条线上，骨盆稍向前倾。

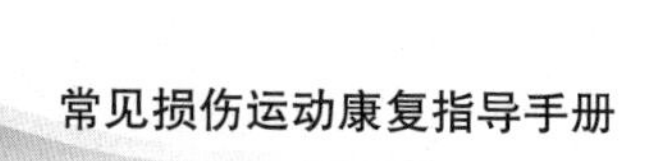

3. 搬重物的姿势

下蹲，保持躯干直立，不要弯腰，抱紧重物，使重物尽可能靠近身体；利用下肢的力量站起来，起身不要太迅速；站直后，移动脚来转身，不要使腰部扭转。

4. 睡姿

要选择适合自己的床垫，床垫不宜太软，睡觉时使背部得到完全的放松与休息。平躺时，最重要的是避免腰椎的扭转，在床上翻身时，整个腰部要一起整体翻动；侧卧时腰要直，膝关节微屈；仰卧时腰间可垫放毛巾卷或者薄软垫，来保持腰部弧度；起床时先要侧身，后将双脚放在床旁，用手把身体支撑起来。

5. 避免久坐

定时起身休息对预防疼痛发作至关重要。使用电脑每隔 1 h 应休息 5～10 min，起身站立，后仰，伸懒腰，转动腰部 5～6 次，再走动几分钟。

6. 其他

保持正常体重，肥胖者建议减重，减轻腰背肌肉等组织负担；避免长时间手提重物；避免穿高跟鞋，少穿紧身裤，规律进行运动康复训练。

任务二　腰部功能解剖及功能障碍评估

一、腰部功能解剖

1. 腰椎体

腰椎共有 5 块，主要特征是椎体大，棘突短、厚，呈水平状向后突出。第 3 腰椎横突最长，弯度大，活动多，所受杠杆作用大，受到的拉应力也最大。因此，附着其上的筋膜、腱膜、韧带、肌肉承受的拉力较大，损伤的机会也多。

2. 腰椎间盘

腰椎体之间主要通过腰椎间盘相连结，椎间盘是椎体间主要的联系与支持结构，也是脊柱运动和吸收震荡的主要结构，起着弹性垫的作用。腰前屈时，椎间盘前方

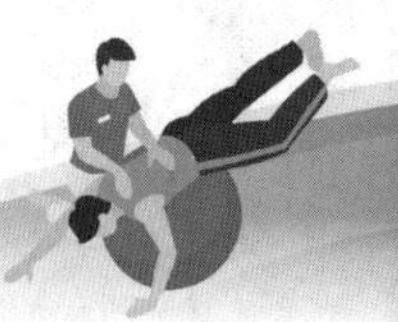

承重，髓核后移；腰后伸时，椎间盘后方承重，髓核前移。随着年龄的增长，骨质逐渐疏松，椎体由于长期负荷，可逐渐压缩变扁，髓核也可经软骨板突向椎体，椎间盘退变后，椎体边缘出现骨质增生。

最常见的椎间盘突出是向后方，通常与坐姿不良和抬举技巧不当有关；仰卧位对其产生的压力最小，是椎间盘突出患者最舒服的姿势。

3. 脊柱的韧带

腰部韧带很多，除了强大的前纵韧带、后纵韧带及黄韧带外，还有棘上韧带、棘间韧带等。

前纵韧带：为人体中最长的韧带，起自枕骨下至第 1 骶椎，位于椎体及椎间盘的前面，前纵韧带上窄下宽，可以限制脊柱过分向后伸展，不易断裂。

后纵韧带：较前纵韧带狭窄，坚韧性不如前纵韧带，从第 2 颈椎起，在椎管内沿椎体及椎间盘后下行，终于骶管，它可以限制脊柱过分前屈。

黄韧带：位于相邻的两椎弓之间，很坚实，呈膜板状，由弹性纤维构成，它可以限制脊柱过度前屈，维持身体直立姿势。

棘上韧带和棘间韧带主要限制脊柱的过度前屈。

4. 腰部肌肉

（1）腰部肌肉主要分为背部肌群和腹部肌群，躯干及骨盆动作与相关肌群（表 6–1）。

表 6–1　躯干及骨盆动作与相关肌群

动作	主要肌肉
躯干屈曲	腹直肌、腹内外斜肌（双侧）、髂腰肌
躯干伸展	髂肋肌（双侧）、最长肌（双侧）、棘肌（双侧）、半棘肌（双侧）、多裂肌（双侧）
躯干侧屈	腹内外斜肌（单侧）、腰方肌（单侧）、髂肋肌（单侧）、最长肌（单侧）
躯干对侧旋转	腹外斜肌（单侧）、半棘肌（单侧）、多裂肌（单侧）
躯干同侧旋转	腹内斜肌（单侧）
骨盆前倾	髂腰肌
骨盆后倾	腹直肌、腹内外斜肌（双侧）

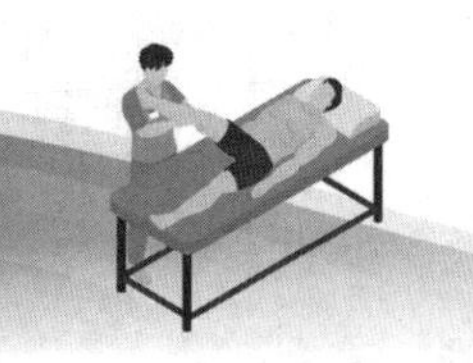

（2）内核心。内核心是躯干深层肌肉的总称，主要包括前侧的腹横肌、后侧多裂肌、顶端的膈肌和底层的盆底肌。这些肌群协同作用，稳定脊柱，维持腰椎中立位，支持最佳腹内压。内核心力量弱或者失衡，容易引发腰痛、体态异常，躯干稳定性差等问题。

（3）骨盆前、后倾与腰椎的关系。骨盆前倾会让腰椎伸展，增加腰椎的前凸；相反，骨盆后倾让腰椎屈曲，会减少腰椎的前凸。无论是腰椎的屈曲或是伸直都会造成很多生物力线的改变，脊柱不在中立位，躯干稳定性下降，腰椎压力增大。

二、功能障碍评估

（一）基础检查

（1）视诊：双肩高度是否一致；脊柱是否呈一条直线，躯干与手臂的距离是否一致；骨盆是否侧倾、旋转、前倾、后倾。

（2）触诊：是否有结节，是否有压痛，记录疼痛的位置、范围、程度；触诊扳机点，以及了解肌筋膜紧张度。

（二）腰椎活动度检查

（1）进行前屈、后伸、侧屈、旋转，观察是否有疼痛以及活动度异常，建立一个基准，为后期运动康复效果对比做准备（图 6-1）。

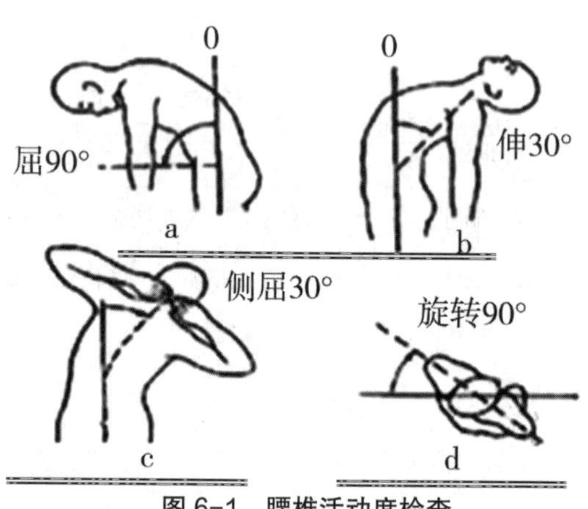

图 6-1　腰椎活动度检查

（2）在出现疼痛的运动方向上开始，运动先从小幅度开始再拓展到全关节范围。如果急性疼痛重复 5 次，慢性疼痛重复 10 次；一般前 2～3 次可能伴随疼痛，甚至稍加重，但是疼痛范围不会扩大，没有窜麻感。

（3）3 次以后疼痛减轻或窜麻感消失，活动范围增加，也就是表示适合进行此方向的重复运动。

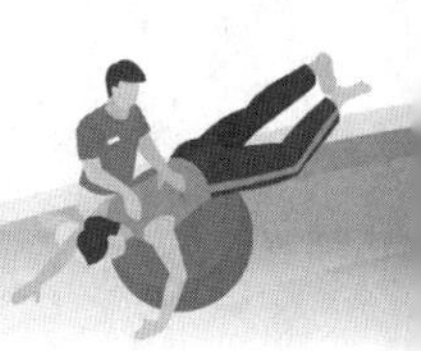

（三）腰椎协调、稳定性测试

腰椎协调、稳定测试包括特异性稳定测试、局部稳定测试（多裂肌、腹横肌、臀中肌）、运动控制、肌耐力测试（伸肌、屈肌、侧屈肌）等部分。

（1）腰椎稳定测试。方法一：俯卧位按压找到典型性疼痛，此时让被检查者抬腿离开地面，因为肌肉收缩保护，同样部位、同样力度的按压疼痛消失或明显减轻。方法二：被检查者如咳嗽有疼痛，按压其腹部（被动建立负压），再次咳嗽时疼痛减轻或消失。以上提示疼痛与腰椎稳定有明显关系。

（2）局部稳定测试。腰椎的局部稳定肌包括前后和侧方稳定，前后稳定主要是多裂肌、腹横肌，侧向稳定主要靠多裂肌与臀中肌。可采用压力反馈仪测试。

（3）臀中肌激活测试。采用侧卧蚌式，主要观察双侧臀中肌能否完成基本功能，髋屈曲 30° 左右外展外旋达到 45° 以上。臀中肌激活不足时不能抬到足够高度，对比两侧差异是更重要的指标（图 6-2）。

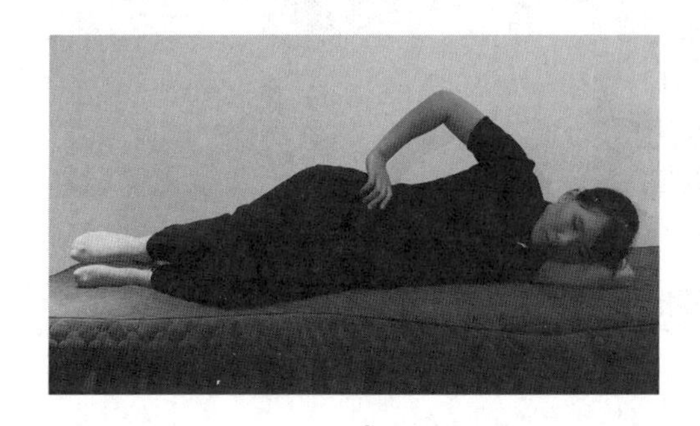

a

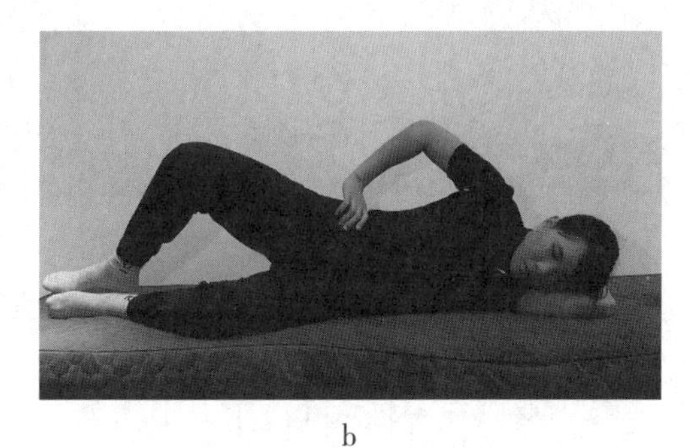

b

图 6-2　臀中肌激活测试

（4）肌耐力测试：肌肉耐力是肌肉持续工作的能力，耐力下降特别是前后左右平衡丧失往往是腰痛的潜在风险。推荐值：屈曲 70～130 s、伸展 140～180 s、侧桥 90 s。异常：左、右侧桥差异大于 5%，屈曲大于伸展，左右侧桥大于 75% 伸展（图 6-3）。

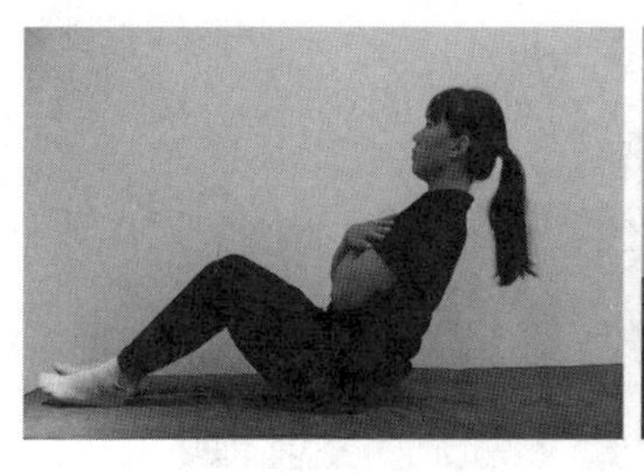

a

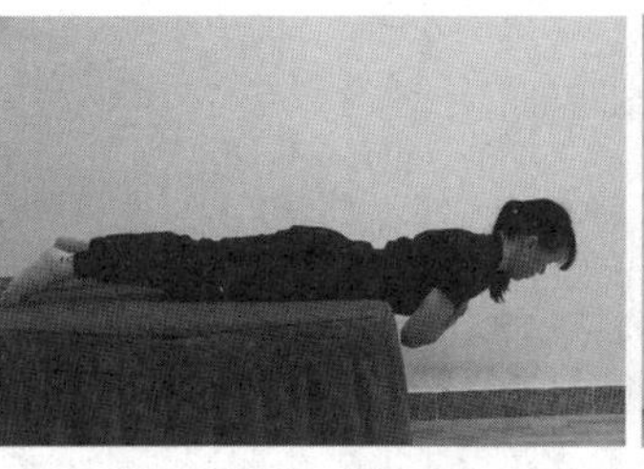

b

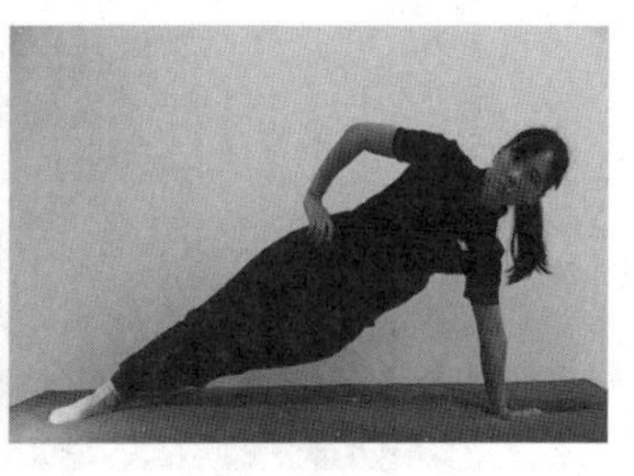

c

图 6-3　肌耐力测试

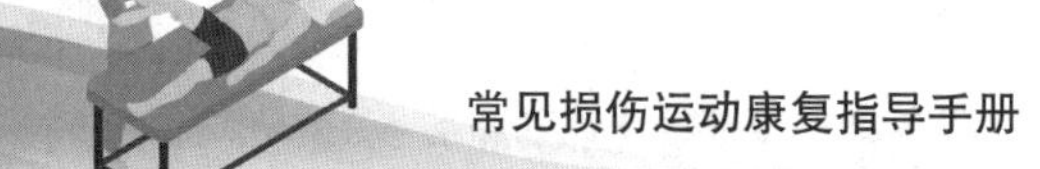

（四）特殊检查

1. 直腿抬高试验

目的：检查坐骨神经是否受到卡压。

患者体位：仰卧位，患者髋关节轻度内收、内旋，膝关节伸直。头部保持中间位，双手置于体侧。

检查步骤：检查者位于患者体旁，邻近检查侧髋关节及下肢。患者双膝伸直，分别做直腿抬高动作，然后再被动抬高。检查者一手按住其膝盖，确保膝伸直位；另一手托住其足跟使下肢逐渐抬高。

阳性体征：通常抬腿可达 70° 以上，若达不到上述角度，且沿坐骨神经有放射性疼痛者为阳性，提示坐骨神经受压（图 6-4）。

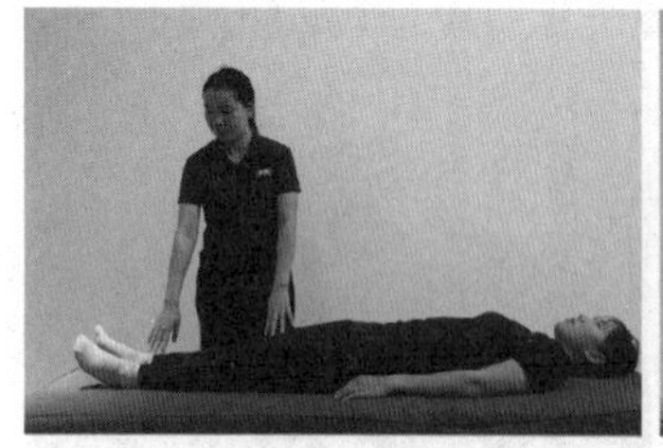

a

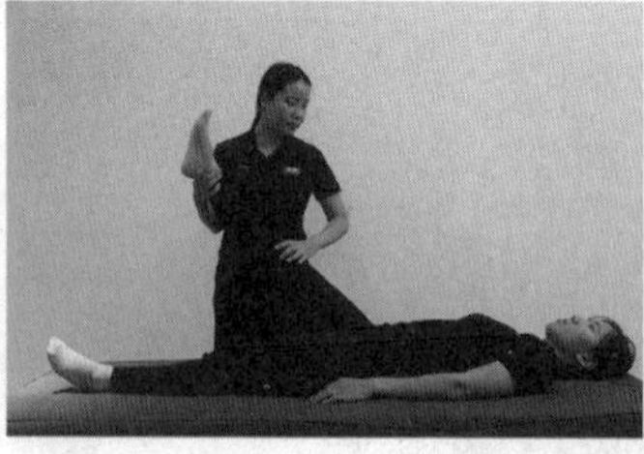

b

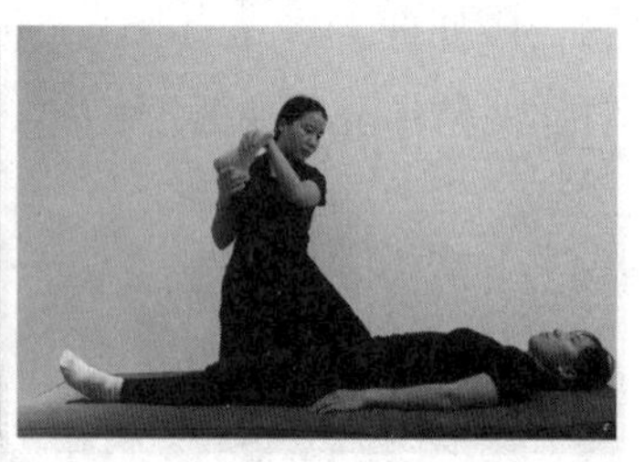

c

图 6-4 直腿抬高试验

2. 股神经牵拉试验

目的：检查股神经是否受到卡压，或第 2～4 股神经根病变。

患者体位：俯卧，健侧下肢自然伸直，患侧膝关节屈膝成 90° 。

检查步骤：检查者位于患者患侧。一手稳定住患者骨盆区域，防止骨盆和躯干产生旋转；另一手托着大腿远端使髋关节被动后伸以牵拉股神经（图 6-5）。

阳性体征：大腿前侧出现神经性疼痛为试验阳性。

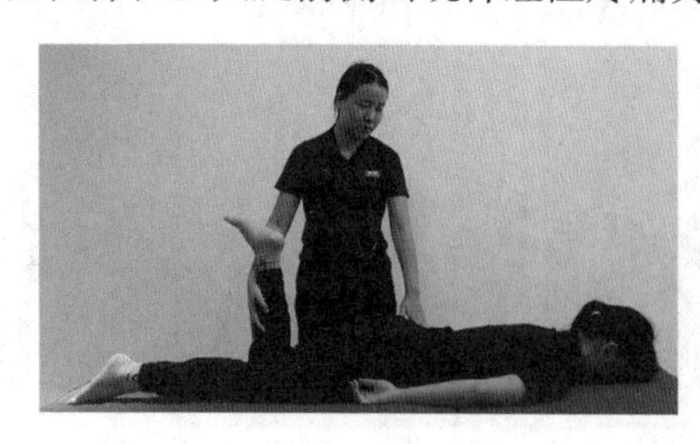

a

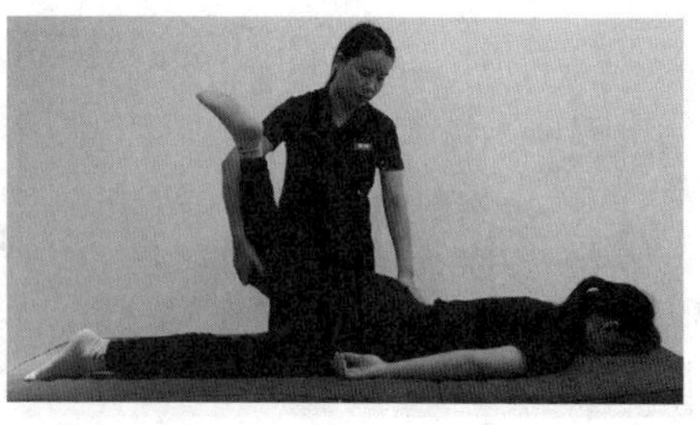

b

图 6-5 股神经牵拉试验

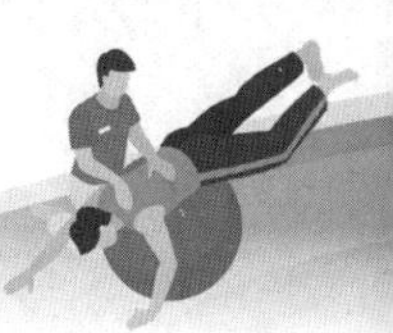

任务三　腰部运动康复

一、筋膜手法

（一）竖脊肌

1）手法名称：竖脊肌的手法松解。

2）手法作用：缓解竖脊肌及筋膜紧张，释放张力。

3）手法要领（图 6–6）。

（1）患者体位：坐位，双脚踩地，膝关节稍低于髋关节。

（2）操作程序：治疗师站在患者背后，双手半握拳，两拳面分别放在胸段竖脊肌上，沿着竖脊肌双手一节一节往下推和滑动，推至骶髂关节处。

（3）配合动作：患者配合缓慢做前屈活动，头顶向前探出膝盖。

4）手法要求：在安全的环境下，观察患者反应，力度适中，一般操作 2～3 次。

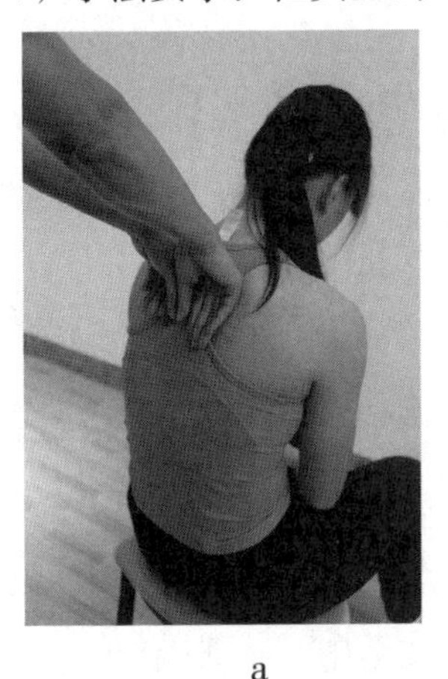

a　　b

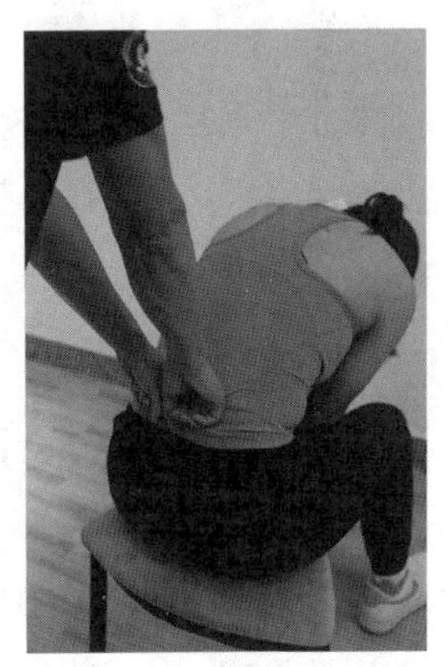

c

图 6–6　竖脊肌的手法松解

（二）腰方肌

1）手法名称：腰方肌的手法松解。

2）手法作用：缓解腰方肌及筋膜紧张，释放张力。

3）手法要领（图 6–7）。

（1）患者体位：坐位，双脚踩地，膝关节稍低于髋关节。

（2）操作程序：治疗师单膝跪在患者治疗侧的对侧，操作手肘部抬平，手指或指关节从背后锁住腰方肌的侧面，向下推压的同时轻轻向后钩腰方肌及筋膜。另一只手扶住对侧肩关节。

（3）配合动作：患者配合缓慢做腰部侧屈，也可配合轻微旋转。

4）手法要求：在安全的环境下，观察患者反应，力度适中，一般操作2～3次。

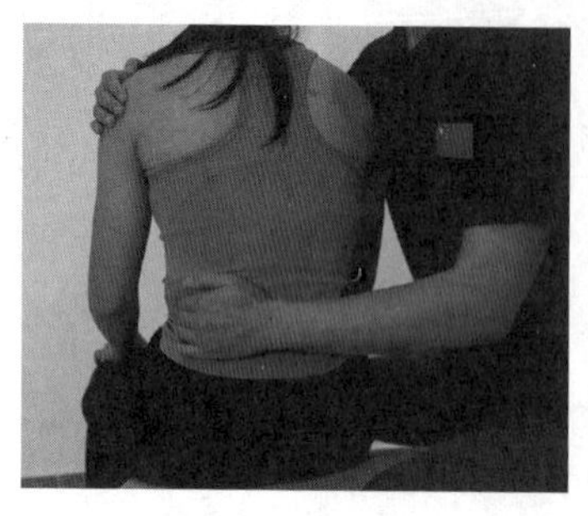
a

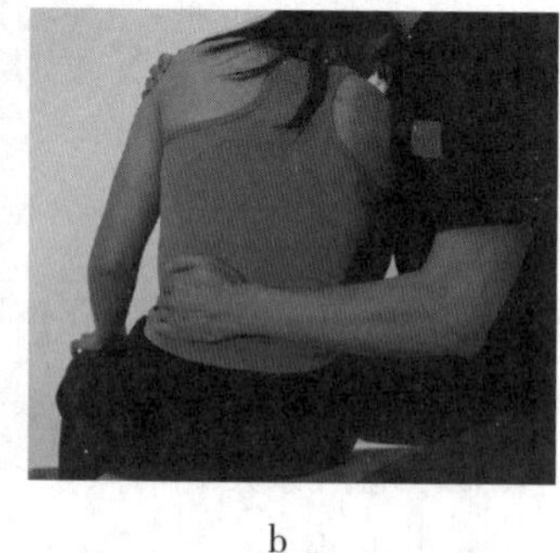
b

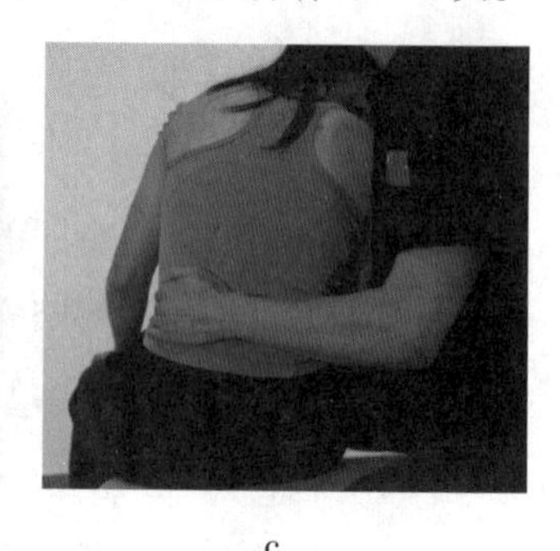
c

图6-7 腰方肌的手法松解

（三）胸腰筋膜

1）手法名称：胸腰筋膜的手法松解。

2）手法作用：缓解胸腰筋膜紧张，释放张力。

3）手法要领（图6-8）。

（1）患者体位：侧卧位，双膝屈曲。

（2）操作程序：治疗师站或坐在患者背后，操作手手指并拢伸直，从背后一侧胸腰筋膜的下部向上推压或滑动胸腰筋膜。另一只手扶住上方的髋关节。

（3）配合动作：患者配合缓慢做骨盆后倾，并做卷起尾骨动作。

4）手法要求：在安全的环境下，观察患者反应，力度适中，一般操作2～3次。

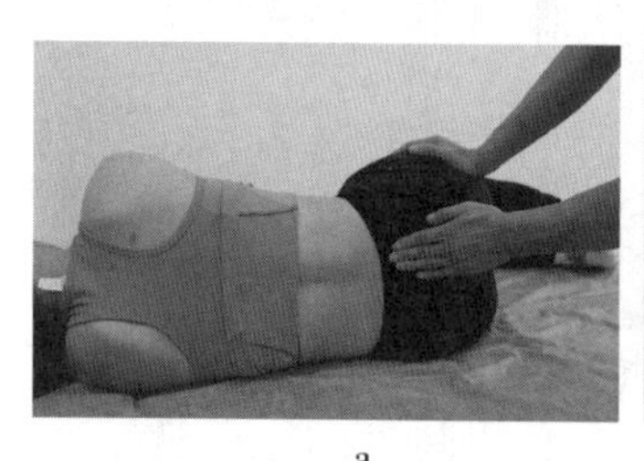
a

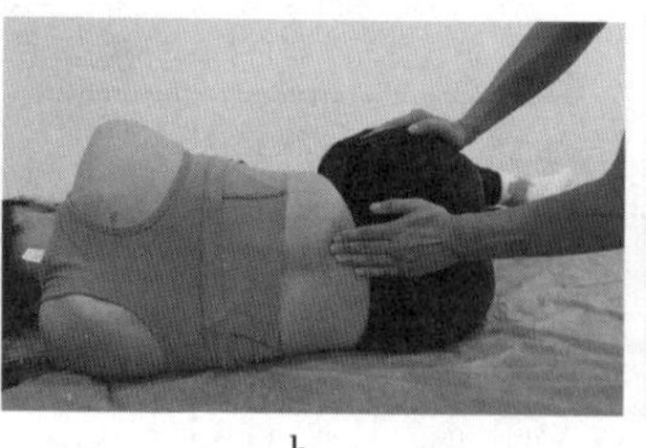
b

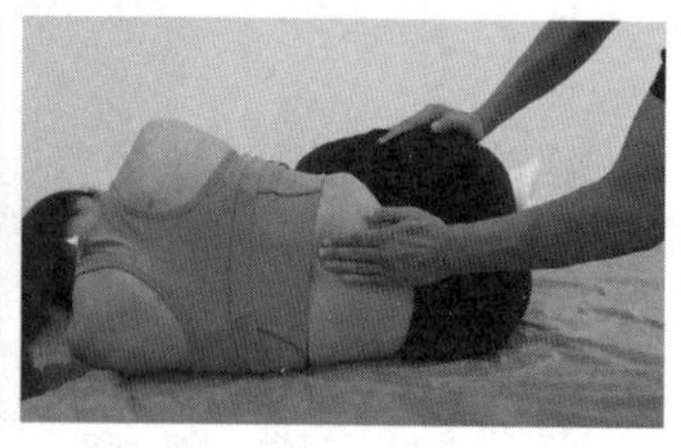
c

图6-8 胸腰筋膜的手法松解

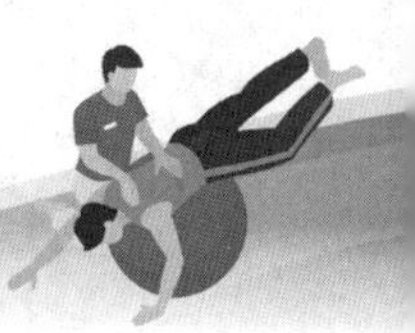

二、肌肉牵伸

（一）背肌牵伸

1）动作名称：俯卧伸臂。

2）动作作用：释放背部肌群张力。

3）动作要领（图 6-9）。

（1）跪坐在垫子上，双膝双腿并拢，臀部坐在脚后跟上。

（2）屈髋，身体前屈，腹部贴向大腿。

（3）额头点地，双肩和背部放松，双手向前伸直，进行 5 次深呼吸。

4）运动负荷：在安全的环境下，进行 2 组 ×3 次 / 组训练，每组间歇 15 s。

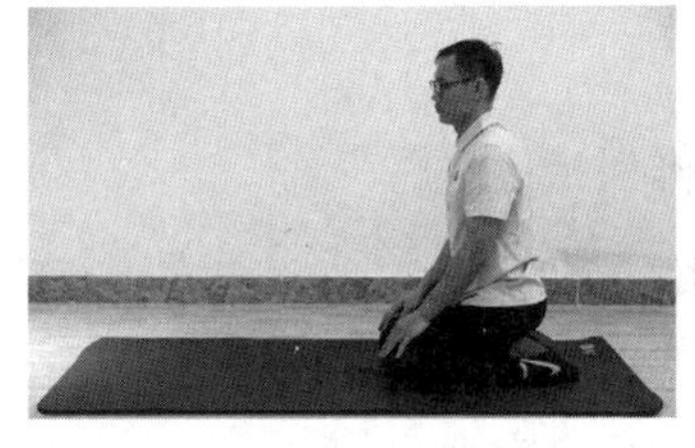
a

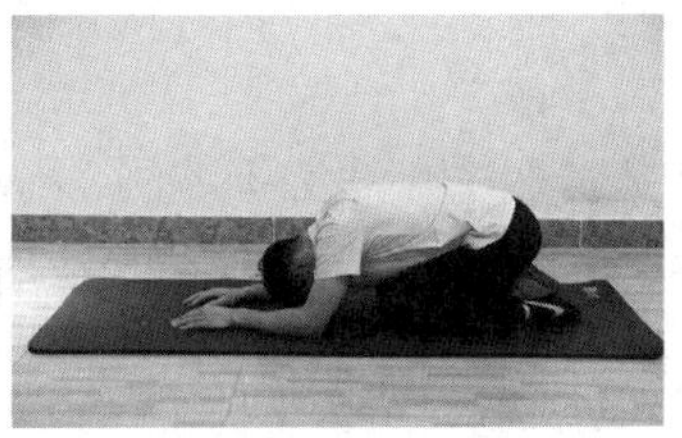
b

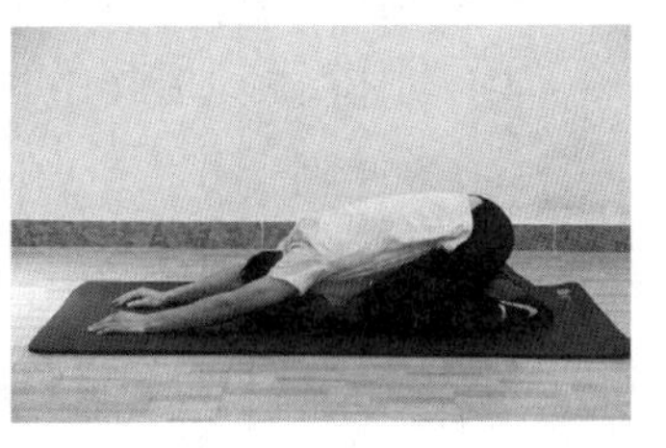
c

图 6-9　俯卧伸臂

（二）仰卧抱腿

1）动作名称：仰卧抱腿。

2）动作作用：释放背部肌群张力。

3）动作要领（图 6-10）。

（1）平躺于垫子上，双腿伸直，手臂放松，放在身体两侧。

（2）双腿并拢屈膝，双手十指交叉，环抱膝盖，尽量使大腿根紧贴腹部。

（3）双手十指交叉，环抱膝盖，尽量使大腿根紧贴腹部，进行 3 次深呼吸。

4）运动负荷：在安全的环境下，进行 2 组 ×3 次 / 组训练，每组间歇 15 s。

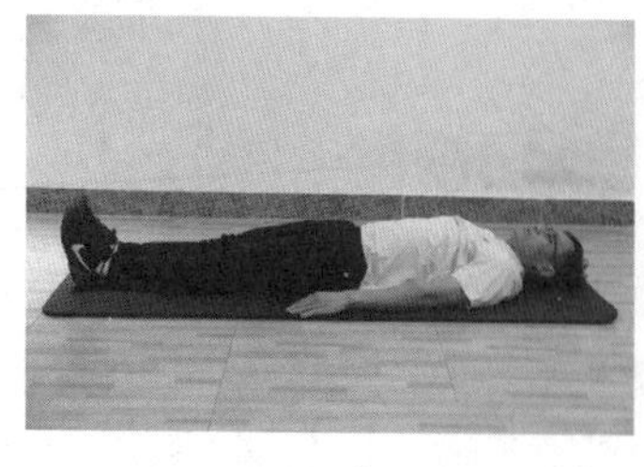
a

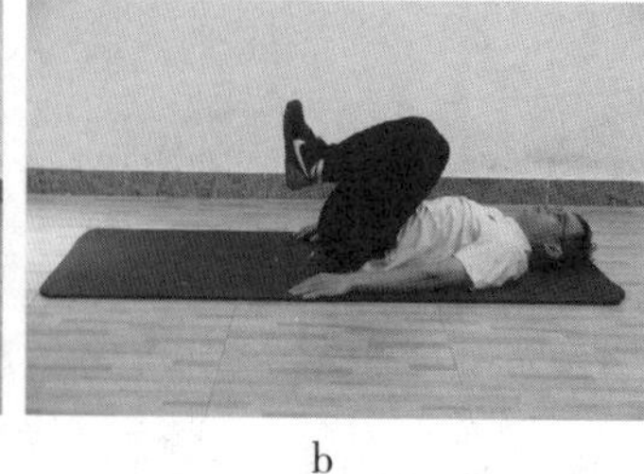
b

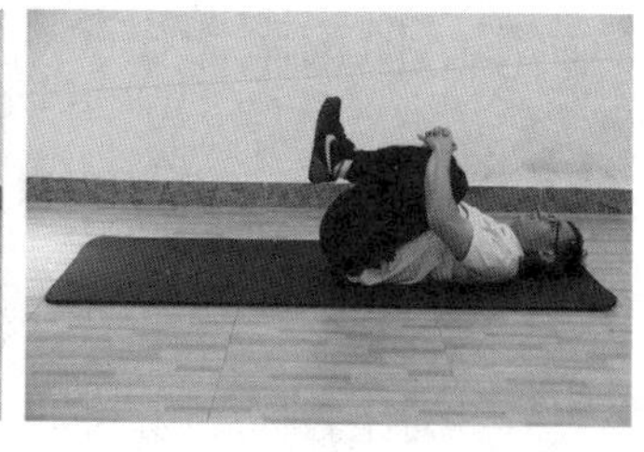
c

图 6-10 仰卧抱腿

（三）站立侧转体

1）动作名称：站立侧转体。

2）动作作用：释放侧腰肌群张力。

3）动作要领（图 6-11）。

（1）两脚站立，与肩同宽，双手自然置于体侧，脊椎保持中立位。

（2）躯干向左侧转，头跟着转动并后仰，直到不能转动为止，骨盆保持中立位，可用手辅助，进行 3 次深呼吸。

（3）躯干向右侧转，头跟着转动并后仰，直到不能转动为止，骨盆保持中立位，可用手辅助，进行 3 次深呼吸。

4）运动负荷：在安全的环境下，进行 2 组 ×3 次 / 组训练，每组间歇 15 s。

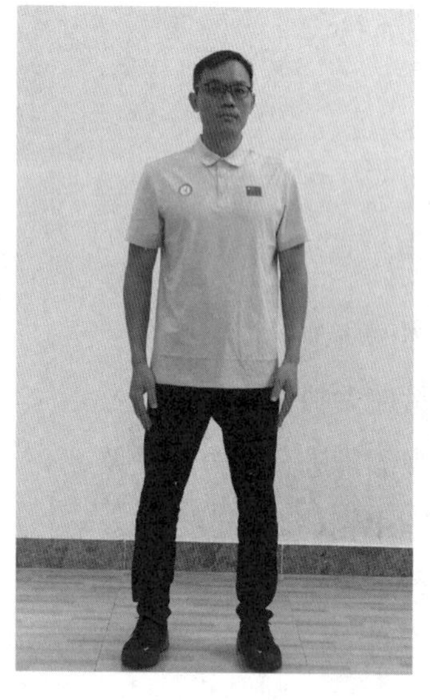
a

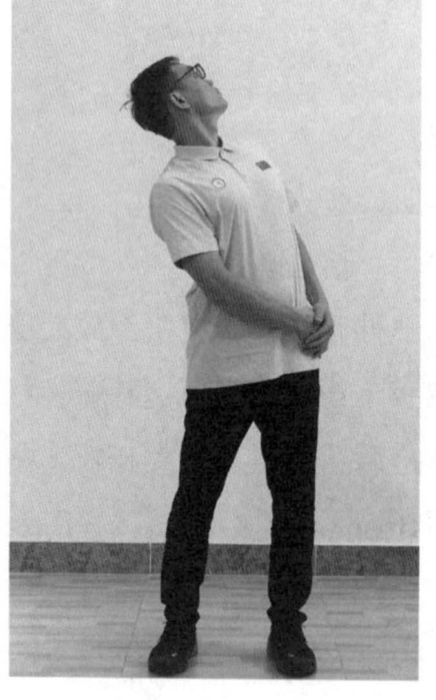
b

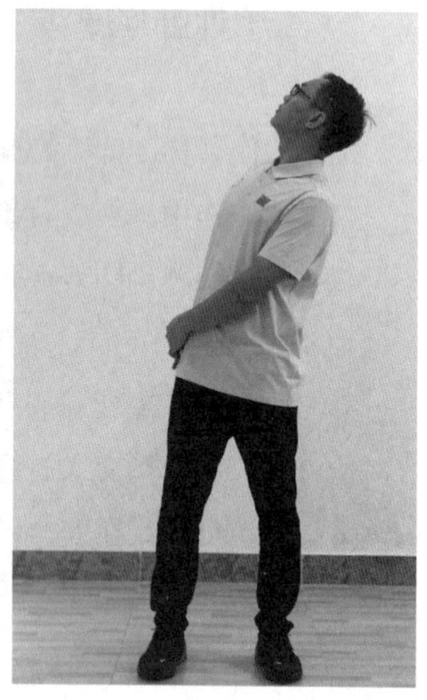
c

图 6-11 站立侧转体

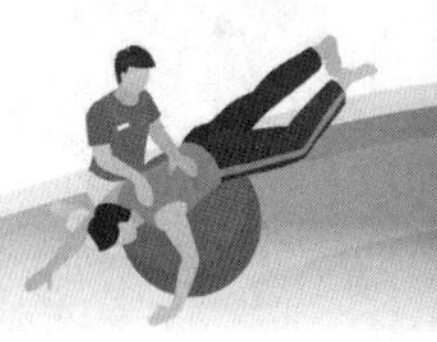

三、灵活性训练

（一）躯干屈伸灵活性

1）动作名称：猫式弓背。

2）动作作用：释放腰部前后张力。

3）动作要领（图 6-12）。

（1）双手与双膝呈四点支撑在垫子上，双手在肩部正下方，双手之间距离与双肩同宽，膝盖在骨盆正下方，双膝之间距离与骨盆同宽，脊柱保持中立位。

（2）吸气，含胸拱背，下巴寻找锁骨，眼睛看向肚脐。

（3）呼气，抬头，挺胸，臀部向上，腹部收紧下沉。

4）运动负荷：在安全的环境下，进行 3 组 ×6 次 / 组训练，每组间歇 30 s。

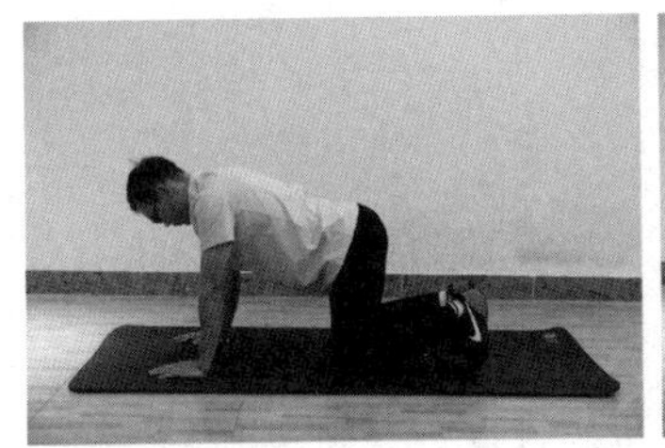

a

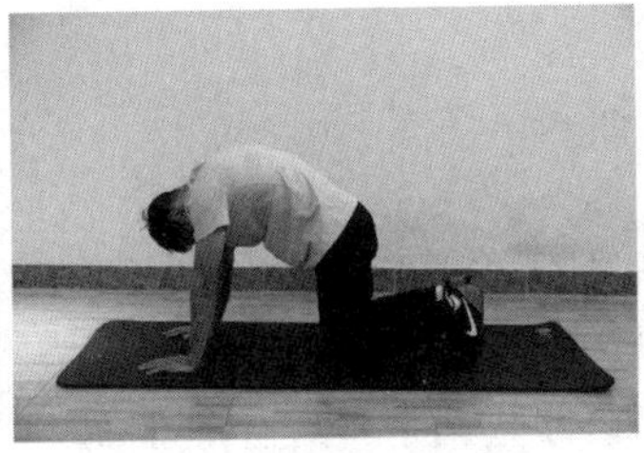

b

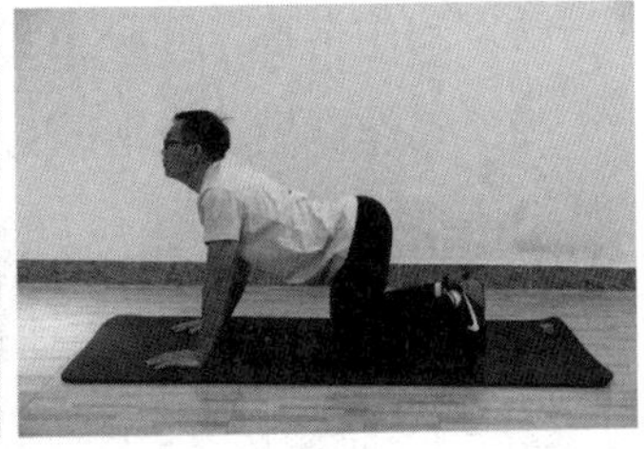

c

图 6-12　猫式弓背

（二）腰部旋转灵活性

1）动作名称：侧卧屈髋划圆。

2）动作作用：增强腰部旋转灵活性。

3）动作要领（图 6-13）。

（1）侧卧，脊柱保持中立位，双臂牵前伸合掌，髋关节屈曲 90°。

（2）上面的手臂缓慢地从前面经过头划半圆到身后，直到与另一手臂呈一条直线，头随手动。

（3）接着手臂原路返回，头随手动。

4）运动负荷：在安全的环境下，3 组 ×6 次 / 组训练，每组间歇 30 s。

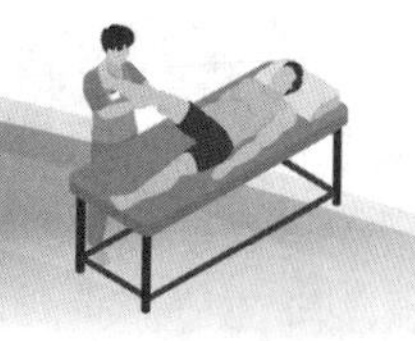

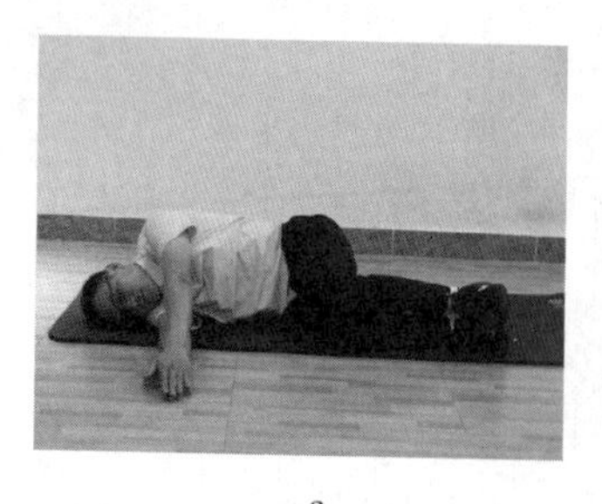

a

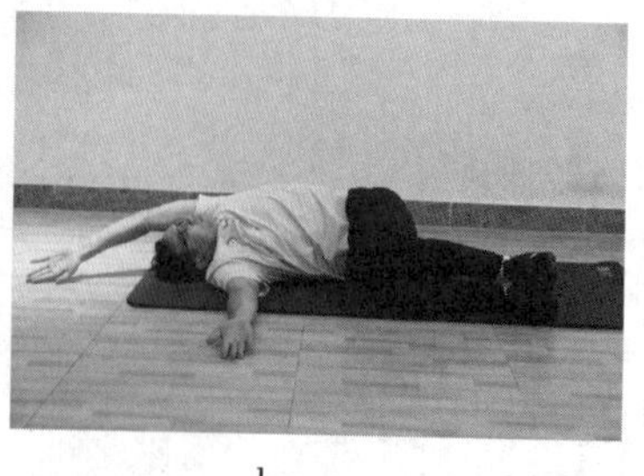

b

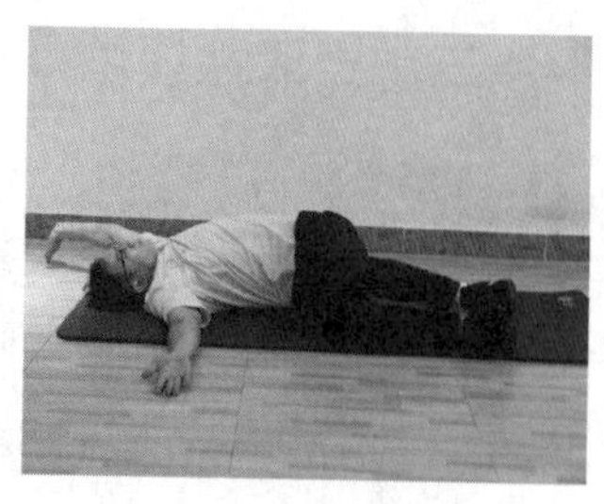

c

图 6-13　侧卧屈髋划圆

四、腰部功能训练——适应阶段

（一）仰卧虫式

1）动作名称：仰卧虫式。

2）动作作用：激活核心肌群。

3）动作要领（图 6-14）。

（1）仰卧位，双臂前伸与地面垂直，屈髋屈膝 90°，脊椎保持中立位。

（2）呼气时一侧手臂和腿伸直向下但是不能触碰地面，脊柱保持中立位。

（3）吸气时还原开始位置，呼气时换另外一侧。

4）运动负荷：在安全的环境下，进行 3 组 ×6 次 / 组训练，每组间歇 30 s。

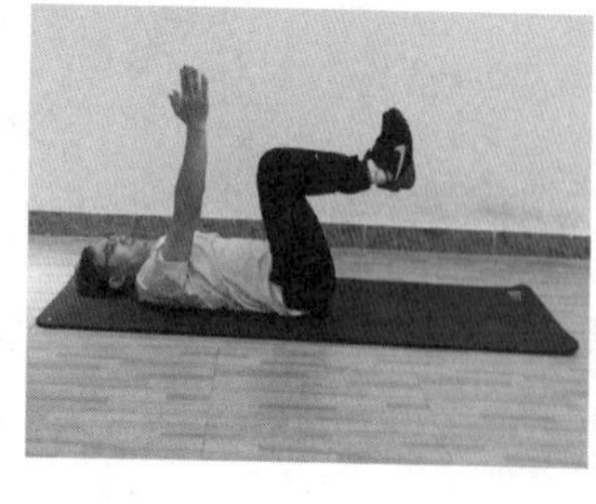

a

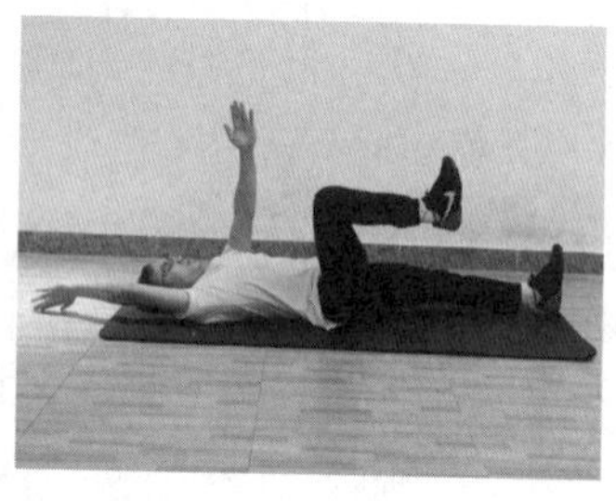

b

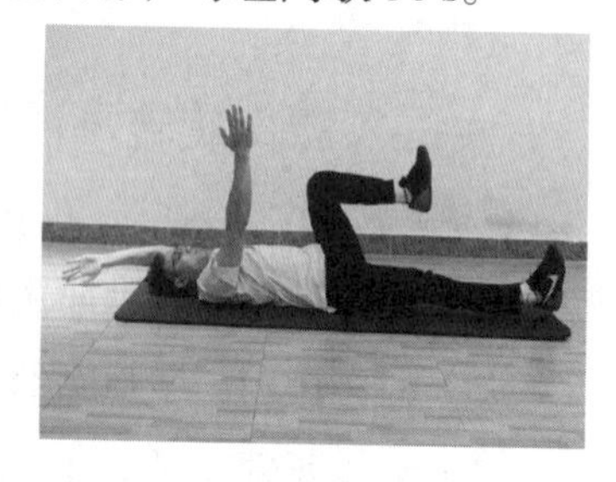

c

图 6-14　仰卧虫式

（二）鸟狗式

1）动作名称：鸟狗式。

2）动作作用：激活核心肌群。

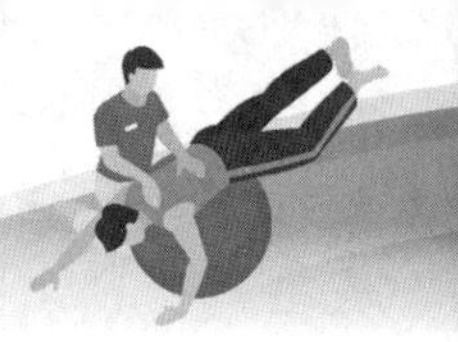

3）动作要领（图 6-15）。

（1）双手与双膝呈四点支撑在垫子上，双手在肩部正下方，双手之间距离与双肩同宽，膝盖在骨盆正下方，双膝之间距离与骨盆同宽，脊柱保持中立位。

（2）吸气时对侧手脚抬离地面，手向前伸，脚向后伸，手臂和腿伸出的高度与身体在同一水平或者略低。

（3）缓慢收回，手膝相碰，回到原位重复左手边。

4）运动负荷：在安全的环境下，进行 3 组 ×6 次 / 组训练，每组间歇 30 s。

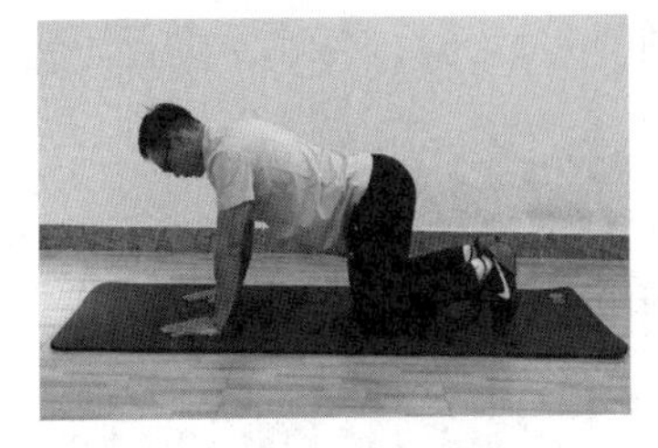

a

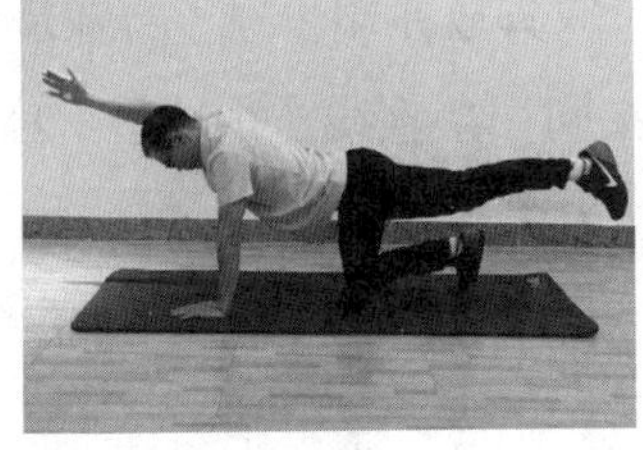

b

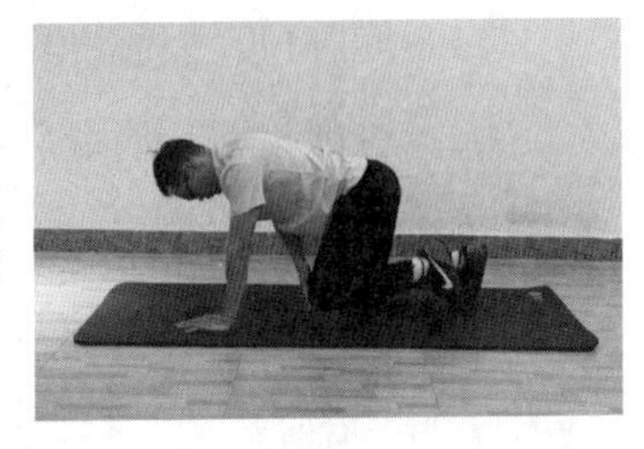

c

图 6-15 鸟狗式

（三）仰卧翻转

1）动作名称：仰卧翻转。

2）动作作用：激活躯干肌群。

3）动作要领（图 6-16）。

（1）仰卧自然双腿伸直，双手自然伸于头顶，脊椎保持中立位。

（2）右腿跨过左腿支撑住地面，躯干核心发力带动身体翻转到左侧，随后回到原位。

（3）同样的方法向右侧翻转。

4）运动负荷：在安全的环境下，进行 3 组 ×6 次 / 组训练，每组间歇 30 s。

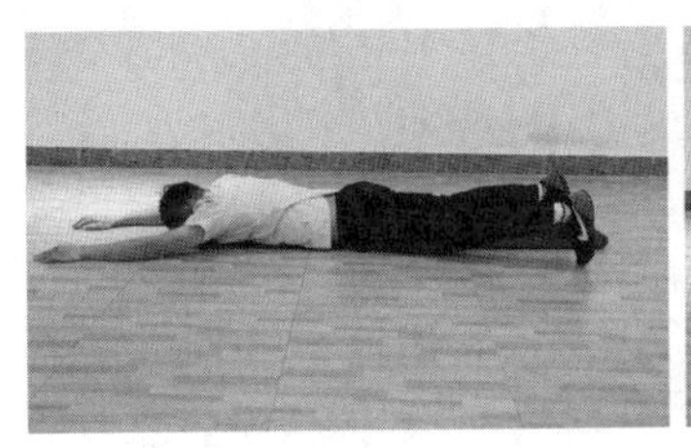

a

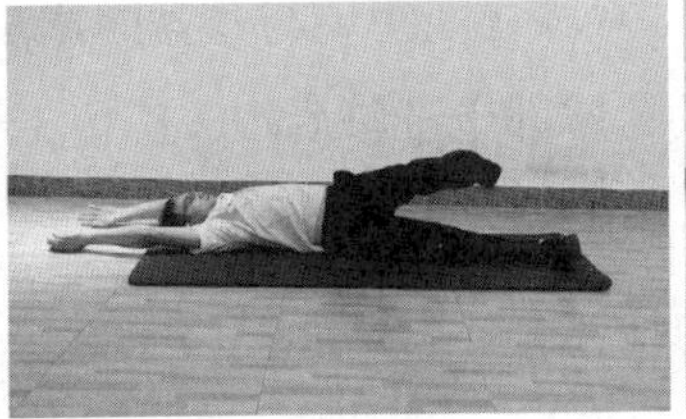

b

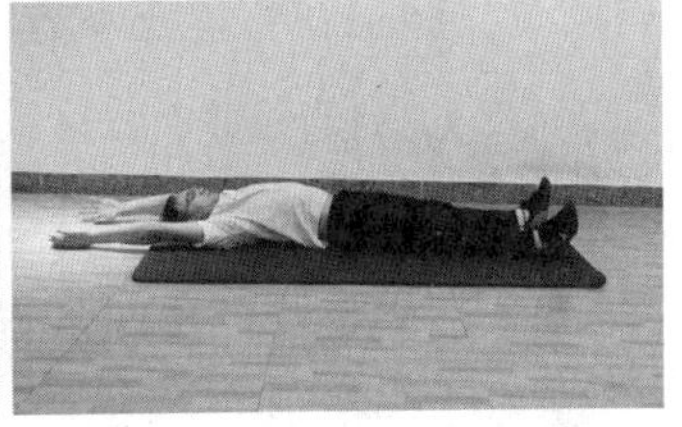

c

图 6-16 仰卧翻转

五、腰部功能训练——强化阶段

（一）瑞士球臀桥

1）动作名称：瑞士球臀桥。

2）动作作用：强化臀肌。

3）动作要领（图 6-17）。

（1）仰卧位，屈髋 90°，双脚放在瑞士球上，双臂伸向天花板，与地面垂直。

（2）臀部抬起，肩髋膝在同一条直线，维持 1～2 s。

（3）还原开始位置。

4）运动负荷：在安全的环境下，进行 3 组 ×6 次 / 组训练，每组间歇 30 s。

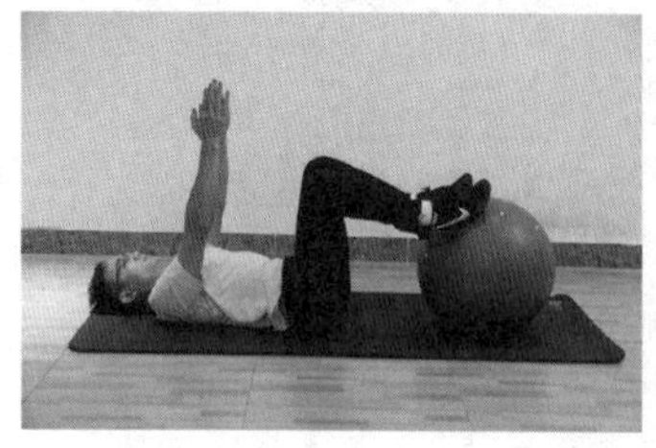
a

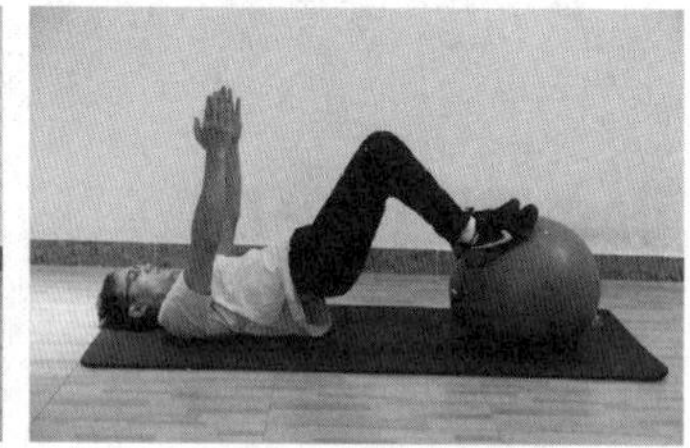
b

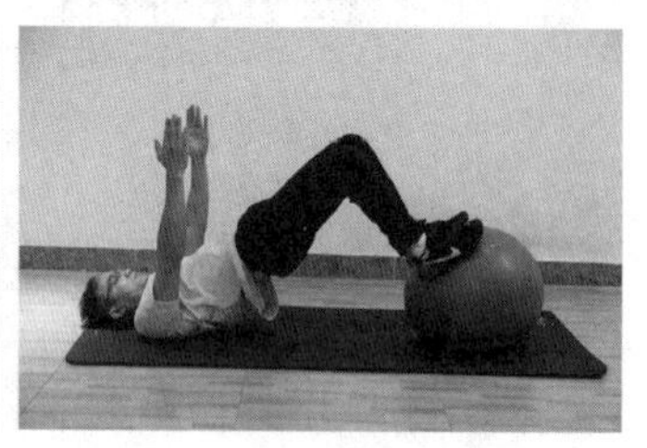
c

图 6-17　瑞士球臀桥

（二）躯干前后移动

1）动作名称：躯干前后移动。

2）动作作用：强化腰部肌群。

3）动作要领（图 6-18）。

（1）双手与双膝呈四点支撑在垫子上，双手在肩部正下方，双手之间距离与双肩同宽，膝盖在骨盆正下方，双膝之间距离与骨盆同宽，脊柱维持中立位。

（2）身体向前、后移动，臀部坐于脚后跟，停留 1～2 s。

（3）回到原位。

4）运动负荷：在安全的环境下，进行 3 组 ×6 次 / 组训练，每组间歇 30 s。

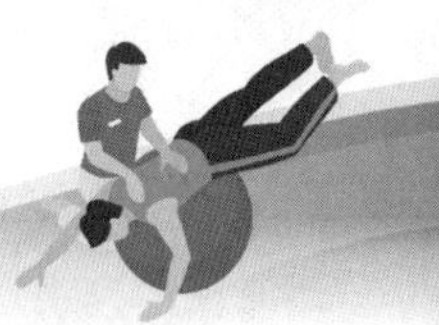

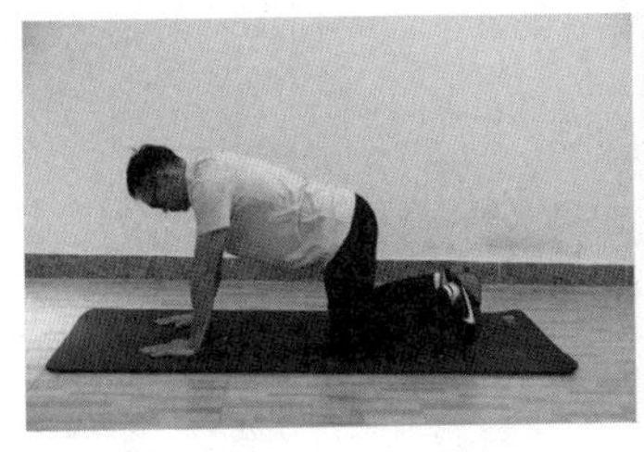

a

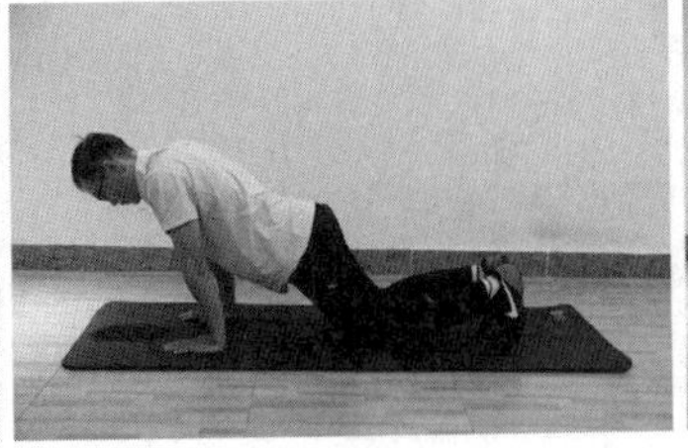

b

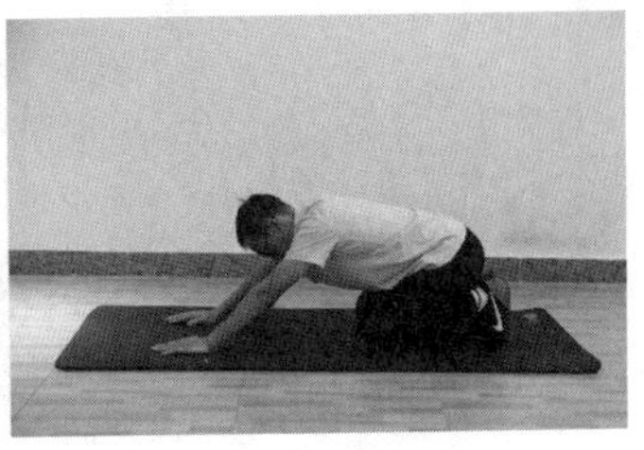

c

图 6-18　躯干前后移动

（三）弓步实心球上提

1）动作名称：弓步实心球上提。

2）动作作用：强化躯干肌群。

3）动作要领（图 6-19）。

（1）左腿弓步，右膝跪于垫子上，双手抱实心球于右侧。

（2）呼气时双手将球向左斜上方提，躯干随之转动。

（3）吸气时还原开始位置，做完一组后换另一侧。

4）运动负荷：在安全的环境下，进行 3 组 ×6 次 / 组训练，每组间歇 30 s。

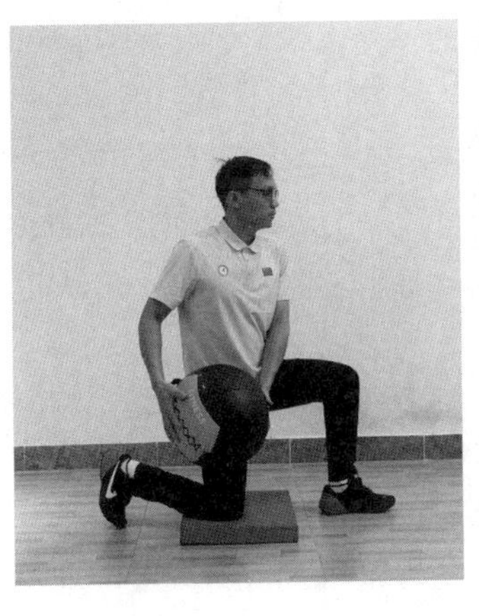

a

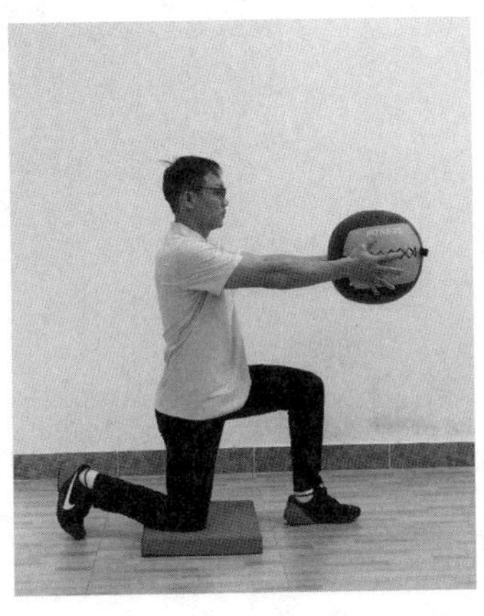

b

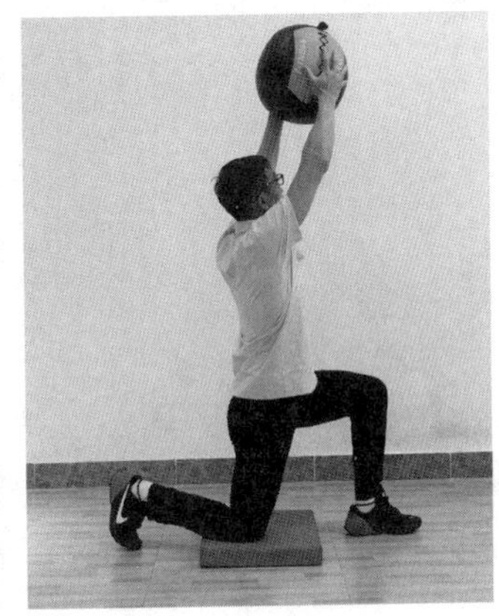

c

图 6-19　弓步实心球上提

项目七
髋部损伤运动康复

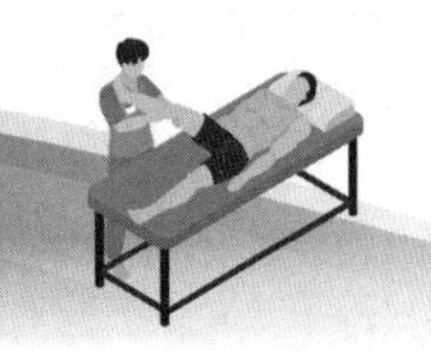

【学习目标】

1. 了解引起髋部损伤的常见疾病及原因。

2. 熟悉髋部解剖功能和功能评估。

3. 掌握常见髋部损伤的运动康复技术。

髋关节是连接躯干和下肢的关节，是一个既要具有能承重的稳定性，又要具有能满足日常活动的灵活性的关节。在日常活动中，髋关节既支撑躯干、上肢及头部的重量，又将下肢的地面反作用力向上传递至骨盆和躯干。因此，髋关节的功能影响着躯干和整个下肢的力学和功能。

任务一　髋部常见损伤

【任务导入】

案例：一跑步爱好者，近日跑步 2 km 后开始出现膝外侧及大腿外侧疼痛，休息后可缓解，再次跑一段距离后出现疼痛，无下肢麻木感。视诊时膝外侧有轻微肿胀，局部按压疼痛。

请思考：

（1）该患者应完善什么评估？

（2）对该患者应制订什么运动康复方案？

一、梨状肌综合征

（一）发病原因与机制

梨状肌综合征系指梨状肌发生损伤、痉挛或变性，使从梨状肌下方穿行而出的坐骨神经受到牵拉、压迫而产生下肢相应的神经压迫症状，是引起干性坐骨神经痛的常见原因。

梨状肌起于骨盆内侧、第 2～4 骶椎体前面，通过坐骨大孔出骨盆进入臀部，以狭细的肌腱止于股骨大转子。坐骨神经由腰骶神经发出，经骨盆在梨状肌下方穿行，沿大腿后侧下行到足部。

梨状肌连接骨盆及股骨，是臀部深层肌肉，主要负责稳定骨盆；梨状肌收缩亦可协同臀肌完成髋关节的外旋、外展和伸直。当髋部主要的伸肌及外展肌（臀大肌和

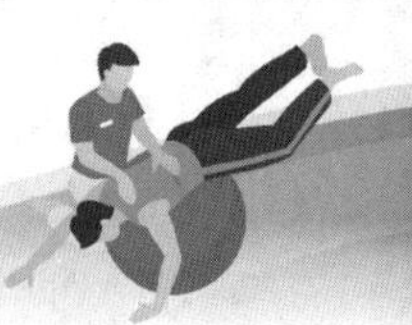

臀中肌）无力时，髋关节在活动中趋于内收、内旋（膝外翻），且梨状肌代偿臀肌功能，导致过度使用，容易压迫坐骨神经引起下肢神经压迫症状。过度重复的髋关节外展、外旋和伸髋运动，如长时间开车、长距离步行、跑步或划船等，或臀部注射药物使梨状肌挛缩，均可能导致梨状肌紧张而压迫坐骨神经。

（二）症状和体征

（1）患侧臀部疼痛、麻木，且沿坐骨神经向大腿后侧及腘窝放射。

（2）盘腿坐、跷二郎腿、弯腰可导致疼痛加重。

（3）触诊时，在梨状肌的体表解剖部位有压痛，可触及条索状。

（4）可能伴有臀肌或下肢肌肉的萎缩及感觉异常。

二、髂胫束综合征

（一）发病原因与机制

髂胫束是阔筋膜张肌和1/3的臀大肌在大腿外侧延续增厚形成的纵行带状腱膜，止于胫骨外侧髁。髂胫束由致密而坚韧的结缔组织构成。

髂胫束综合征指的是膝关节在一定范围内反复多次屈伸，膝外侧髂胫束前后活动时与股骨外上髁反复摩擦，使肌腱附着处充血水肿，产生无菌性炎症，甚至出现滑囊炎的病症。一方面，不适当的过度使用膝关节，如频繁跑步、骑自行车或其他需要反复屈伸膝关节的运动均可能导致髂胫束的过度使用，引发髂胫束综合征，因此髂胫束综合征也称为跑步膝。另一方面，髋周相关肌肉的紧张或薄弱，也会引起髂胫束代偿性缩短、紧张，增加髂胫束的压力，引起髂胫束综合征。

髂胫束是阔筋膜张肌的延续，其紧张多与阔筋膜张肌的缩短紧张相关，而阔筋膜张肌的紧张多与髋周肌肉失衡、代偿性缩短相关，因此治疗髂胫束综合征需要分析髋周肌肉失衡状态。

1. 阔筋膜张肌紧张与臀中肌薄弱

阔筋膜张肌与臀中肌同是髋外展肌，作为髋内收肌群的拮抗肌稳定骨盆和髋关节。当臀中肌薄弱时，步行、跑步时更多依靠阔筋膜张肌稳定骨盆，引起阔筋膜张肌和髂胫束紧张。

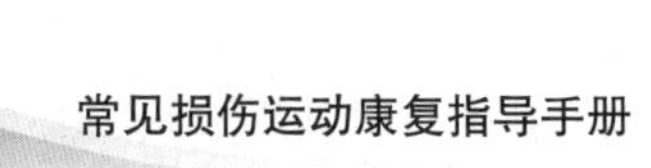

2. 阔筋膜张肌紧张与臀大肌薄弱

髂胫束由阔筋膜张肌和臀大肌共同延续而成，为膝关节提供外侧支持，维持稳定。现代人长期维持坐姿，臀大肌易薄弱无力，阔筋膜张肌需代偿缩短，来维持膝关节稳定，引起髂胫束紧张。

3. 阔筋膜张肌紧张与髂腰肌紧张

阔筋膜张肌与髂腰肌同为屈髋肌，而现代人长时间维持坐姿，使髋关节长期处于屈髋状态，引起髂腰肌和阔筋膜张肌的缩短紧张。

（二）症状和体征

（1）膝关节外侧或大腿外侧疼痛，局部可能有压痛。
（2）运动一段时间后疼痛加剧，休息后缓解。
（3）膝外侧可能有轻度肿胀和局部发热，可能有摩擦或刺痛感。

（三）治疗原则

（1）急性期减少活动量，给予肌肉足够的休息时间，缓解肌肉紧张，减轻炎症渗出。

（2）恢复期拉伸阔筋膜张肌及髂胫束、髂腰肌、臀大肌，减轻肌肉张力。如髋关节外展活动度减少，需放松内收肌群。

（3）髋关节活动度受限，可行相应的关节松动术，改善髋关节灵活性。

（4）强化臀部、髋部及膝关节周围肌肉力量，尤其是臀大肌、臀中肌、内收肌群及股外侧肌群，稳定髋、膝关节，改善肌肉平衡。

（5）调整患者的跑步或其他运动姿势，恢复正确的运动模式。

三、肌肉拉伤

（一）发病原因与机制

髋周容易拉伤的肌肉主要有腘绳肌和股四头肌。腘绳肌位于大腿后侧，包括外

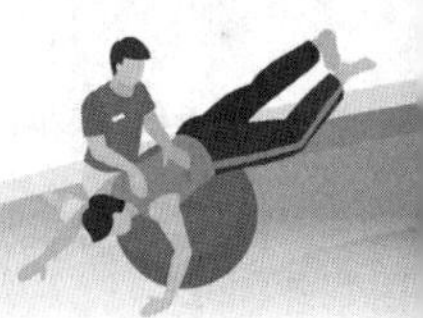

侧的股二头肌和内侧的半腱肌、半膜肌，起于坐骨结节，股二头肌止于胫骨外侧，半腱肌、半膜肌止于胫骨内侧髁，其收缩能使髋关节及屈曲膝关节后伸。股四头肌位于大腿前侧，有 4 个头：股直肌、股内侧肌、股外侧肌和股中间肌。其中，股直肌起于髂前下棘，其余 3 个头起于股骨，4 个头向下形成肌腱包绕髌骨，向下延伸为髌韧带，止于胫骨粗隆，其收缩能屈曲髋关节及伸膝。

肌肉拉伤一般考虑由过度牵拉所致，多有以下三个原因：

（1）缺乏热身：进行剧烈运动，如进行足球、篮球、网球等运动之前没有充分热身。

（2）肌肉疲劳：长时间高强度运动，或缺乏休息，可能导致肌肉疲劳，增加拉伤风险。

（3）肌肉失衡：股四头肌和腘绳肌的肌肉失衡，紧张缩短的一侧容易拉伤。

（二）症状和体征

1. 腘绳肌拉伤

（1）疼痛：大腿后侧突然出现剧痛，或有爆裂声或撕裂的感觉。

（2）肿胀：大腿后侧可能会出现肿胀，局部有压痛。

（3）动作受限：受伤后患肌收缩发力时，如伸髋或屈膝，疼痛加剧。

2. 股四头肌拉伤

（1）疼痛：大腿前侧突然出现剧痛，或有爆裂声或撕裂的感觉。

（2）肿胀：大腿前侧可能会出现肿胀，局部有压痛。

（3）动作受限：受伤后大腿活动时，如屈髋或伸膝，疼痛加剧。

（三）治疗原则

（1）急性期休息，停止或减少活动，给予患肌充分休息，减轻炎症渗出，可给予超声波（中频）治疗。

（2）恢复期可适当进行拉伸运动，重塑肌纤维排列，恢复肌肉弹性和柔韧性。

（3）渐进性加强下肢肌肉力量训练，尤其是臀肌，提高肌力及肌耐力。

（4）进行平衡训练及核心训练，提高身体稳定性及协调性。

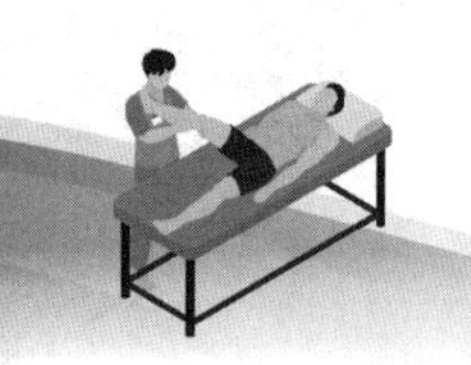

四、髋部常见损伤的预防措施

（一）适量运动

适当的体育锻炼，尤其是负重（自重类）运动，如慢跑、游泳、骑单车等，可增强髋周肌肉的力量和灵活性，有助于维护关节的稳定性。

（二）减轻体重

减轻对髋关节的压迫和磨损，降低患病的风险。

（三）正确的姿势

在日常的生活中维持正确的站姿和坐姿，避免长时间的单一体位，减少关节的负担。

（四）适当功能性训练

适当进行髋周稳定性肌群，主要为臀大肌、臀中肌及躯干核心肌群的力量训练，提高髋周稳定性。

任务二　髋部功能解剖及功能障碍评估

一、髋部功能解剖

1. 髋骨解剖

髋骨由髂骨、坐骨和耻骨融合而成，股骨由股骨头、股骨颈和股骨干组成。髋关节由股骨头及髂骨髋臼形成，周围包绕强韧的关节囊，并由髂股韧带、耻股韧带及坐股韧带支持。

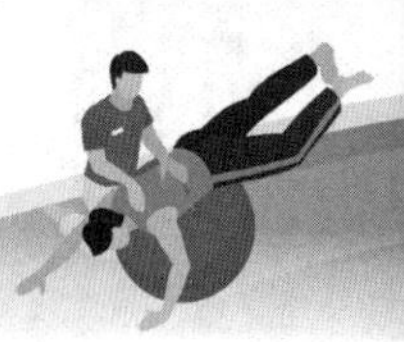

髋关节是一个三轴关节，能在 3 个平面运动，满足下肢活动的灵活性。同时，关节表面由强韧的关节囊和韧带包绕，又能提供关节的稳定性，满足日常的行走、跑跳等动作需求。

2. 髋关节的动作及相关肌肉

髋关节为三轴关节，能在 3 个平面执行屈曲等 6 个方向的关节活动。执行关节活动的相关髋周肌肉如下表所示。其中，部分肌肉执行多个平面的活动，容易出现短缩紧张现象，引起髋周肌肉失衡，影响骨盆稳定（表 7-1）。

表 7-1　髋关节的动作及相关肌肉

动作	主要肌肉
屈曲	髂腰肌、股直肌、阔筋膜张肌、缝匠肌、内收肌群
伸直	臀大肌、腘绳肌
外展	臀中肌、阔筋膜张肌、臀小肌
内收	大收肌、长收肌、短收肌、耻骨肌、股薄肌
外旋	梨状肌、上孖肌、下孖肌、闭孔内肌、闭孔外肌、臀大肌
内旋	臀中肌前束、臀小肌前束、阔筋膜张肌、内收肌群

二、功能障碍评估

1. 髋关节活动度检查

患者主动活动髋关节，检查者观察是否出现动作受限、疼痛。动作受限时，应检查被动活动度。

髋关节屈曲 120° ～140°，后伸 10° ～15°，外旋 35° ～45°，内旋 30° ～35°，外展 35° ～45°，内收 20° ～30°（图 7-1）。

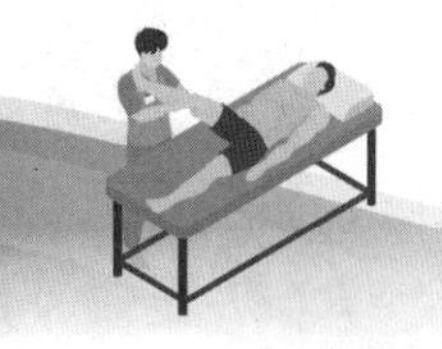
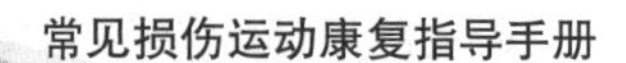

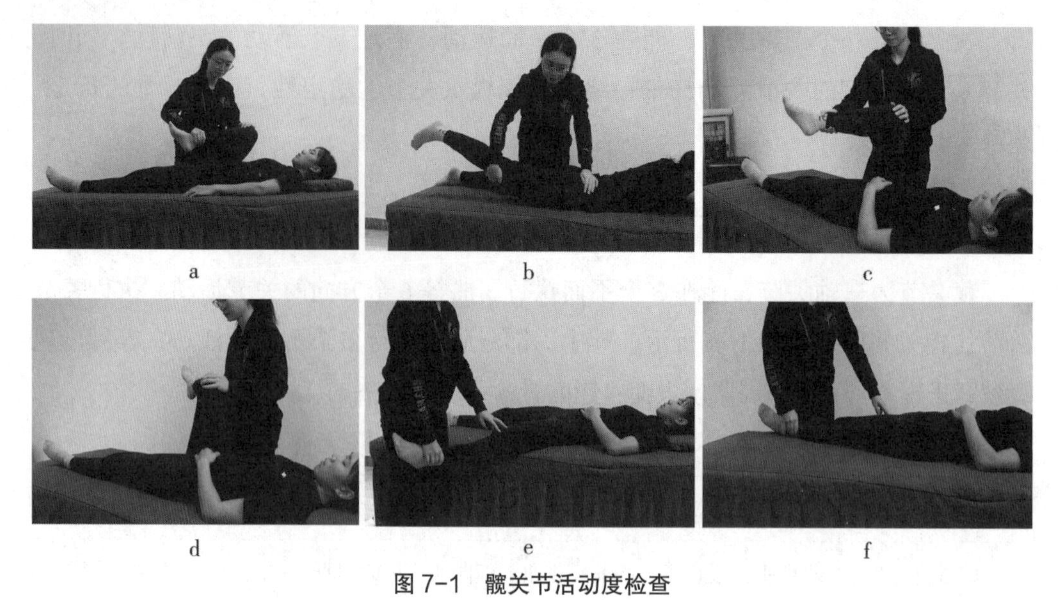

图 7-1　髋关节活动度检查

2. 骨盆前倾的相关肌肉评估

骨盆前倾为骨盆以髋关节横轴为轴心向前转动，使髂前上棘向前下方移动而形成的异常形态。此时髋屈肌和背伸直肌紧张，使髋关节处于屈曲挛缩的状态，可能引起髋关节疼痛。评估骨盆前倾应评估髋屈肌的肌肉长度。髂腰肌、阔筋膜张肌、股直肌、臀中肌前束、臀小肌等髋屈肌紧张均可能引起髋关节屈曲挛缩。

（1）托马斯测试。患者于床边取仰卧位，双手抱对侧膝关节使髋关节最大限度屈曲，慢慢沿床边放下患腿。若大腿抬起，无法贴紧床面则为阳性，提示髂腰肌紧张（图 7-2 a）；若大腿外展，提示阔筋膜张肌紧张（图 7-2 b）；若出现伸膝，小腿无法与地面成 90°，提示股直肌紧张（图 7-2c）。

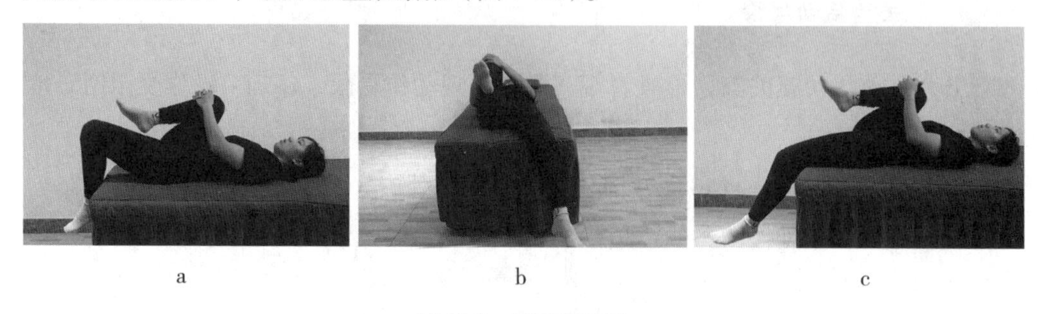

图 7-2　托马斯测试

（2）Ober 测试。用于检查阔筋膜张肌和髂胫束紧张度。患者健侧卧位，健侧腿屈髋屈膝 45°，检查者一手稳定患侧骨盆，一手握住膝关节内侧被动外展髋关节，使患腿稍向后伸展，肩、髋、膝在同一平面，嘱患者内收髋关节，若患者腿部能下降

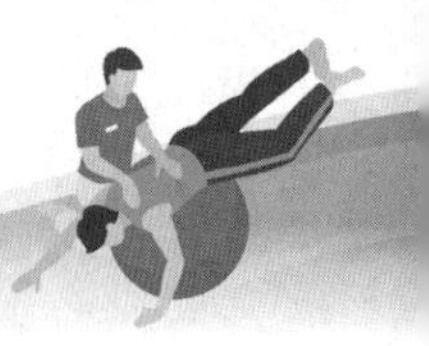

至低于水平线 10° 左右，则阔筋膜张肌和髂胫束的张力正常，否则提示其紧张（图 7-3）。

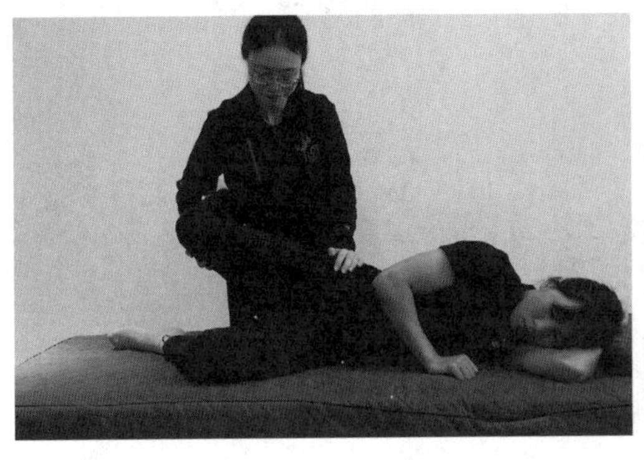

a

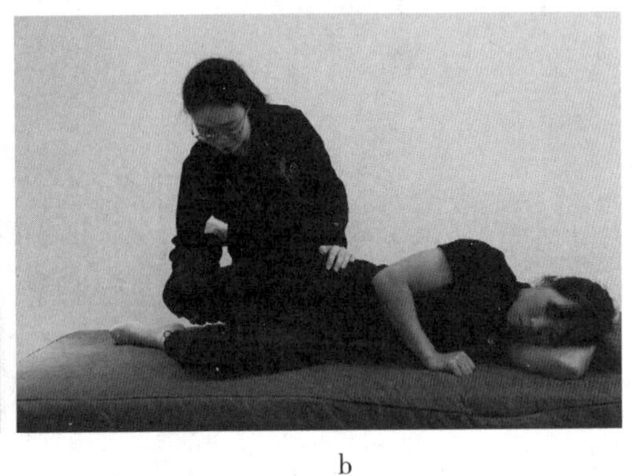

b

图 7-3　Ober 测试

（3）臀中肌、臀小肌测试。患者仰卧位，对侧髋关节内收，检查侧下肢进行内收，并从对侧下肢上方通过，若臀中肌或臀小肌紧张，骨盆向对侧旋转，则为阳性。正常情况下骨盆位置应保持不变。

（4）Noble 挤压试验。用于检查髂胫束紧张度。患者仰卧位，屈膝 90°，在股骨外侧髁施加压力，被动伸膝，膝关节伸展到屈膝 30° 时出现疼痛（图 7-4）。

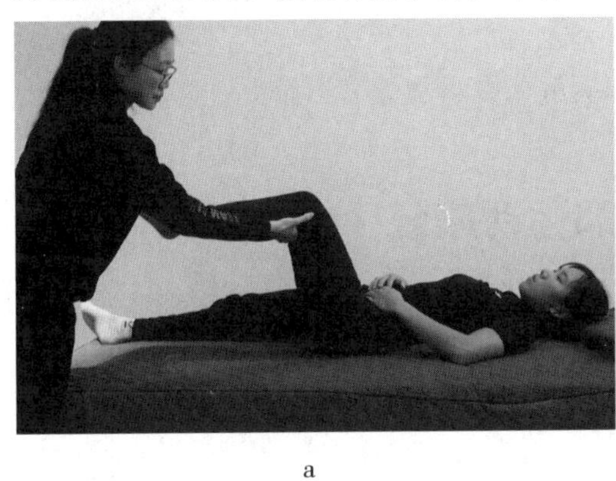

a

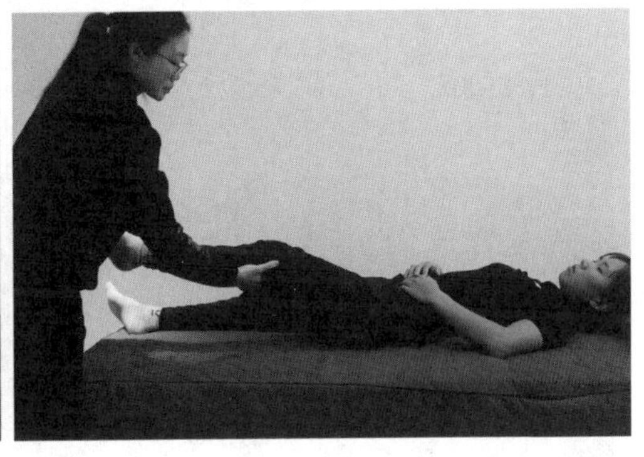

b

图 7-4　Noble 挤压试验

（5）肌肉牵伸及抗阻试验。肌肉拉伤时，患肌被动拉长或抗阻收缩会产生疼痛。牵伸或抗阻收缩腘绳肌、股四头肌，若患肌出现疼痛，提示肌肉拉伤。以腘绳肌为例，图 7-5a 为腘绳肌被动牵伸试验，图 7-5b 为腘绳肌屈膝抗阻试验。

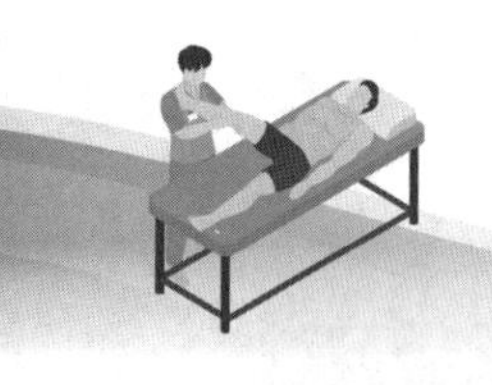

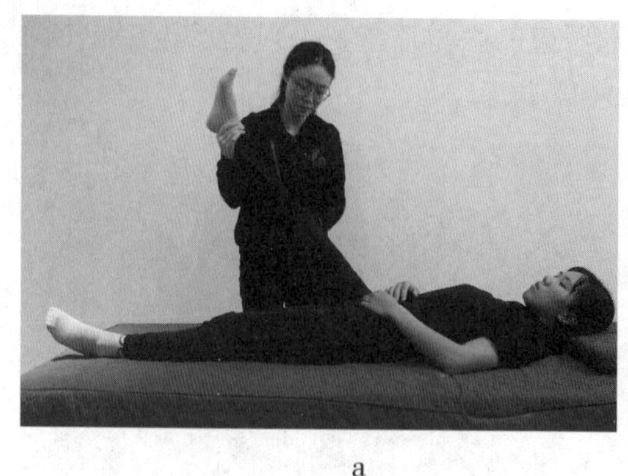

a

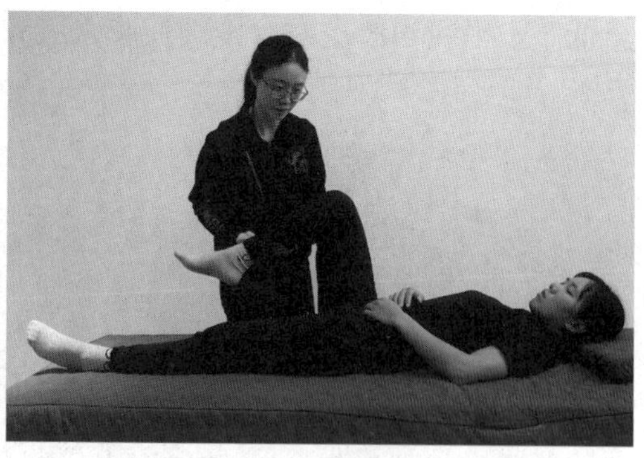

b

图 7-5 屈膝抗阻试验

3. 髋关节撞击征检查

（1）Scour Test（前撞击）。患者仰卧位，屈髋 90°，最大限度内收内旋，检查者沿股骨长轴向下压 10 s，然后快速下压，出现关节前侧疼痛则为阳性。

（2）FADIR Test（前撞击）。患者仰卧位，屈髋 90°，最大限度内收内旋，检查者握住患者脚踝，做内旋运动，在末端保持 10 s 后快速加压。

4. 髋关节稳定性检查

患侧卧位，下方髋关节压紧后内旋疼痛缓解，提示髋关节不稳。

任务三　髋部运动康复

一、筋膜手法

（一）髂胫束

1）手法名称：髂胫束的手法松解。

2）手法作用：缓解髂胫束紧张，释放张力。

3）手法要领（图 7-6）。

（1）患者体位：侧卧位，上面的腿屈曲。

（2）操作程序：治疗师站在背侧。操作手沉肩屈肘，利用身体重量，用前臂的尺骨面放在髂胫束上，沿着大腿外侧向下推至膝关节处。另一手固定骨盆于中立位。

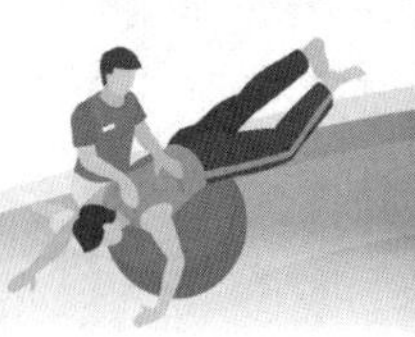

4）手法要求：在安全的环境下，观察患者反应，力度适中，一般操作2～3次。

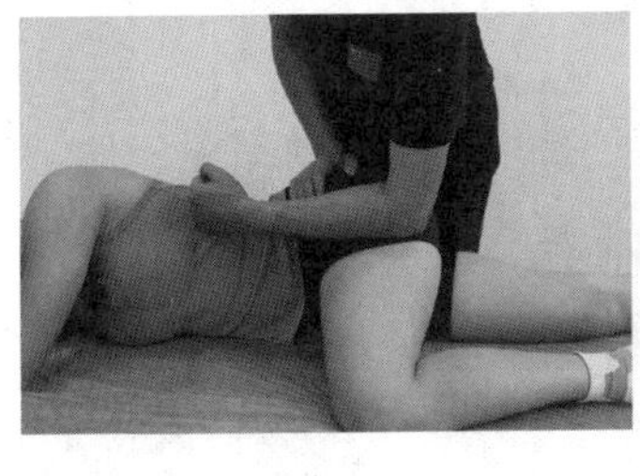
a

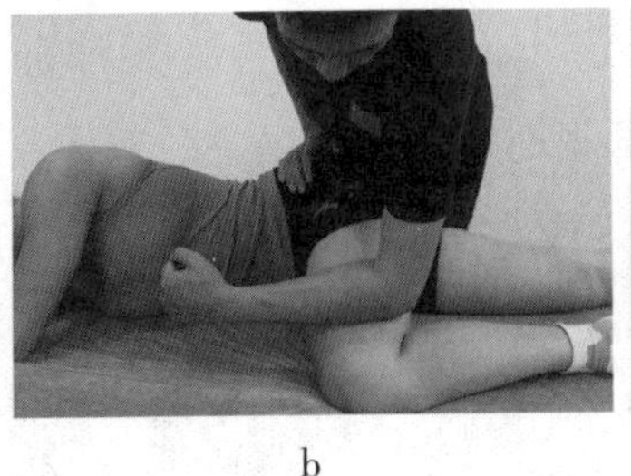
b

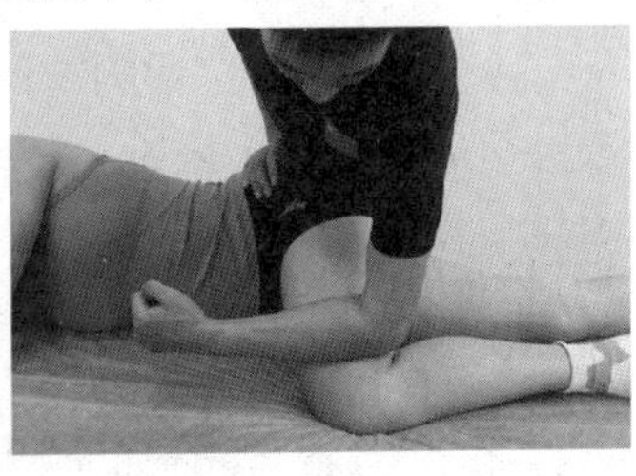
c

图7-6　髂胫束的手法松解

（二）梨状肌

1）手法名称：梨状肌的手法松解。

2）手法作用：缓解梨状肌及筋膜紧张，释放张力。

3）手法要领（图7-7）。

（1）患者体位：俯卧位。

（2）操作程序：治疗师站在患者治疗侧，操作手沉肩屈肘，利用身体重量，用肘部透过上臀部肌肉横向深入锁定梨状肌中部，轻轻下压并沿着梨状肌向内侧推压。另一只手放在髋关节外侧固定。

（3）配合动作：患者配合屈膝，缓慢进行髋关节内旋动作。

4）手法要求：在安全的环境下，观察患者反应，力度适中，一般操作2～3次。

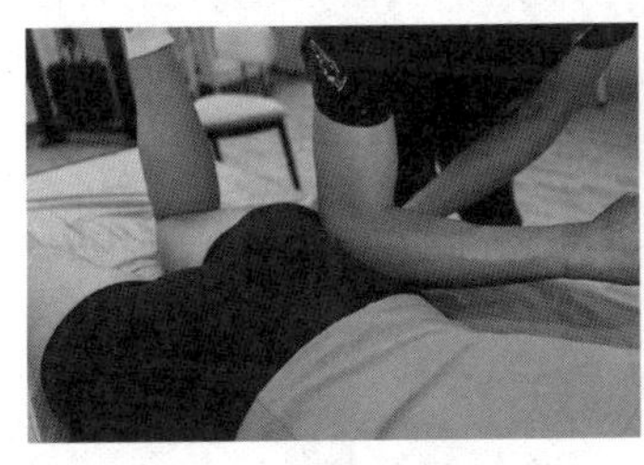
a

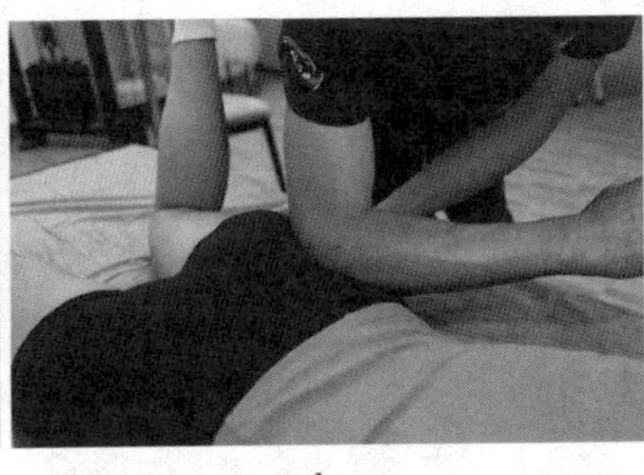
b

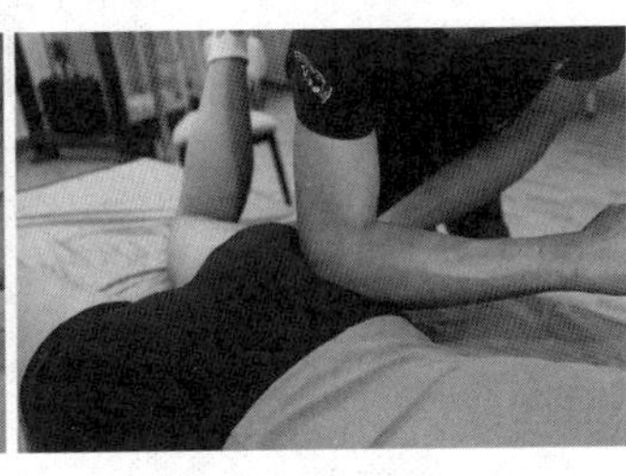
c

图7-7　梨状肌的手法松解

（三）内收肌群

1）手法名称：内收肌群的手法松解。

2）手法作用：缓解内收肌群及筋膜紧张，释放张力。

3）手法要领（图 7-8）。

（1）患者体位：侧卧位，上方腿屈曲，下方腿伸直。

（2）操作程序：治疗师正对患者下肢站立，双手半握拳，利用身体重量，两拳面并列放在大腿内侧面上嵌入内收肌群，沿着大腿内侧向上推，滑动或滚动。

4）手法要求：在安全的环境下，观察患者反应，力度适中，一般操作 2～3 次。

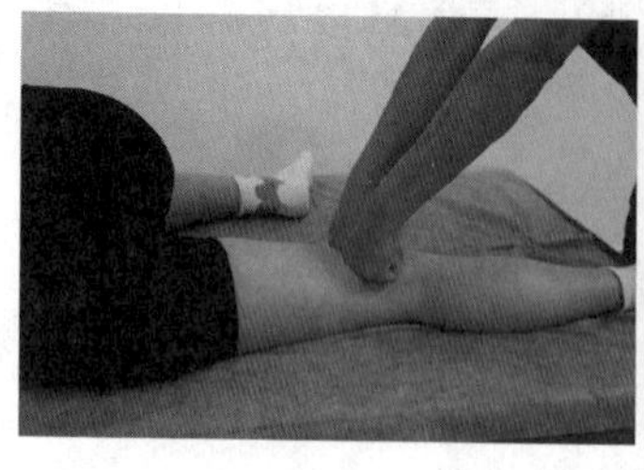
a

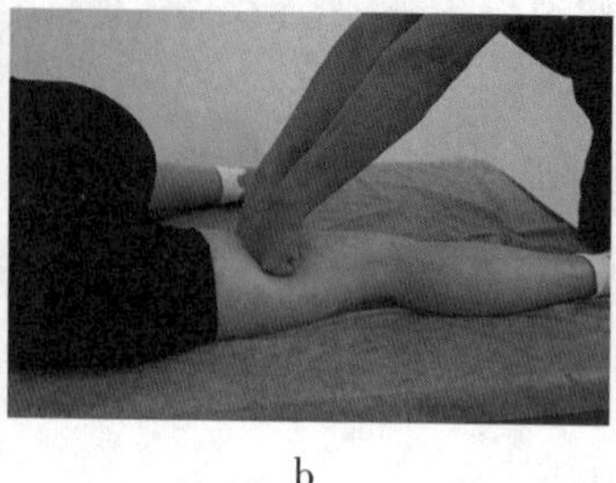
b

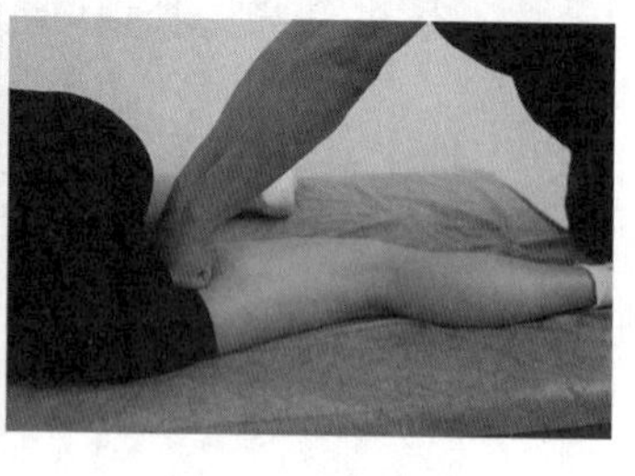
c

图 7-8　内收肌群的手法松解

（四）腰大肌

1）手法名称：腰大肌的手法松解。

2）手法作用：缓解腰大肌及筋膜紧张，释放张力。

3）手法要领（图 7-9）。

（1）患者体位：仰卧位，屈膝 90°。

（2）操作程序：治疗师站在患者治疗侧，操作手三指并齐朝向髂前上棘并沿着其深入腹部内侧，往下轻轻推压，避免压住肠管等组织。

（3）配合动作：患者配合缓慢滑动脚跟，伸展髋关节。

4）手法要求：在安全的环境下，观察患者反应，力度适中，一般操作 2～3 次。

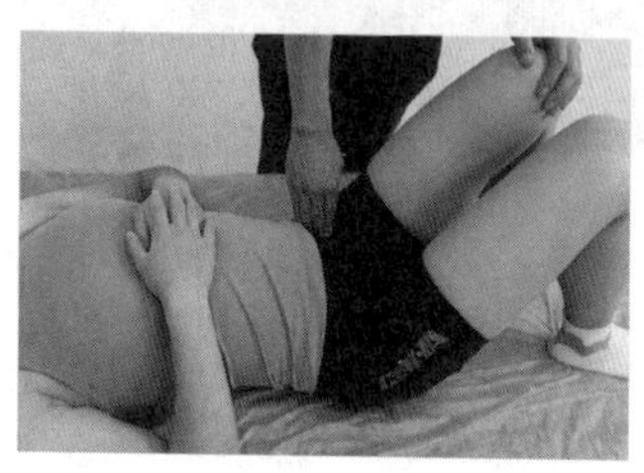
a

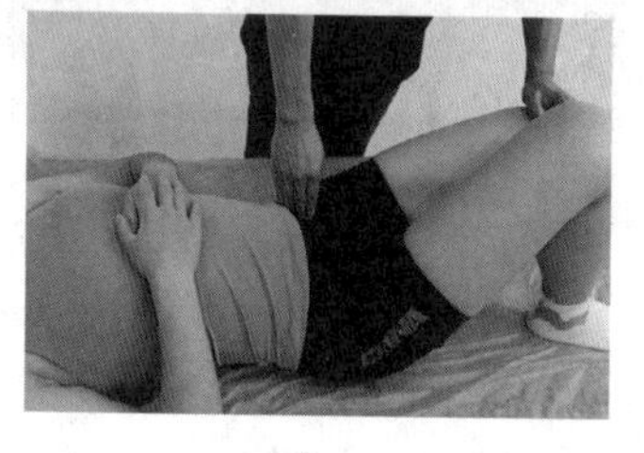
b

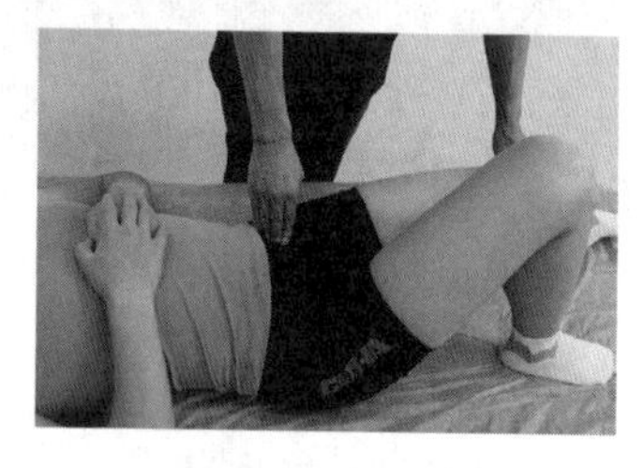
c

图 7-9　腰大肌的手法松解

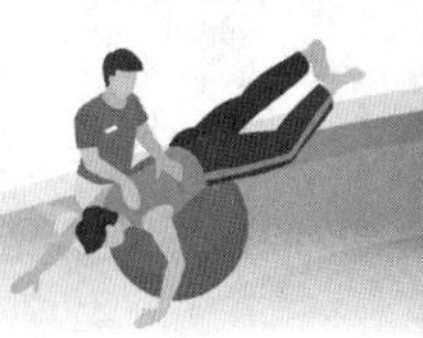

二、髋关节松动术

（一）仰卧位改善髋关节屈曲松动术

1）动作名称：屈髋关节松动术 。

2）动作作用：改善髋关节屈曲活动障碍及疼痛。

3）动作要领（图 7-10）。

（1）患者仰卧，治疗师一手在治疗带内侧固定髋骨，另一手固定股骨远端。

（2）治疗师将治疗带绕在髋关节线附近，确保治疗带平行于地板并垂直于患者股骨。

（3）治疗师后移髋部，横向滑动股骨头，保持滑动的同时将重心从一脚转移到另一脚，引导患者进行髋关节屈曲，注意治疗带应一直与股骨垂直。

（4）保持滑动直到患者回到起始位置。

（5）重复动作 6～10 次。

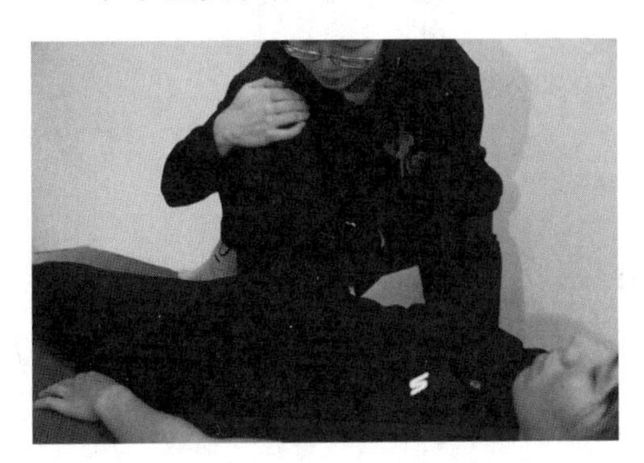

a

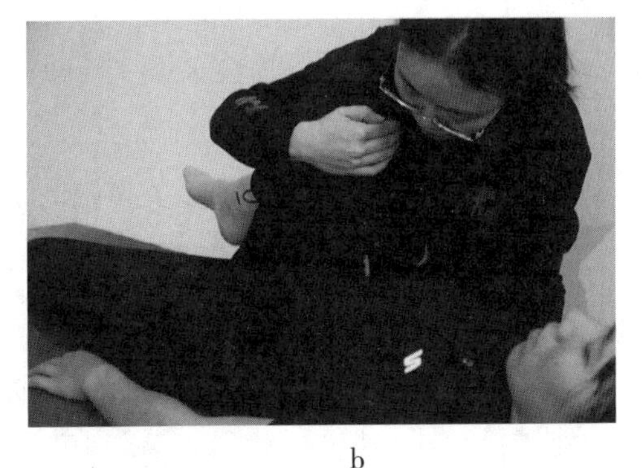

b

图 7-10　屈髋关节松动术

（二）仰卧位改善髋关节内旋 / 外旋动态关节松动术

1）动作名称：改善髋关节内旋 / 外旋动态关节松动术。

2）动作作用：改善髋关节内旋 / 外旋活动障碍及疼痛。

3）动作要领（图 7-11）。

（1）患者仰卧，屈膝屈髋，治疗师一手在治疗带内侧固定髋骨，另一手固定股骨远端。

（2）治疗师将治疗带绕在髋关节线附近，确保治疗带平行于地板并垂直于患者股骨。

（3）治疗师后移髋部，横向滑动股骨头，保持滑动的同时，以胸部稳定患者膝盖外侧，与患者同步进行髋关节内旋（图 7-11b）/ 外旋（图 7-11c），注意治疗带应一直与股骨垂直。

（4）保持滑动直到患者回到起始位置。

（5）重复动作 6～10 次。

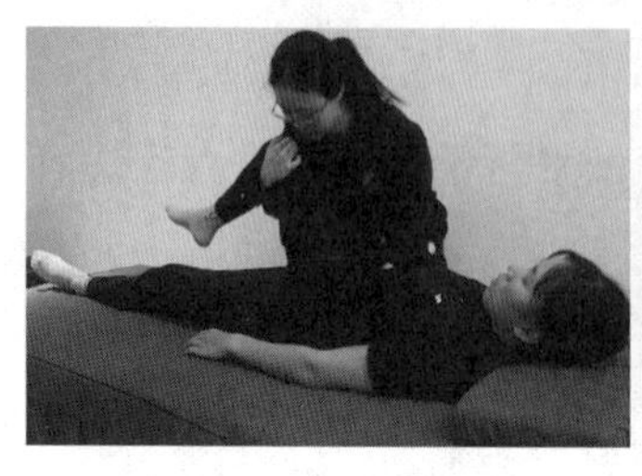
a

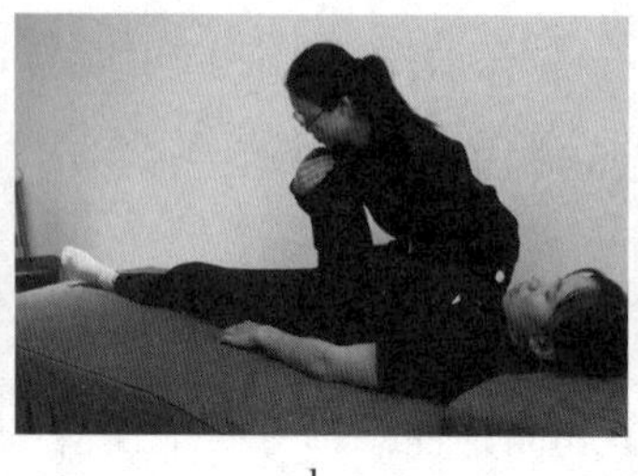
b

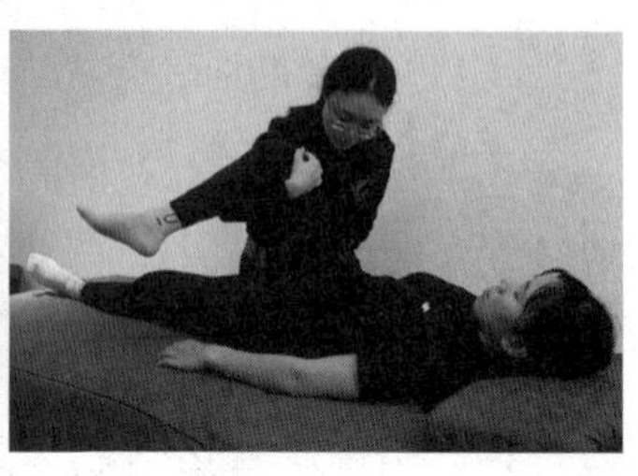
c

图 7-11　改善髋关节内旋 / 外旋

（三）负重位改善髋关节外展动态关节松动术

1）动作名称：髋关节外展关节松动术。

2）动作作用：改善髋关节外展活动障碍及疼痛。

3）动作要领（图 7-12）。

（1）患者站位，双脚分开，治疗师站在患者侧后方，双手放在骨盆上以保持稳定。

（2）治疗师将治疗带绕在髋关节线附近，确保治疗带平行于地板并垂直于患者股骨。

（3）治疗师后移髋部，横向滑动股骨头，保持滑动的同时，患者与治疗师一起侧弓步以移动骨盆，保持治疗带平行于地面。

（4）保持滑动直到患者回到起始位置。

（5）重复动作 6～10 次。

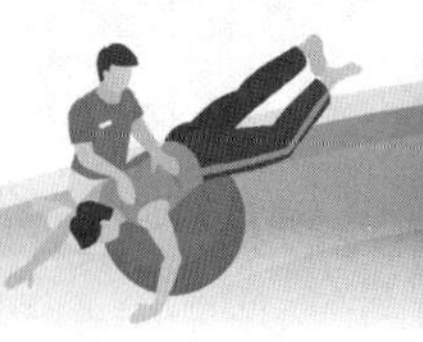

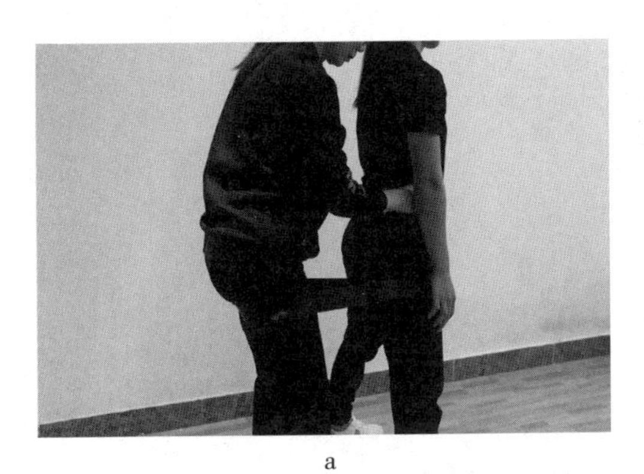

a

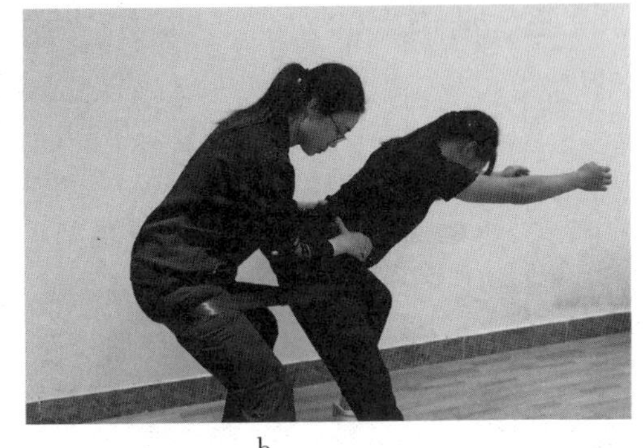

b

图 7-12　髋关节外展关节松动术

（四）负重位改善髋关节后伸关节松动术

1）动作名称：负重位髋关节后伸松动术。

2）动作作用：改善髋关节后伸活动障碍及疼痛。

3）动作要领（图 7-13）。

（1）患者站位，双脚分开，置健侧腿于凳上，治疗师站在患者健侧方，双手放在骨盆上以保持稳定。

（2）治疗师将治疗带绕在髋关节线附近，确保治疗带平行于地板并垂直于患者股骨。

（3）治疗师后移髋部，横向滑动股骨头，保持滑动的同时，患者与治疗师一起前弓步以移动骨盆，保持治疗带平行于地面。

（4）保持滑动直到患者回到起始位置。

（5）重复动作 6～10 次。

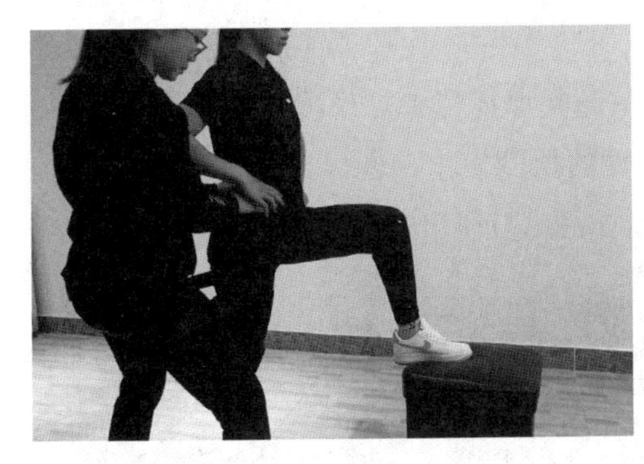

a

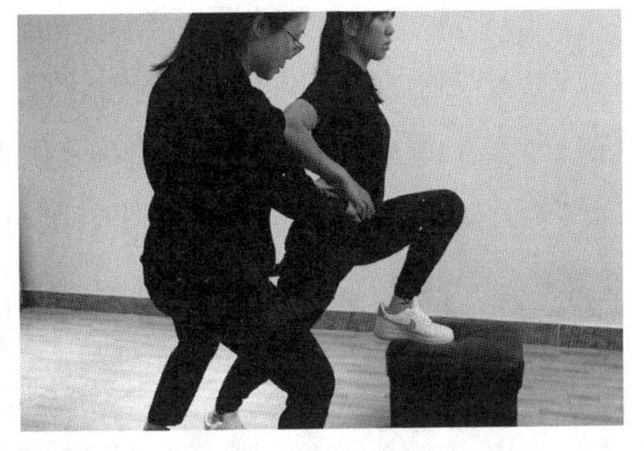

b

图 7-13　负重位髋关节后伸松动术

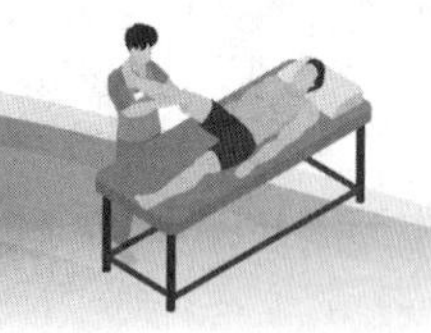

三、肌肉牵伸

（一）髋部内侧肌群牵伸

1）动作名称：侧压腿。

2）动作作用：释放髋部内侧肌群张力。

3）动作要领（图 7-14）。

（1）手膝跪位支撑，两手与肩同宽，脊椎保持中立位。

（2）保持上半身不动，一侧蹋趾向外上方划半圆，带动髋外展直到大腿内侧有拉伸感而不能外展为止，进行 3 次深呼吸。

4）运动负荷：在安全的环境下，进行 2 组 ×3 次 / 组训练，每组间歇 15 s。

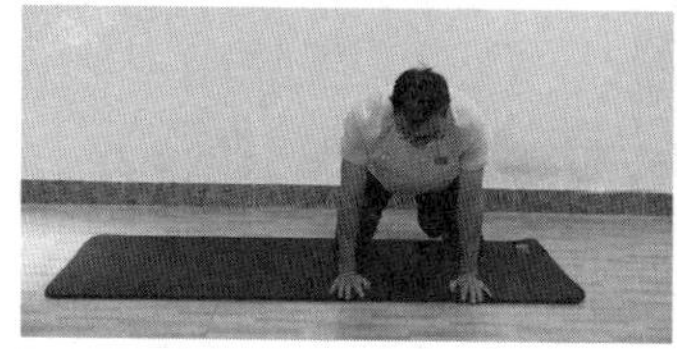

a

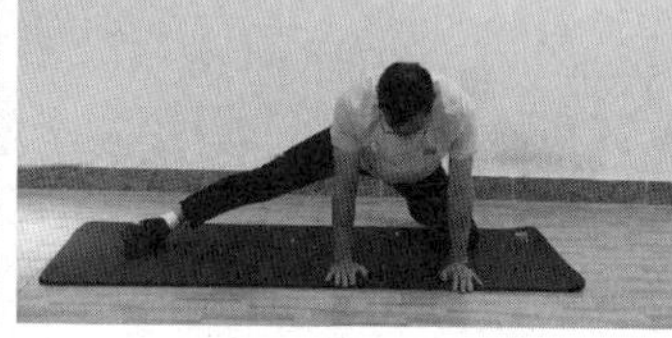

b

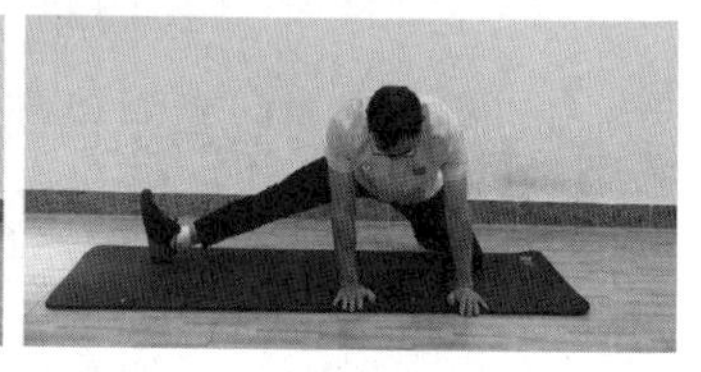

c

图 7-14　髋部内侧肌群牵伸

（二）髋部前侧肌群牵伸

1）动作名称：弓步压髋。

2）动作作用：释放髋部前侧肌群张力。

3）动作要领（图 7-15）。

（1）两脚前后打开约两个脚长后站立，双手叉腰，上半身始终保持中立位。

（2）双腿屈膝缓慢下跪，直到后脚完全跪到瑜伽垫上，前腿自然屈膝，上身整体往前，直到髋前侧有拉伸感或直到不能下跪的角度为止，进行 3 次深呼吸。

4）运动负荷：在安全的环境下，进行 2 组 ×3 次 / 组训练，每组间歇 15 s。

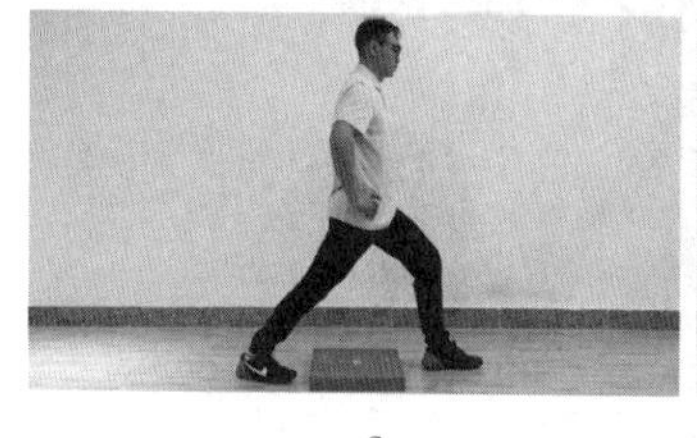

a

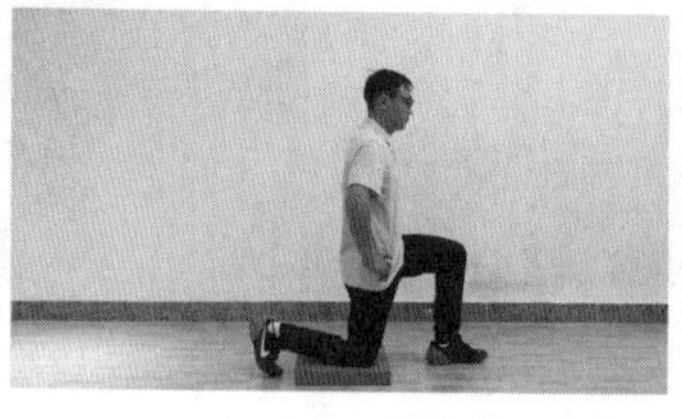

b

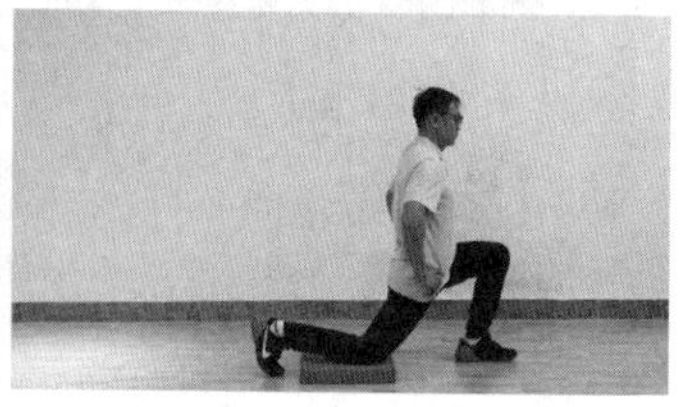

c

图 7-15　髋部前侧肌群牵伸

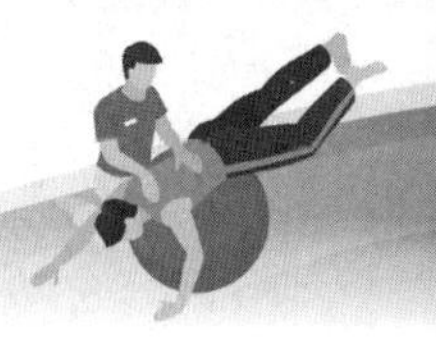

（三）髋部后侧肌群牵伸

1）动作名称：青蛙趴。

2）动作作用：释放髋部后侧肌群张力。

3）动作要领（图 7–16）。

（1）两膝打开约两个肩宽后跪在瑜伽垫上，屈髋，使得上半身基本保持平直，双手支撑，脊椎保持中立位。

（2）髋部缓慢向脚跟处移动，直到髋后侧有拉伸感为止，进行 3 次深呼吸。

4）运动负荷：在安全的环境下，进行 2 组 ×3 次 / 组训练，每组间歇 15 s。

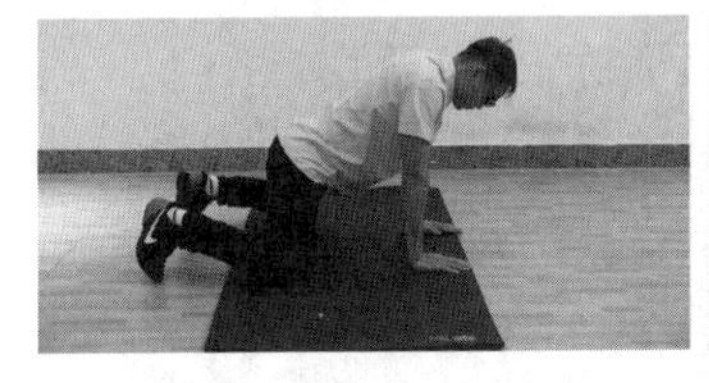
a

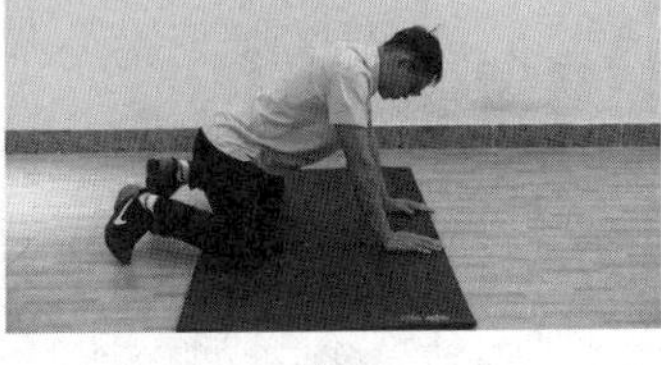
b

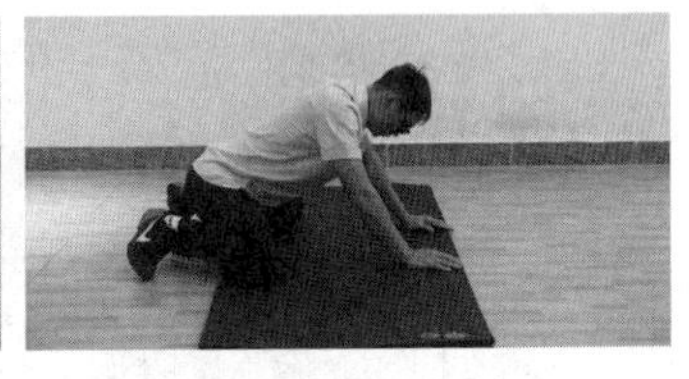
c

图 7–16　髋部后侧肌群牵伸

四、灵活性训练

（一）髋部屈伸灵活性

1）动作名称：髋部前后移动。

2）动作作用：增加髋部屈伸灵活性。

3）动作要领（图 7–17）。

（1）两膝打开约 1.5 个肩宽后跪在瑜伽垫上，臀部尽量靠近足跟，屈髋，使得上半身与瑜伽垫基本保持平行，双掌与肩同宽支撑上身，脊椎和头部始终保持中立。

（2）髋部从屈曲位逐渐过渡到伸髋位，同时带动身体重心逐渐前移。

（3）髋部从伸髋位逐渐过渡到屈曲位，同时带动身体重心逐渐后移到起始位。

4）运动负荷：在安全的环境下，进行 3 组 ×6 次 / 组训练，每组间歇 30 s。

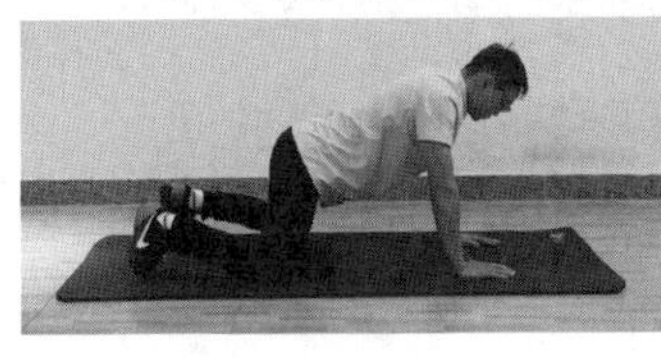
a

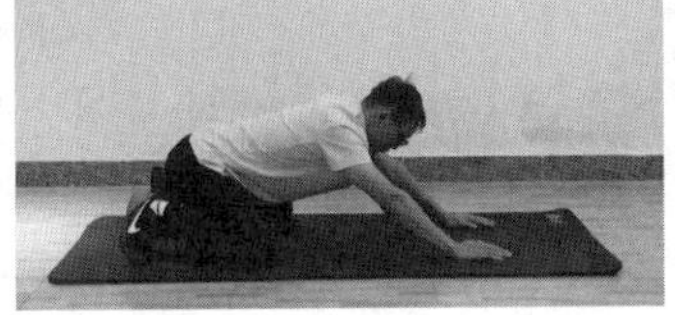
b

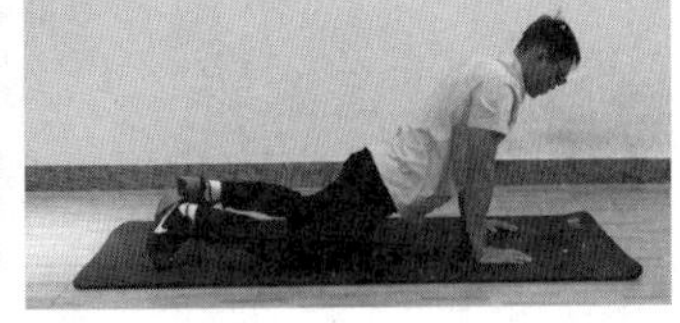
c

图 7–17　髋部屈伸灵活性

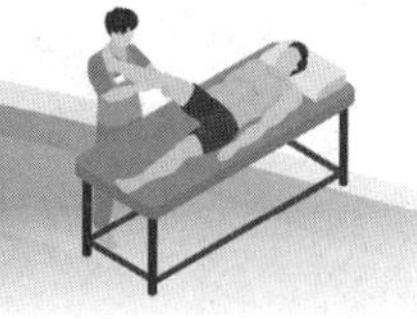

（二）髋部旋转灵活性

1）动作名称：左右摆髋。

2）动作作用：增强髋部旋转灵活性。

3）动作要领（图 7-18）。

（1）坐在瑜伽垫上，双掌放于臀部两侧支撑上身，屈髋约 70°，屈膝约 90°，足跟着地，髋尽量外旋。

（2）保持上半身不动，髋部从外旋位逐渐过渡到内旋位，然后在内旋的尽头再过渡到外旋位。

4）运动负荷：在安全的环境下，进行 3 组 ×6 次 / 组训练，每组间歇 30 s。

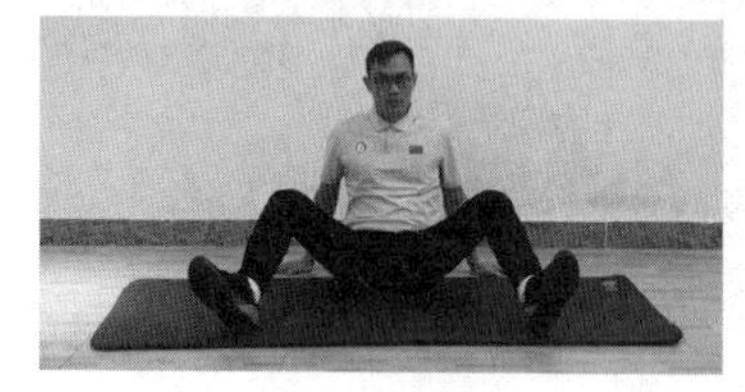
a

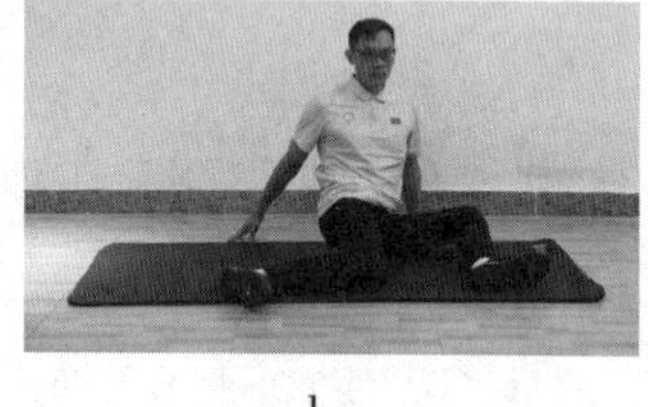
b

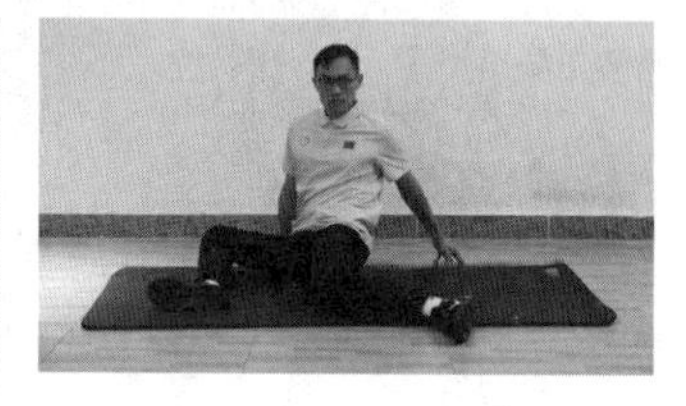
c

图 7-18　髋部旋转灵活性

五、髋部功能训练——适应阶段

（一）蚌式开合训练

1）动作名称：蚌式开合训练。

2）动作作用：激活髋外展肌群。

3）动作要领（图 7-19）。

（1）侧卧，屈髋 70°，屈膝 90°，双腿并拢，弹力圈固定在膝关节上方，上身保持中立位不动，一手臂垫在头下，另一手在身前固定上身。

（2）以足跟为轴，呼气做髋外展，吸气还原到起始位。

4）运动负荷：在安全的环境下，进行 3 组 ×6 次 / 组训练，每组间歇 30 s。

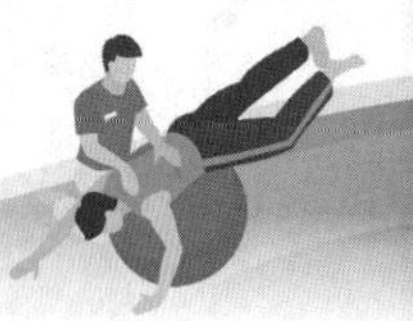

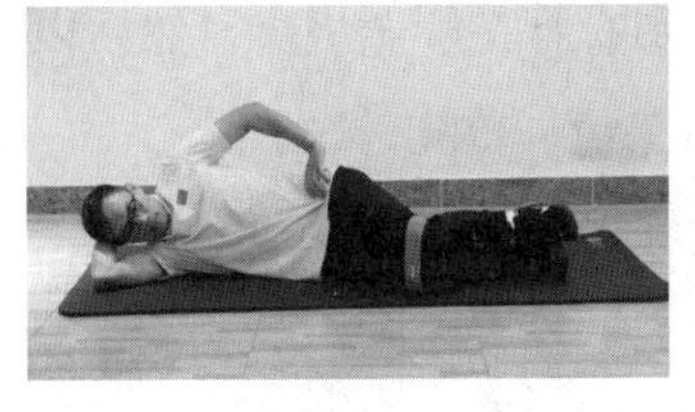

a

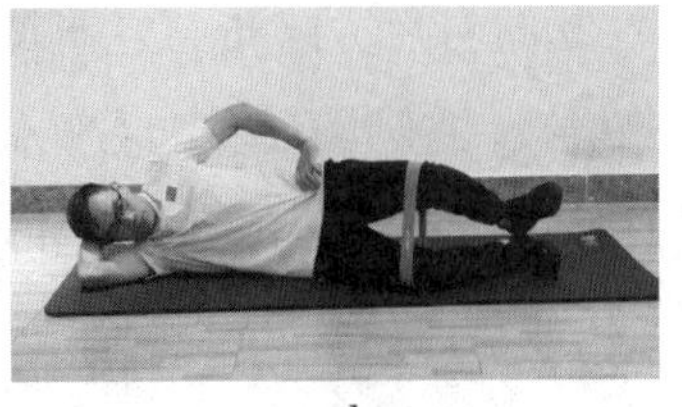

b

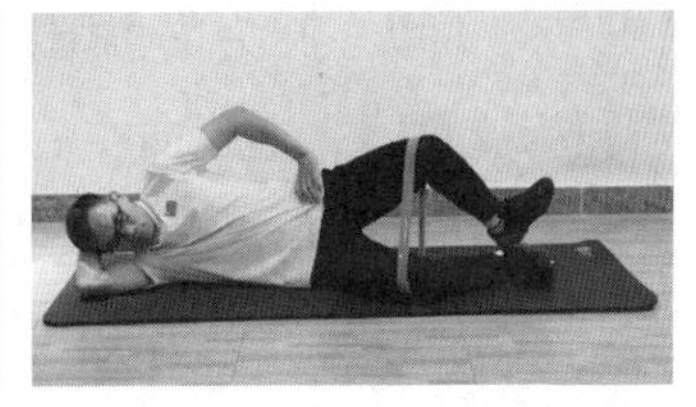

c

图 7-19　蚌式开合训练

（二）弹力带横向走

1）动作名称：弹力带横向走。

2）动作作用：激活髋外展肌群。

3）动作要领（图 7-20）。

（1）站立位，屈髋 70°，屈膝 60°，双脚与肩同宽，弹力圈固定在膝关节上方，上身保持中立位不动。

（2）先向左侧外展髋部做横向行走 2 次，再向右侧外展髋部做横向行走 2 次。

4）运动负荷：在安全的环境下，进行 3 组 ×6 次 / 组训练，每组间歇 30 s。

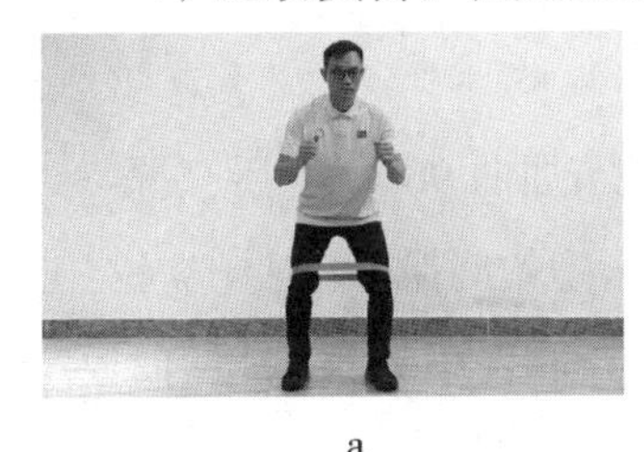

a

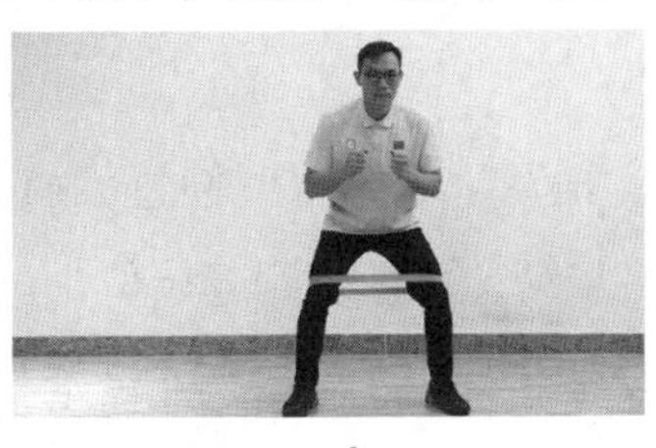

b

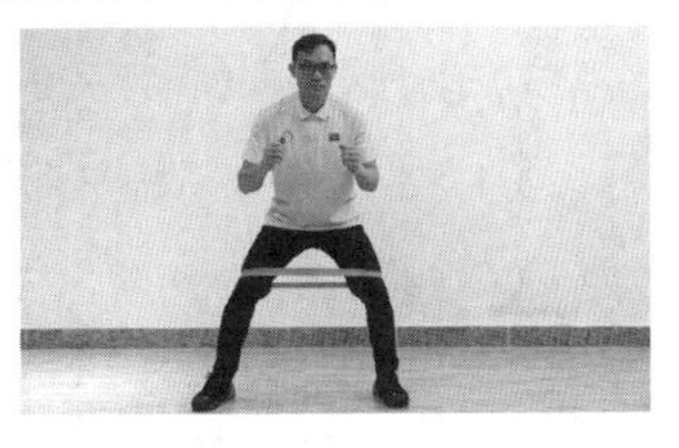

c

图 7-20　弹力带横向走

（三）弹力带斜向走

1）动作名称：弹力带斜向走。

2）动作作用：激活髋外展和屈伸肌群。

3）动作要领（图 7-21）。

（1）站立位，屈髋 70°，屈膝 60°，双脚并拢，弹力圈固定在膝关节上方，上身保持中立位不动。

（2）以左腿为支撑腿，右腿向右前方跨步，左脚回到右脚左侧做垫步，然后以右腿为支撑腿，左腿向左前方跨步，右脚回到左脚右侧做垫步，重复 1 次。

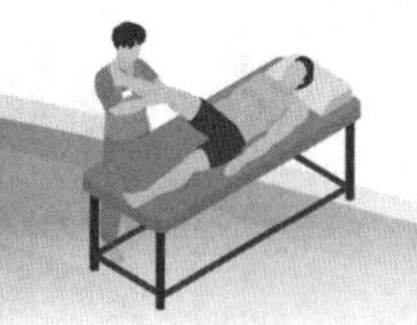

（3）以左腿为支撑腿，右腿向右后方跨步，左脚回到右脚左侧做垫步，然后以右腿为支撑腿，左腿向左后方跨步，右脚回到左脚右侧做垫步，重复一次。

4）运动负荷：在安全的环境下，进行 3 组 ×6 次 / 组训练，每组间歇 30 s。

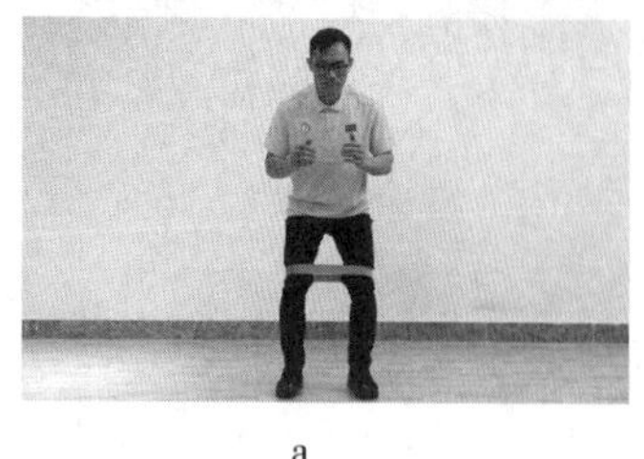
a
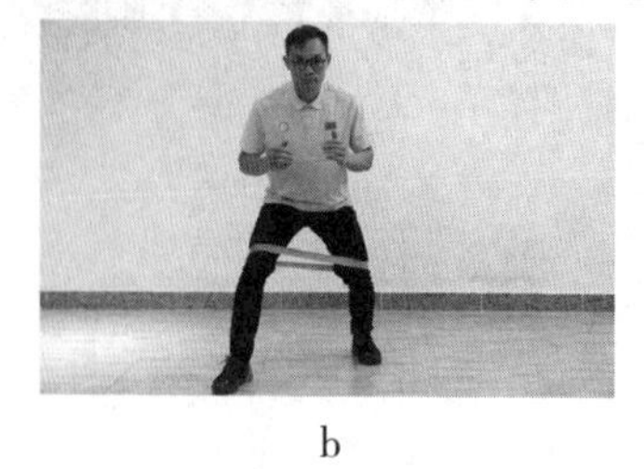
b
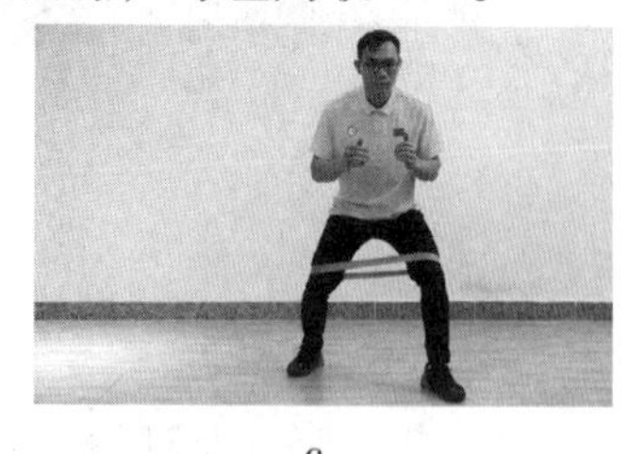
c

图 7-21　弹力带斜向走

六、髋部功能训练——强化阶段

（一）侧向弓步蹲

1）动作名称：侧向弓步蹲。

2）动作作用：强化髋部外展和屈伸肌群。

3）动作要领（图 7-22）。

（1）站立位，双腿打开，稍宽于肩，双臂伸直，肩关节屈曲 90°，双手交握。

（2）以右腿为支撑，做弓步蹲，再恢复到起始位，过程中始终保持脊柱中立位。

（3）以左腿为支撑，做弓步蹲，再恢复到起始位，过程中始终保持脊柱中立位。

4）运动负荷：在安全的环境下，进行 3 组 ×6 次 / 组训练，每组间歇 30 s。

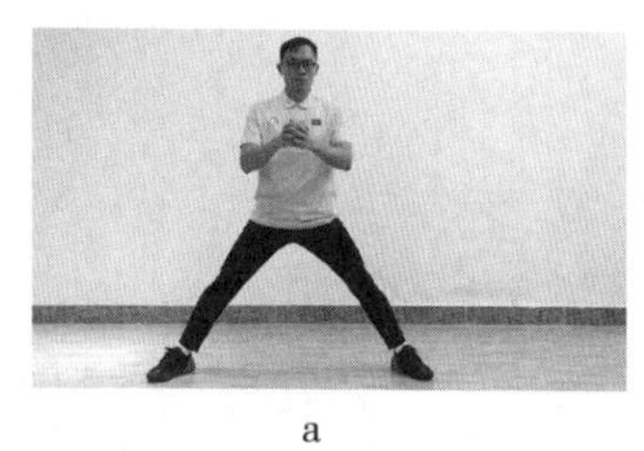
a
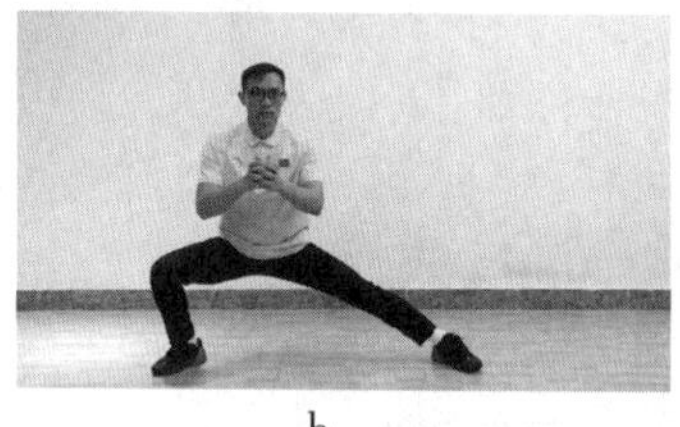
b
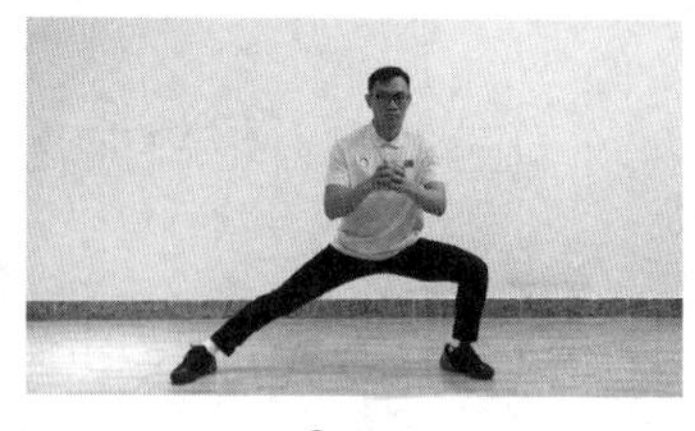
c

图 7-22　侧向弓步蹲

（二）单腿上跳箱

1）动作名称：单腿上跳箱。

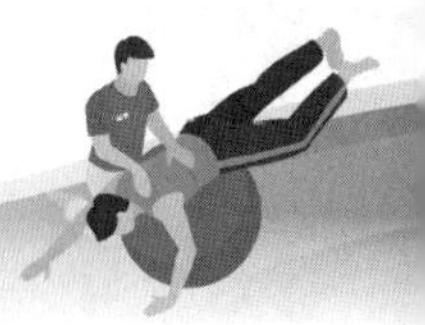

2）动作作用：强化髋屈伸肌群。

3）动作要领（图 7-23）。

（1）双手自然置于体侧，上身始终保持脊椎中立位，右腿站立于地面，左腿膝关节屈曲踏在跳箱右侧。

（2）左腿伸膝发力，站上跳箱，同时右腿屈髋 90°、屈膝 90°，保持 2 s，回到起始位。

（3）可左右交替进行训练。

4）运动负荷：在安全的环境下，进行 3 组 ×6 次 / 组训练，每组间歇 30 s。

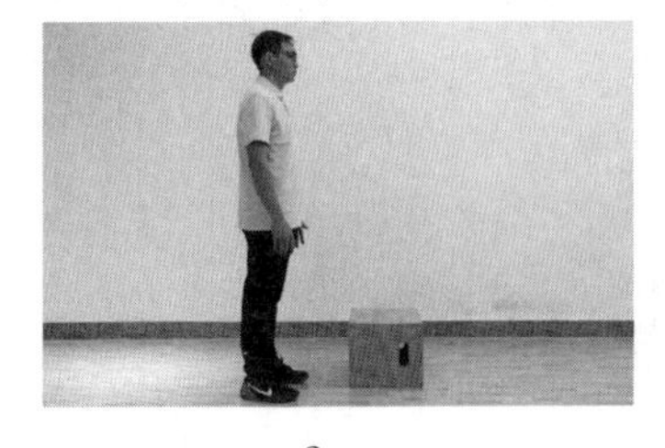
a

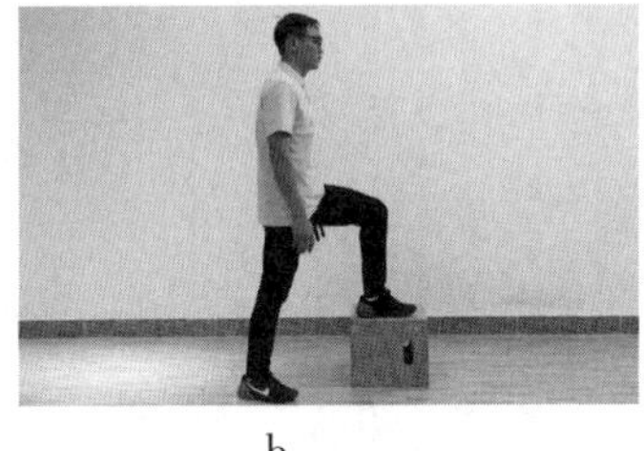
b

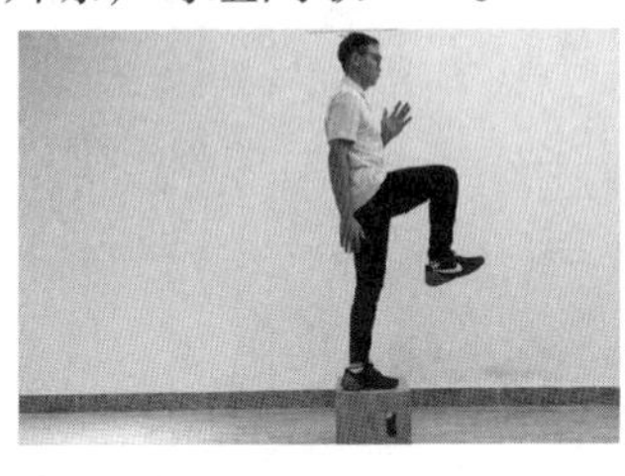
c

图 7-23　单腿上跳箱

（三）波速球分腿蹲

1）动作名称：波速球分腿蹲。

2）动作作用：强化髋屈伸肌群。

3）动作要领（图 7-24）。

（1）双手握哑铃置于体侧，上身始终保持脊椎中立位，右腿站立于地面，左腿垫足踩在身后的波速球上。

（2）双侧下肢同时屈髋屈膝，身体重心垂直下移，直到右膝关节接近 90° 或不能屈曲为止，再回到起始位。

（3）可左右交替进行训练。

4）运动负荷：在安全的环境下，进行 3 组 ×6 次 / 组训练，每组间歇 30 s。

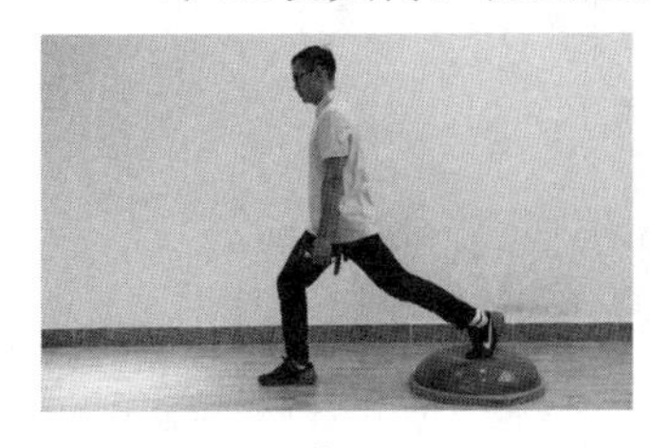
a

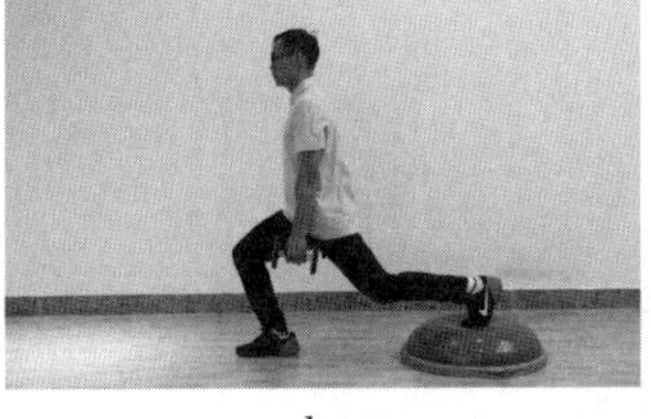
b

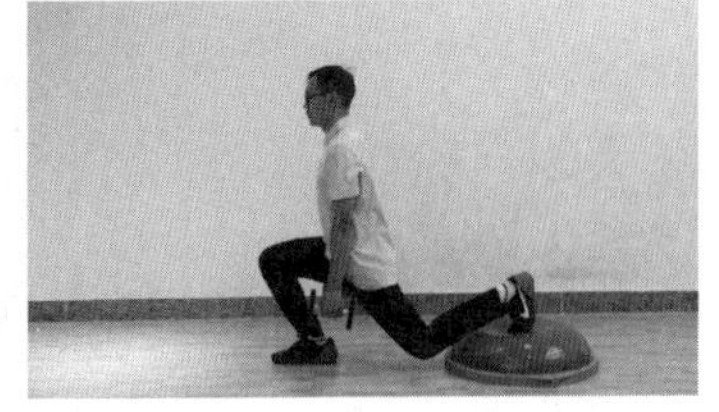
c

图 7-24　波速球分腿蹲

项目八

膝部损伤运动康复

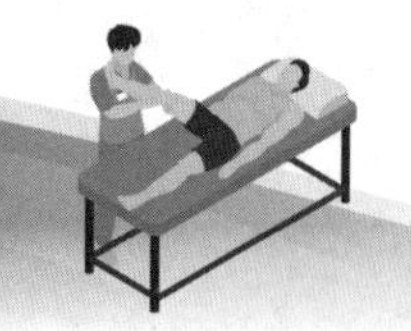
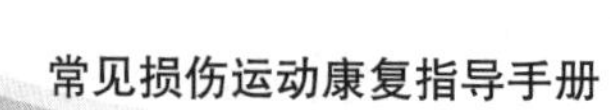

【学习目标】

1. 了解膝关节解剖功能和引起疼痛的原因。
2. 熟悉引起膝关节疼痛的常见疾病及预防措施。
3. 掌握膝关节疼痛的功能评估和运动康复。

膝关节是人体最复杂和负重最大的关节。膝关节主要由股骨、胫骨和髌骨构成，股骨下端关节面和胫骨上端关节面接触面积小，存在骨性结构不稳的特征，膝关节稳定性主要依靠膝关节周围的韧带和其他软组织来维持。膝关节除了屈伸之外，还有内外翻、旋转等活动，膝关节的损伤大部分发生于运动中的关节扭转或者转向动作中。

任务一　膝部常见损伤

【任务导入】

案例：患者，男性，22 岁，足球运动爱好者。在一次比赛中右膝处于外翻外旋位时受伤，伤后右膝关节疼痛，行走功能受限。

请思考：

（1）如何进行功能评估？

（2）如何制订运动康复方案？

一、膝关节内侧副韧带损伤

（一）损伤原因和机制

内侧副韧带损伤的发生主要是由于在膝关节屈曲状态下，小腿突然外展外旋；或足及小腿固定，大腿突然内收内旋，这些都可导致内侧副韧带损伤。如足球运动员在铲球、勾球或二人对脚时，膝关节外翻应力导致韧带损伤。

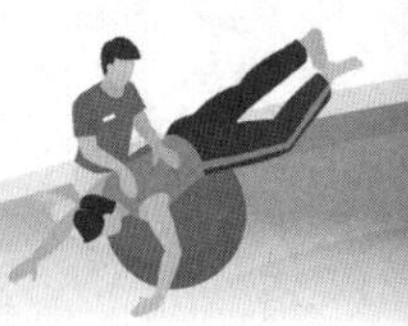

（二）症状和体征

1. 症状

患者一般有明显外伤史，受伤时膝关节内侧常突然剧痛，一般疼痛局限于膝关节内侧。

2. 体征

膝内侧局部有压痛，膝关节肿胀程度较轻，有时无肿胀。由于局部刺激，有时可引起半腱肌和半膜肌的保护性痉挛，致使膝关节保持在轻度屈曲位置，被动伸直有抵抗感。

（三）治疗原则

1. 一般治疗

（1）对于轻中度不伴其他组织损伤的内侧副韧带损伤，通常采用保守治疗。

（2）急性期可进行冰敷，加压包扎，抬高患肢，适当进行负荷功能锻炼。

（3）急性期过后，出血停止，可采用局部外敷、物理因子治疗、针灸等治疗方法。

（4）内侧副韧带完全断裂合并其他组织损伤的，需手术治疗。术后应积极开展康复训练。

2. 运动康复

运动康复的重点在于膝关节周围力量训练和膝关节稳定性训练。

（1）损伤早期可进行踝泵练习，膝关节周围肌群等长收缩，促进下肢血液循环，防止肌肉萎缩。

（2）避免完全伸膝，使用支具在避免膝关节过伸、过屈和内外翻的基础上进行膝关节屈伸活动。

（3）恢复至患者可以站立时，可进行负重训练和膝关节稳定性训练。继续强化膝关节周围肌群力量、臀肌力量、膝关节本体感觉训练，恢复正常步态。

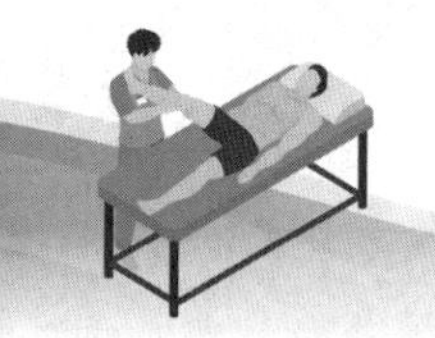

二、膝关节前交叉韧带损伤

（一）发病原因和机制

1. 膝关节内翻、外翻位损伤

膝关节近伸直位内翻或外翻以及跌倒或受到强大的外力时，易损伤前交叉韧带的后外束；若膝关节处于屈膝 90° 外翻、外旋时，易损伤前内束。如果暴力过大则两束同时断裂，即为完全断裂。该损伤类型在武术运动中较为常见。

2. 膝关节过伸位损伤

该损伤可单独损伤前交叉韧带，多由于膝关节突然过伸引起。但多数是先撕裂关节囊，损伤后交叉韧带，再撕裂前交叉韧带。如在足球运动中“踢漏脚”，膝关节发生超范围过伸运动的动作。

（二）症状和体征

1. 症状

急性损伤时患者感到膝关节内有撕裂感，随即产生膝关节剧烈疼痛，关节肿胀、软弱无力及有不稳定感。伤者不能继续完成动作和行走。

2. 体征

（1）检查时可见膝关节周围肌肉保护性痉挛，固定于屈曲位。
（2）核磁共振（MRI）检查可明确诊断。

（三）治疗原则

1. 一般治疗

（1）损伤早期可进行冰敷，加压包扎，抬高患肢，适当进行负荷功能锻炼。如有积血或积液，及时抽出。

（2）损伤程度较轻或无明显位移者，可用石膏固定患膝于屈曲 30° 位，固定时

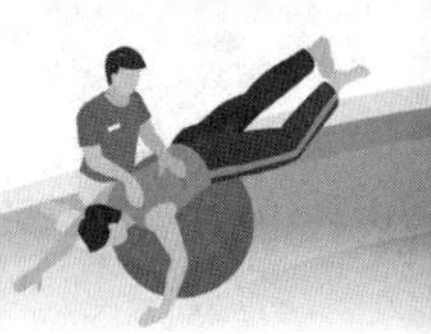

间为3～4周，应尽早开始功能锻炼，恢复膝关节功能。

（3）前交叉韧带完全断裂者，或合并其他组织损伤，需手术治疗。术后应积极开展康复训练。

2. 运动康复

（1）损伤早期可进行踝泵、膝关节周围肌群等长收缩，促进下肢血液循环，防止肌肉萎缩。

（2）接着，进行膝关节活动度训练。恢复至患者可以站立时，可进行负重训练和膝关节稳定性训练。

（3）强化膝关节周围肌群力量。强化臀肌力量、膝关节本体感觉训练，恢复正常步态。

三、半月板损伤

（一）损伤原因和机制

膝关节半屈曲做小腿外展外旋或内收内旋时，两侧半月板位于一前一后，若动作突然半月板来不及滑移，就会使半月板在股骨髁和胫骨平台之间发生剧烈的研磨，从而引起各种类型的损伤。

（二）症状和体征

（1）疼痛：半月板损伤牵扯滑膜是引起疼痛的原因，疼痛位置固定在一侧是半月板损伤的特点。半月板撕裂即刻往往合并滑膜损伤，或半月板移位牵拉滑膜产生剧烈疼痛，尤其以损伤侧明显。

（2）肿胀：伴有韧带和滑膜损伤，有关节腔积液。

（3）关节绞锁和响声：患者于活动中突然发生伸直障碍，但常可屈曲，经自己或他人协助将患肢旋转摇摆后，突然弹响或弹跳，然后即可恢复正常。

（4）压痛：膝关节间隙压痛，压痛点局限且恒定。

（5）股四头肌萎缩：一般出现在慢性病例中。

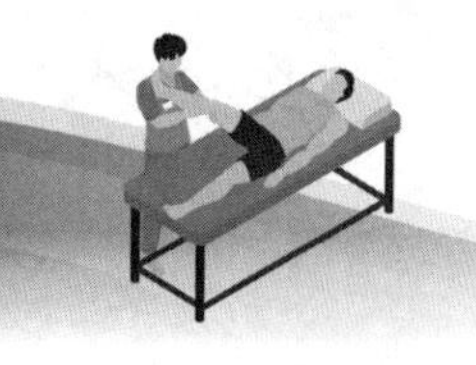

（三）治疗原则

1. 一般治疗

（1）损伤早期可进行冰敷，加压包扎，抬高患肢，适当进行负荷功能锻炼。如有积血或积液，及时抽出。

（2）采用膝关节支具固定，患肢避免负重。

（3）如果非手术治疗无效，症状持续存在，则应考虑手术。

2. 运动康复

运动康复的重点是控制阶段性负重，患肢应避免负重大于 8 周。

（1）损伤早期可进行踝泵、膝关节周围肌群等长收缩，促进下肢血液循环，防止肌肉萎缩。

（2）接着，进行膝关节活动度训练。逐渐增加站立负荷，进行膝关节稳定性训练。

（3）强化膝关节周围肌群力量、臀肌力量，强化膝关节本体感觉训练，恢复正常步态。

四、膝关节滑囊炎

（一）发病原因及机制

膝关节滑囊炎是指膝关节周围滑囊的炎症反应，出现局部疼痛、肿胀、功能障碍等症状。

1. 原因

（1）运动中滑囊受到碰撞或挤压摩擦。运动中膝关节受到直接的撞击，也会引起滑囊炎。如摔跤、足球、排球等运动项目，会增加患膝关节滑囊炎的风险。膝关节长期反复的屈伸扭转，会造成滑囊反复挤压摩擦等，引起滑囊炎。跑步也容易引起位于膝关节下方内侧的鹅足滑囊炎。

（2）其他原因。膝关节频繁、持续地受压，如经常跪地，膝关节直接受到打击或撞击，滑囊发生细菌感染，膝关节发生骨性关节炎、风湿性关节炎或痛风。

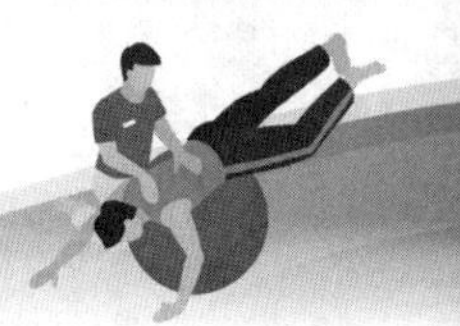

2. 机制

滑囊炎主要为滑囊内的滑囊壁充血、水肿，增厚呈绒毛状，滑液增多，使整个滑囊增大，张力增加。随着时间的推移，囊壁可纤维化。在慢性炎症的基础上，可因较大损伤力而使炎症加剧，炎症渗出液增多，滑囊的小血管破裂，滑液呈血性。此时，滑囊突然增大，张力增加，并伴有剧烈疼痛。

（二）症状和体征

（1）有局部受伤或反复挤压摩擦病史。

（2）自感膝关节局部疼痛、有发热感。

（3）膝关节局部有软组织肿胀、压痛体征，膝关节屈伸或旋转活动时疼痛加重。

（4）核磁共振（MRI）检查可确定滑囊的位置、大小及囊液的多少等。

（三）治疗原则

1. 一般治疗

膝关节滑囊炎采用局部囊腔内注射强的松龙 1～2 mL / 次，可以起到消炎、消肿的效果，是较好的治疗方法。还可以采用 TDP、超短波及微波等物理治疗方法。

2. 运动康复

（1）损伤早期可进行踝泵、膝关节周围肌群等长收缩，促进下肢血液循环，帮助关节积液吸收。

（2）调整下肢力线平衡及下肢肌力训练。

五、髌骨软化症

（一）发病原因和机制

本损伤产生主要与膝关节运动解剖和运动项目技术特点有关。例如，篮球的滑步防守与进攻、急停与踏跳上篮，跳高运动者最后一步制动、踏跳转体，铁饼运动

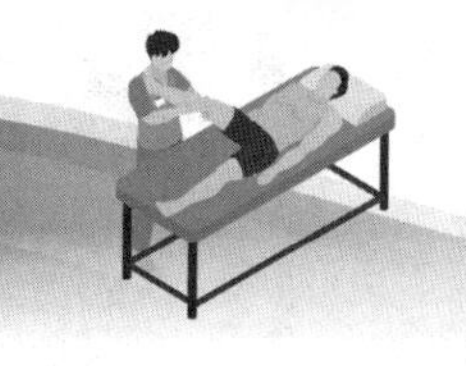

者的半蹲转体，排球运动员的半蹲起跳与救球等，都要求膝盖在半蹲位“发力”，发生膝屈曲扭转（包括小腿的内外旋、内收及外展）。上述动作使髌骨与股骨的关节面之间的应力增加，髌骨软骨面承受巨大的压力和磨损，导致髌骨软骨面发生损伤。

（二）症状和体征

（1）患者有膝痛、酸软无力等症状。上下楼梯时明显，休息后减轻或消失。有膝盖不稳或打软等症状，多见于半蹲位或上下楼时。

（2）半蹲位痛是本病的重要体征。膝痛位于髌、股之间或髌骨周围，负重时主动用力则疼痛加重。有时出现关节僵滞、活动不灵或有不适感。

（3）过伸痛。膝关节伸直位或过度伸展时疼痛加重。

（4）CT 和 MRI 检查都可帮助确诊。

（三）治疗原则

1. 一般治疗

（1）可采用物理疗法、按摩、针灸、中药外敷等方法治疗，其中，物理疗法中超短波效果较好，可以加速血液循环，改善髌骨的营养状况。

（2）控制膝关节运动量，尤其是膝关节屈伸、下蹲活动；运动时佩戴髌骨护膝。

2. 运动康复

（1）进行膝关节周围肌群松解、加强膝关节周围肌群力量以及臀肌力量。

（2）进行本体感觉训练，加强膝关节稳定性。

六、胫腓骨疲劳性骨膜炎

（一）发病原因和机制

胫腓骨疲劳性骨膜炎为一种应力性损伤，多见于初参加运动训练的青少年，多因训练方法不当，足部反复用力后蹬，运动场地材质太硬，动作不正确，落地缓冲不够等，使得小腿后群肌肉长时间猛烈地收缩并长期处于紧张状态，前群肌肉不断

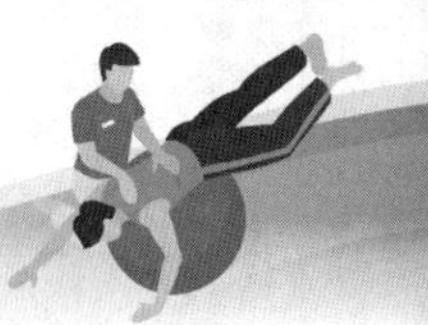

牵扯，进而使小腿胫腓骨膜撕裂损伤，出现炎性改变，发生骨膜炎。或因身体重力和支撑面的相互作用影响小腿骨，产生应力性改变而致发生损伤。

（二）症状和体征

1. 症状

（1）患者小腿前侧骨疼痛，走路支撑或用力蹬踏时疼痛加重，疼痛性质多为隐痛、牵扯痛，严重的有刺痛和烧灼痛。

（2）局部肿胀，或小腿部出现凹陷性水肿。

2. 体征

（1）在小腿前方胫骨前肌肌腹处有明显压痛区域，皮肤发红，触之有灼热感；在骨面上能摸到压痛点和结节。

（2）影像学检查无明显异常。

（三）治疗原则

1. 一般治疗

（1）疾病早期阶段特别是疼痛特别剧烈时，患者应进行冰敷以减轻炎症反应和疼痛程度，损伤较轻者可以用弹性绷带包扎小腿，同时减少练习或停止训练，还可以配合理疗。

（2）症状严重者可以进行温水浸浴、中药外敷，配合针灸、推拿、理疗等方法治疗。

2. 运动康复

（1）进行小腿三头肌的松解、牵伸。

（2）肌力锻炼的重点是减少小腿后群肌肉的过度发力，因此需加强臀部肌肉的力量训练。

（3）加强腿部肌肉力量训练：股四头肌、腓肠肌、比目鱼肌、胫骨前肌、胫骨后肌、腓骨长短肌。

七、膝部常见损伤预防措施

1. 控制体重

身体的重量越大，膝关节所承受的压力也就会越大。因此，合理控制体重可以大大减少膝关节的负荷，从而减少关节磨损。

2. 选择合适的运动方式和运动场地

选择适合自己的运动项目进行锻炼可以减少慢性损伤，如年轻人可以选择跑步，中老年人可以选择健步走、骑车等，在体重超重的情况下可以选择游泳、骑车，也可以选择 2～3 种运动方式交替进行。

在地面硬度过大、弹性小，场地过于光滑或不平坦的情况下运动都有可能损伤膝关节。建议在塑胶、木地板等软硬度适中的场地中进行运动，避免对膝关节造成损伤。

3. 充分的热身活动

运动前 5～15 min 的热身活动可以提高神经的兴奋度，带动肌肉、关节、韧带等，使人体迅速进入运动状态，减少运动中膝关节损伤的发生。

4. 合理控制运动量

超出机体承受能力的运动，会造成关节损伤。每个人的身体素质不一样，适合的运动强度也不同。“量力而行”四个字适用于每个人，在运动初期需要进行小强度的运动，随着身体素质的提高，再逐渐地增加运动强度。运动过程中如果出现疼痛等不适则减缓或停止运动。

5. 运动后积极放松

运动后及时进行一些舒缓拉伸的活动，使全身肌肉放松下来，对膝关节有一定的保护作用。若条件允许可进行合理按摩，也能帮助放松关节周围紧张的肌肉。

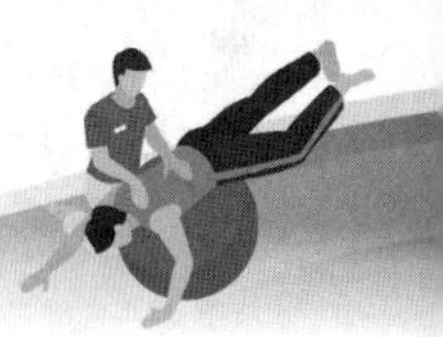

任务二　膝部功能解剖及功能障碍评估

膝关节由包在同一个关节囊内的胫股关节、髌股关节构成，是人体结构最复杂的负重关节。其范围的上界为髌上囊的顶部，相当于髌骨上四横指部，下界略低于胫股关节隙。膝关节在屈曲时是不稳定的，韧带和半月板最易受到伤害。但在膝关节伸直时，最容易发生关节内骨折，并涉及关节面和韧带。

一、膝关节功能解剖

（一）关节学

1. 胫股关节结构

胫股关节由胫骨平台关节面和股骨髁构成。股骨髁的前后径较其横径长，其前部呈椭圆形，后部呈球形。股骨髁的这一结构特征，表现在直立时较平的髁前部与平台接触更加稳固，屈曲位时球形的后部有利于关节的屈伸和旋转运动。由于股、胫两关节面差异较大，关节间借助半月板使两关节面更好地吻合，以适应膝关节的运动功能。

2. 髌股关节结构

髌股关节由髌骨的关节面与股骨的滑车面构成，是运动员最易发生损伤的部位。髌骨具有传递股四头肌跨越过膝关节力量和伸膝时增强股四头肌杠杆的作用。髌、股关节面软骨是人体中最厚的软骨层，是为了缓冲由于上下楼梯或从蹲位站起等情况时股四头肌收缩而施加在髌骨的巨大压力。

3. 关节排列

股骨近端 125° 的倾斜角将股骨向中线引导，与膝关节处的胫骨形成关节，由于胫骨呈直立状，因此股骨与胫骨的外侧角通常为 170° ～ 175°，存在正常的膝外翻。如果外侧夹角小于 170°，为过度膝外翻（X 型腿），大于 180° 则为膝内翻（O 型腿）。

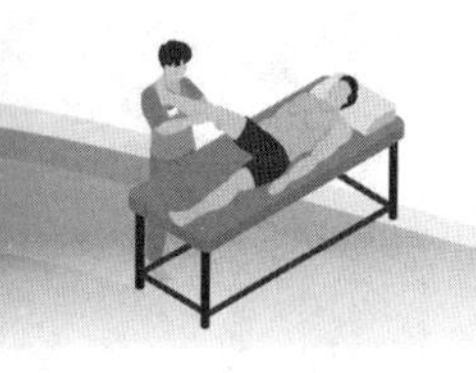

4. 关节运动

膝关节屈曲正常活动度为 0° ～140°，伸直为 0° ～5°；膝关节屈曲时可发生内、外旋，内旋为 0° ～15°，外旋为 0° ～30°。

（二）膝关节韧带

膝关节韧带包括膝关节交叉韧带和膝关节内、外侧副韧带，是稳定膝关节的重要结构。

1. 交叉韧带

交叉韧带位于膝关节中央稍后方，非常强韧，分为前、后交叉韧带，是膝关节主要的稳定结构。膝关节半屈时两条韧带稍松弛，而全伸者都被拉紧，此时膝关节最稳定。

前交叉韧带起于胫骨髁间隆起的前侧，向后、上、斜行止于股骨外髁的内侧面。前交叉韧带分后外及前内两束，主要功能是限制胫骨离开股骨向前移位，同时有防止膝过伸及过度内翻作用。

后交叉韧带起于胫骨髁间隆起后侧，向前、上、内斜行，止于股骨内侧髁的髁间面。其主要作用是防止胫骨向后移位，限制膝关节过度屈曲，并有一定程度的限制小腿内旋、内收、外展的作用。

2. 侧副韧带

侧副韧带起自股骨内上髁，向下附着于胫骨内侧髁及相邻骨体。其作用是加强内侧的关节囊稳定性，防止膝外翻及旋转不稳。

外侧副韧带起自股骨外上髁，向下延伸至腓骨头。其作用是加强外侧关节囊稳定性，防止小腿内翻及旋转不稳。

（三）半月板

膝关节半月板是垫在股骨内、外侧髁与胫骨内、外侧髁关节面之间的两块半月形纤维软骨板，分别称为内、外侧半月板。内侧半月板较大，呈“C”形，前窄后宽，外缘与关节囊及内侧副韧带紧密相连。外侧半月板较小，近似“O”形，外缘亦

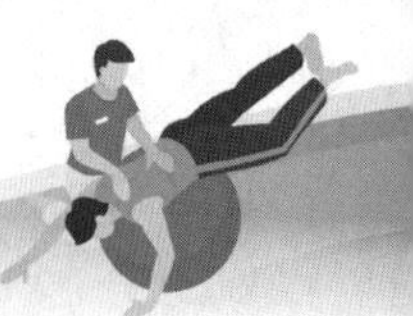

与关节囊相连。其主要功能为：缓冲股骨与胫骨间的撞击力；扩大关节窝使胫股关节更好吻合；维护膝关节的稳定性。

（四）膝关节滑囊

膝关节滑囊的滑膜层是全身关节中最宽阔最复杂的，覆盖关节内除了关节软骨和半月板以外的所有结构。它的主要作用是促进滑动，并减少人体软组织与骨组织间的摩擦和压迫。

膝部的滑囊较多，除髌上囊、腓肠肌囊与腘肌囊和关节相通外，重要的滑囊有髌前囊、髌腱下与胫骨粗隆间滑囊，内侧副韧带下及鹅足下滑囊，这些都是运动中易伤的滑囊。

（五）膝关节肌肉

1. 膝关节动作及相关肌群

主要膝关节动作及相关肌群为伸肌、屈肌和旋转肌。前侧肌群主要为伸肌，后侧肌群主要为屈肌和旋转肌（表 8-1）。

表 8-1　膝关节动作及相关肌群

动作	主要肌肉
屈曲	腘肌、股二头肌、半腱肌、半膜肌、股外侧肌
伸展	股直肌、股内侧肌、股中间肌
内旋	腘肌、半腱肌、半膜肌
外旋	股二头肌

2. 髌骨外侧过度偏离的肌动学原理

髌骨在髁间沟内滑动时，一般不出现往内侧或者外侧过度偏离的现象，正常的滑动可使关节接触面达到最大，且髌骨与股骨间压力减至最小。髌骨不正常的偏离现象，通常发生在外侧。当髌骨往外侧过度偏离时会增加髌股关节内的压力与摩擦，进而导致疼痛、炎症和关节退化。髌骨过度向外偏离的因素如下。

（1）股内侧肌和股外侧肌力量的不平衡：股内侧肌无力或是股外侧肌肥大，力量失衡，导致髌骨外偏。

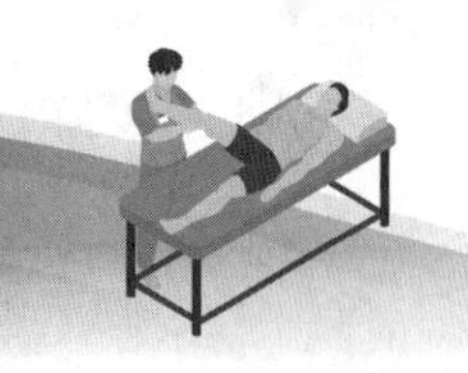

（2）髂胫束紧张。

（3）Q 角增大：Q 角是股骨长轴与髌韧带长轴所形成的角，通常为 13° ～15° 。该角受胫骨外侧角、髌骨位置和膝关节旋转等的影响。股四头肌会在髌骨上自然地产生一股往外侧的弓弦力量，因此，Q 角越大，施加在髌骨的外侧力量就越大。

（4）足部过度旋前：足部过度旋前会对胫骨施加一股往内侧的力，因而发生膝关节外翻，髌骨外移。

3. 臀肌与膝关节损伤

（1）臀大肌：臀大肌具有外展和外旋髋关节的能力，帮助稳固膝关节以及下肢生物力学结构。当人在爬楼、爬坡时，臀大肌外旋外展使下肢处于最适宜的对线上，同时伸髋支撑整个身体抬高到上一台阶。当臀大肌无力时，可见膝关节往内侧偏移以及骨盆外侧倾斜，诱发膝关节损伤。另外，跑跳运动时，臀大肌是重要的动力肌。如果臀大肌无力，膝关节将承受过大压力，从而造成损伤。

（2）臀中肌：臀中肌是骨盆动态稳定的关键肌肉，负责下肢稳定机制，有助于下肢整体的对线对位。臀中肌肌力减退可能会导致股骨过度内收和内旋，使膝关节外翻或内翻，引起髌骨轨迹不良综合征，进而导致膝关节疼痛。

二、功能障碍评估

（一）一般检查

（1）视诊：下肢生物力线（是否有骨盆前后倾、膝内外翻、膝盖过伸，是否有扁平足，踝关节位置如何），肌肉萎缩、肿胀情况等。

（2）触诊：皮温、肌肉紧张度、压痛点等。

（二）膝关节灵活性测试

（1）下蹲屈曲：患者双手抱胸，下蹲屈曲。检查者询问疼痛位置：后侧可能是半月板，前侧可能是髌骨与股骨关节的异常，并通过询问确定是否为典型性疼痛。

（2）被动屈曲：查看活动度，观察被动屈曲时，患者是否出现疼痛，极屈时要施加一点力，看能否诱发典型性疼痛，并对比两侧活动度差异。

（3）被动伸展：末端加压伸展时注意是否出现典型性疼痛并确定疼痛位置，判

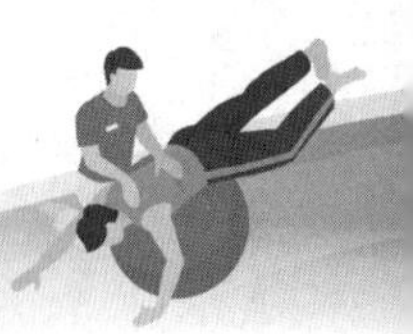

断是后侧关节囊的问题还是前侧半月板的问题。关节后侧疼痛提示关节囊或软组织问题，关节内疼痛提示半月板问题。对比两侧活动度差异。

（4）膝关节内外旋测试：屈膝 90° 时对比健侧和患侧内外旋差异，观察是否有活动受限。

（三）膝关节阻力测试

伸展和屈曲抗阻健患侧并进行肌力对比，了解力量如何，是否有典型性疼痛出现，以及疼痛位置。

（四）功能性测试

1）双腿下蹲：下蹲过程中，髋膝踝应呈一条直线，从前面观察膝关节是否有内扣或者外翻，从后面观察身体是否会偏向一边，从侧面观察下蹲的深度（图 8-1）。

2）单腿下蹲：观察点同双腿下蹲。单腿下蹲时注意健侧和患侧的对比。进行单腿下蹲时，支撑腿向内塌陷（外翻塌陷）提示臀肌和 / 或股四头肌无力；非支撑侧骨盆下沉（Trendelenburg 姿势）提示支撑腿的臀中肌和臀小肌无力。

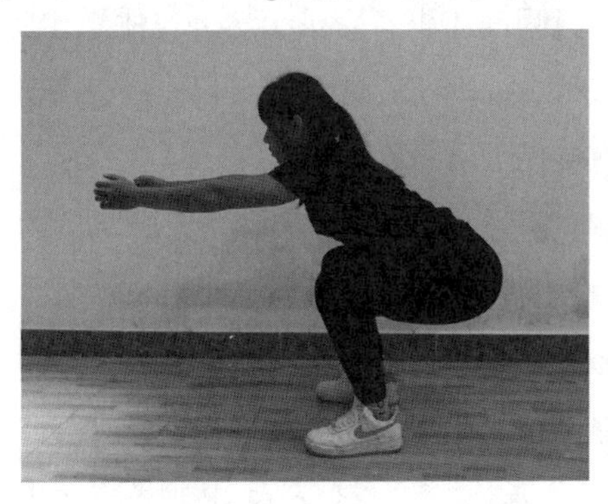

a

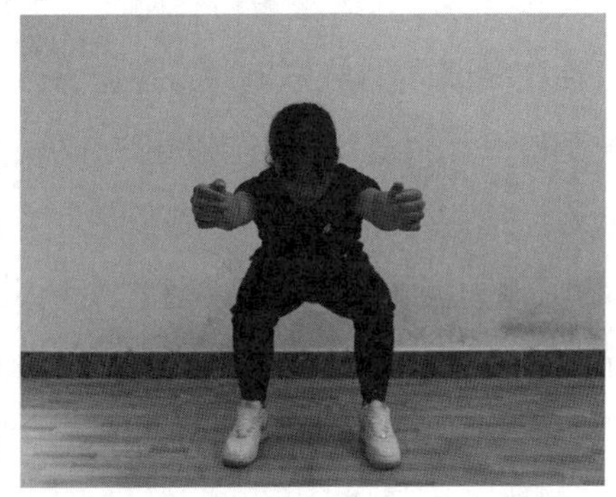

b

图 8-1　双腿下蹲

3）落地动作模式测试。

（1）方法：站在一个小台阶上，双足跳起、落地。

（2）标准：落地要轻巧，在起跳和着地时不要有膝内扣等错误动作，落地时身体稳定（图 8-2）。

（3）阳性（+）：落地沉重，运动模式错误，落地时因身体晃动过大而无法保持平衡。

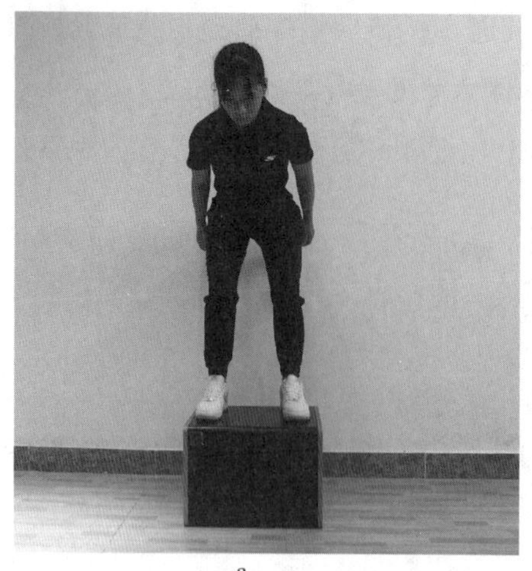
a

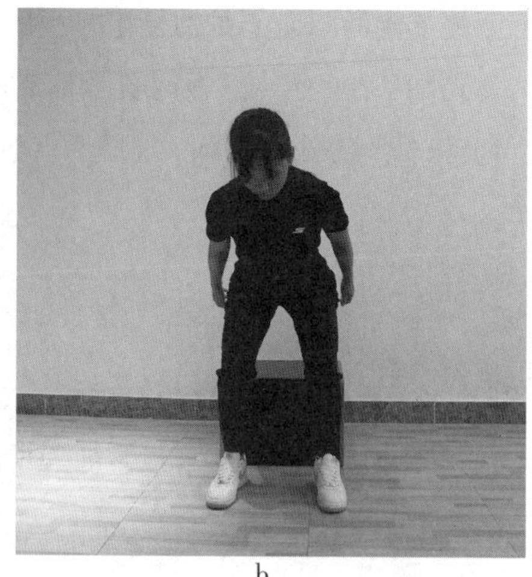
b

图 8-2　落地动作模式测试

（五）特殊检查

1. 膝关节外翻应力试验

目的：检查膝关节内侧的稳定性，或膝关节内侧副韧带损伤。

检查步骤：检查者位于检查侧。一手从内侧握住患者踝关节，另一手置于膝关节外侧。在膝关节外侧部分施加外翻应力。在膝关节伸直、膝关节屈曲 20° ～ 30° 的体位下分别检查，将健侧、患侧进行对比。

阳性体征：内侧关节线区域疼痛，关节间隙增加，以及胫骨相对股骨向外侧方过度移动为阳性体征。膝关节伸直位出现试验阳性多提示内侧副韧带和前交叉韧带对膝关节的稳定功能减弱；屈曲 20° ～ 30° 时内侧应力试验阳性则提示内侧副韧带、后斜韧带、后交叉韧带以及后内侧关节囊稳定性减弱（图 8-3）。

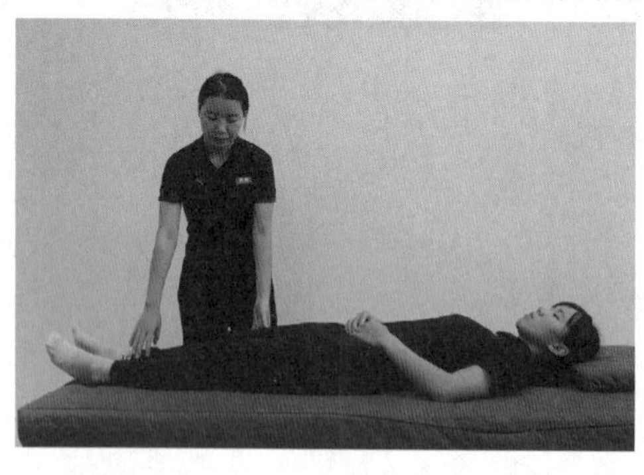
a

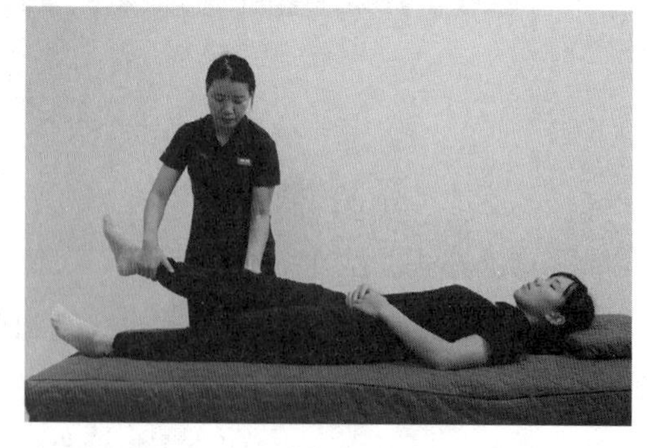
b

图 8-3　膝关节外翻应力试验

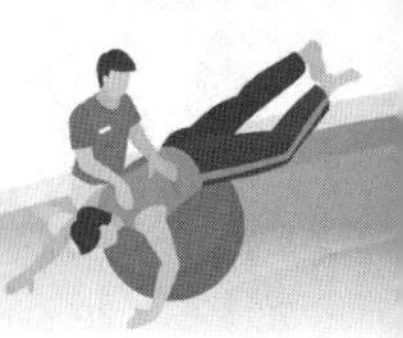

2. 前抽屉试验

目的：检查前交叉韧带是否损伤。

检查步骤：检查者位于检查侧，双手握住胫骨近端，分别在直膝位与屈膝 30° 体位下进行检查。股骨侧作为固定端，握住胫骨的手向前抽动胫骨，比较两侧胫骨移动的距离（图 8-4）。

阳性体征：抽动的过程中，若患侧较健侧前移幅度较大，则提示前交叉韧带损伤。此外，若患侧较健侧抽动幅度增加，也提示稳定结构的功能不全。

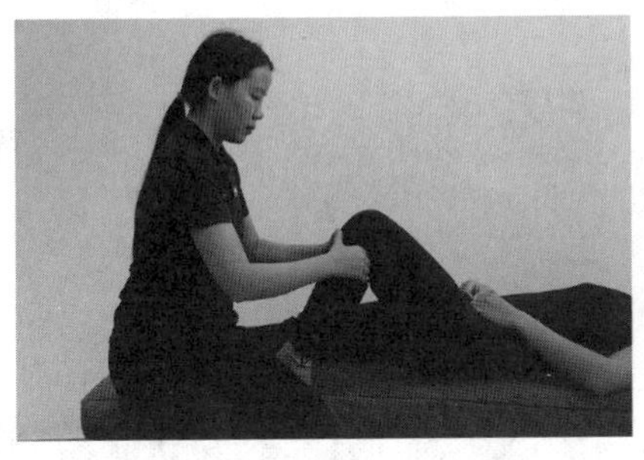

a

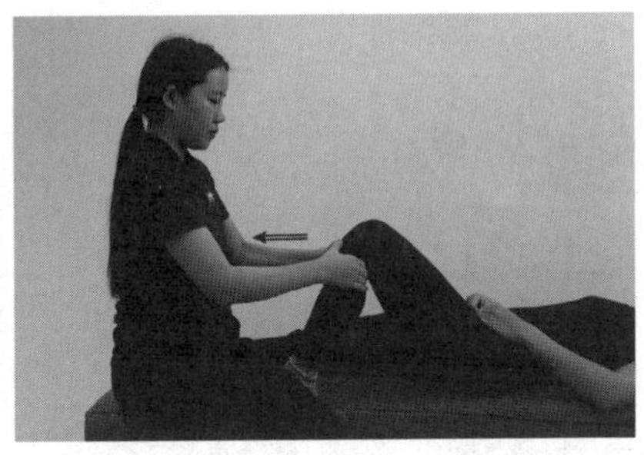

b

图 8-4　前抽屉试验

3. 研磨加压及分离试验（Apley 试验）

目的：鉴别半月板及周围韧带结构是否损伤。

患者体位：俯卧位，膝关节屈曲 90°。

检查步骤：检查者位于检查侧，固定检查侧大腿。检查者双手置于患者踝关节处附近。两手握持患肢足部向下挤压膝关节，然后向外侧或内侧旋转，观察是否出现疼痛等不适，再向上提拉小腿并旋转，再次观察是否出现疼痛等不适（图 8-5）。

阳性体征：若加压旋转过程中出现疼痛、弹响和旋转受限，则提示半月板损伤；若分离旋转过程中疼痛更加强烈，则提示韧带损伤。

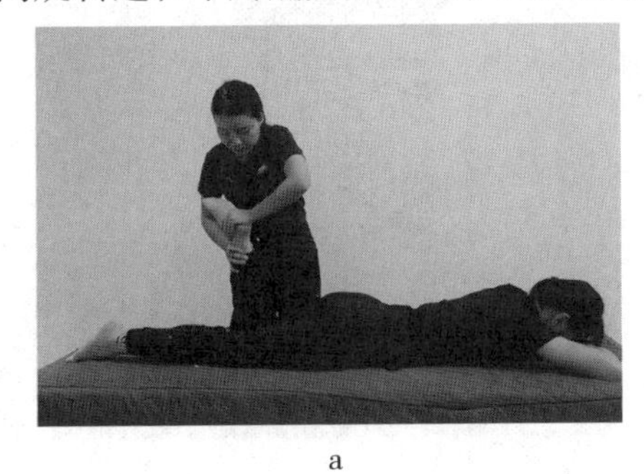

a

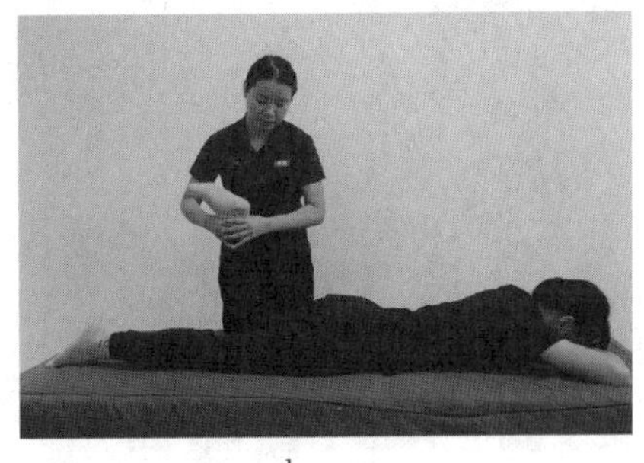

b

图 8-5　研磨加压及分离试验

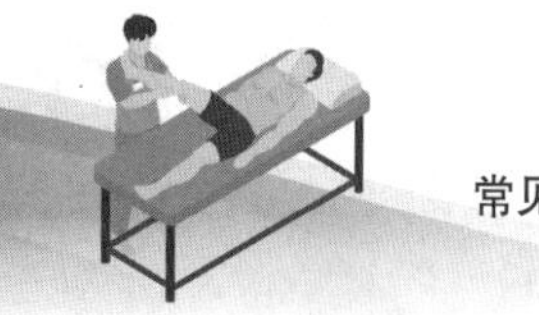

4. 膝关节回旋挤压试验（麦氏征，McMurray 试验）

目的：诊断半月板是否发生损伤。

患者体位：俯卧位。

检查步骤：检查者位于检查侧。一手握住患者足跟，另一手置于患者膝关节前部，手指触诊膝关节关节线。先将关节屈曲到最大限度外旋，外展小腿。然后缓慢伸膝，检查内侧半月板；若小腿内收、内旋，可检查外侧半月板（图 8-6）。

阳性体征：检查过程中若出现疼痛、卡压感、研磨感，或关节间隙处弹响以及旋转受限，均为试验阳性。

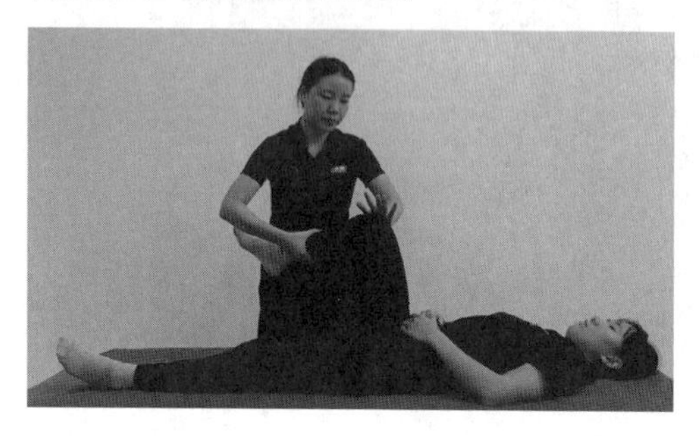

a

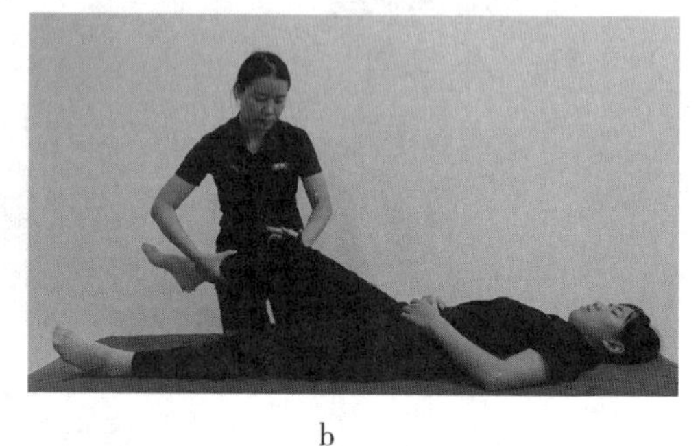

b

图 8-6　膝关节回旋挤压试验

5. 髌骨、软骨摩擦试验

目的：检查髌骨软化征。

患者体位：患者仰卧，膝关节伸直。

检查步骤：检查者将虎口打开，按住髌骨缘。请患者用力收缩股四头肌，检查者同时将髌骨朝床面与足部的方向推（图 8-7）。

阳性体征：若患者有疼痛产生或因恐慌、怕痛而无法完成测试，则为阳性反应。

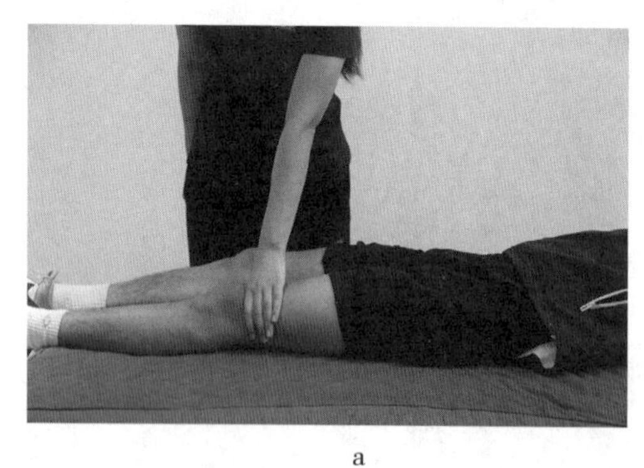

a

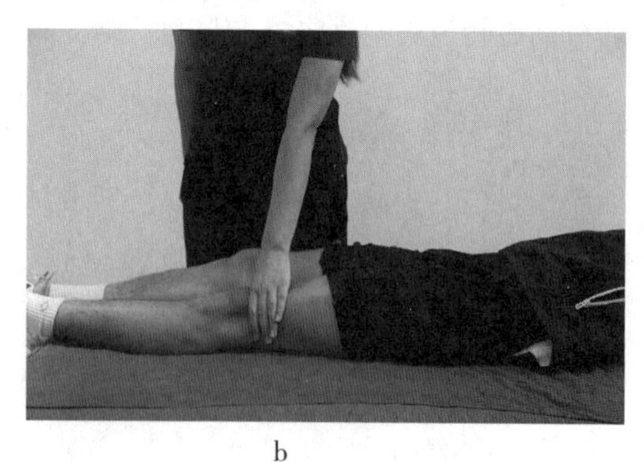

b

图 8-7　髌骨软骨摩擦试验

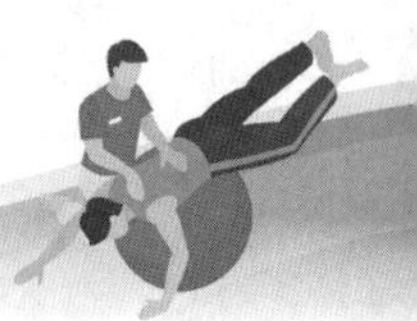

任务三　膝部运动康复

一、筋膜手法

（一）股四头肌

1）手法名称：股四头肌及前侧筋膜的手法松解。

2）手法作用：缓解股四头肌及筋膜紧张，释放张力。

3）手法要领（图 8-8）。

（1）患者体位：仰卧位。

（2）操作程序：治疗师站在患者治疗腿侧，操作手沉肩屈肘，将前臂分别放在患者大腿股直肌、股内侧肌和股外侧肌上，从下向上推股四头肌；非操作手放在患者腘窝处。

（3）配合动作：患者配合缓慢做膝关节屈伸活动。

4）手法要求：在安全的环境下，观察患者反应，力度适中，一般操作 2～3 次。

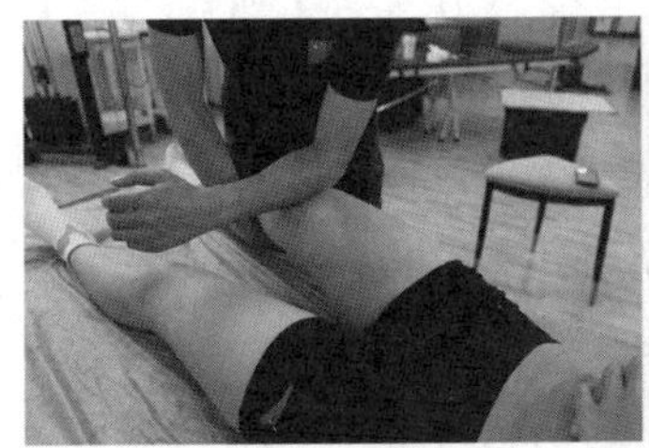

a

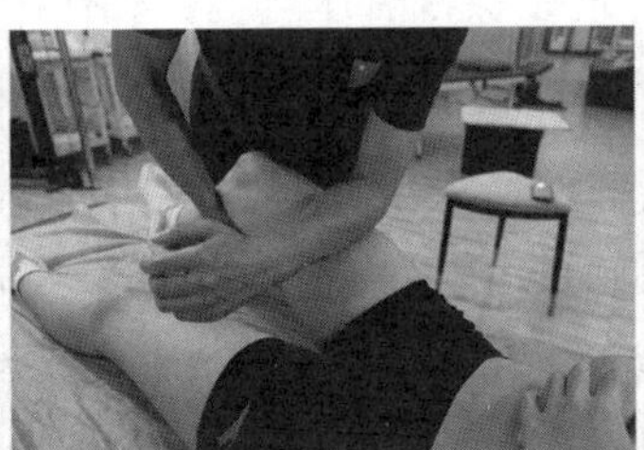

b

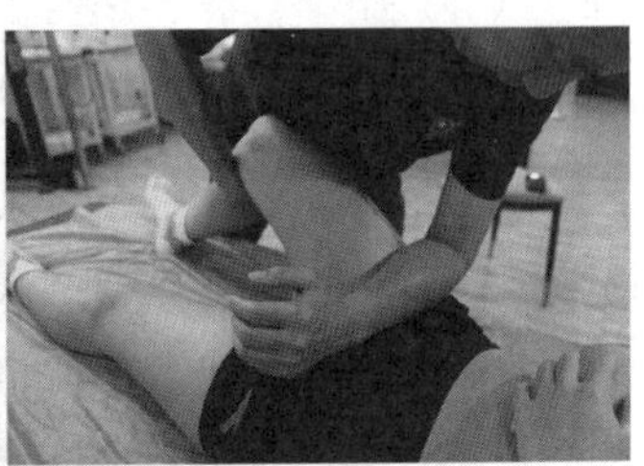

c

图 8-8　股四头肌及前侧筋膜的手法松解

（二）腘绳肌

1）手法名称：腘绳肌及后侧筋膜的手法松解。

2）手法作用：缓解腘绳肌及筋膜紧张，释放张力。

3）手法要领（图 8-9）。

（1）患者体位：俯卧位。

（2）操作程序：治疗师站在患者治疗腿侧，操作手沉肩屈肘，将前臂放在患者大腿后侧（可分别放在偏内侧或偏外侧处），从上向下推腘绳肌至近膝关节处。

（3）配合动作：患者配合活动膝关节，慢慢向下压床。

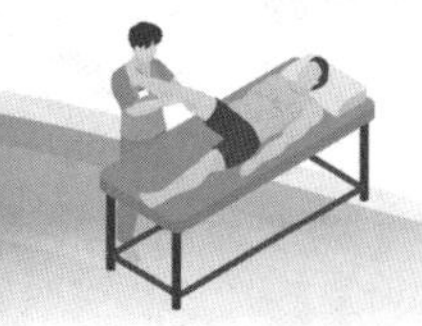
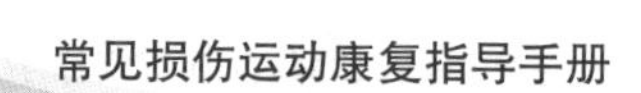

4）手法要求：在安全的环境下，观察患者反应，力度适中，一般操作 2～3 次。

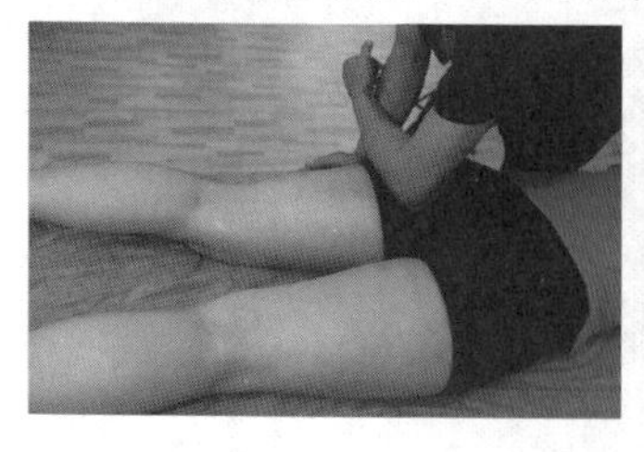
a

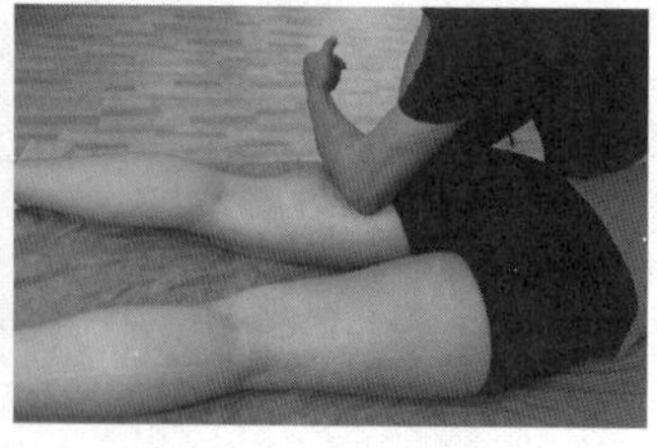
b

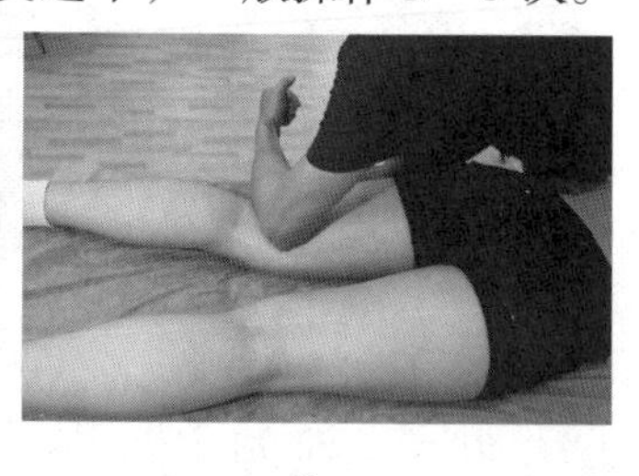
c

图 8-9　腘绳肌及后侧筋膜的手法松解

（三）腘绳肌分离

1）手法名称：腘绳肌分离的手法松解。

2）手法作用：分离股二头肌和半腱半膜肌之间的粘连。

3）手法要领（图 8-10）。

（1）患者体位：俯卧位，屈膝 90°。

（2）操作程序：治疗师站在患者治疗腿侧，操作手的四指指尖放在患者大腿中 1/3 腘绳肌内和外侧腘绳肌之间，沉入并打开患者内、外侧腘绳肌之间的肌间隔。

（3）配合动作：患者配合缓慢做小腿的内旋 / 外旋活动。

4）手法要求：在安全的环境下，观察患者反应，力度适中，一般操作 2～3 次。

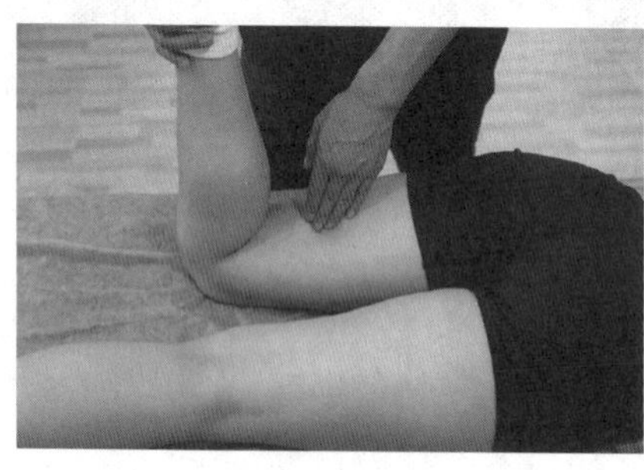
a

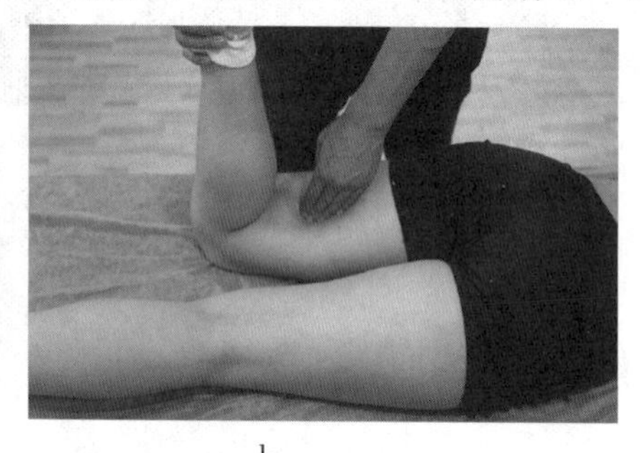
b

图 8-10　腘绳肌分离的手法松解

二、膝关节动态关节松动术

（一）膝关节外侧滑动改善膝关节屈曲

1）动作名称：膝关节外侧滑动。

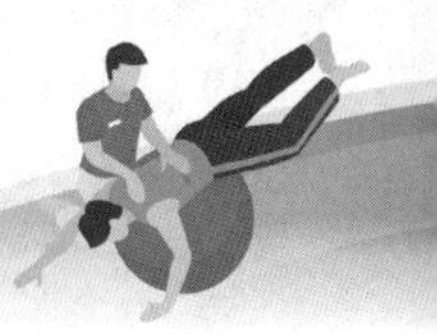

2）动作作用：改善膝关节屈曲活动障碍。

3）动作要领（图 8-11）。

（1）患者俯卧，治疗师一手前臂旋后，固定于患者股骨远端。

（2）治疗师另一手抓住患者胫骨远端，屈膝至 90°。

（3）将治疗带固定在患者患侧胫骨近端，绕在治疗师的腰部区域，治疗师借助治疗带后移身体。

（4）患者主动屈曲膝关节 90°～135°，治疗师需同步运动，确保沿着治疗平面行滑动治疗。

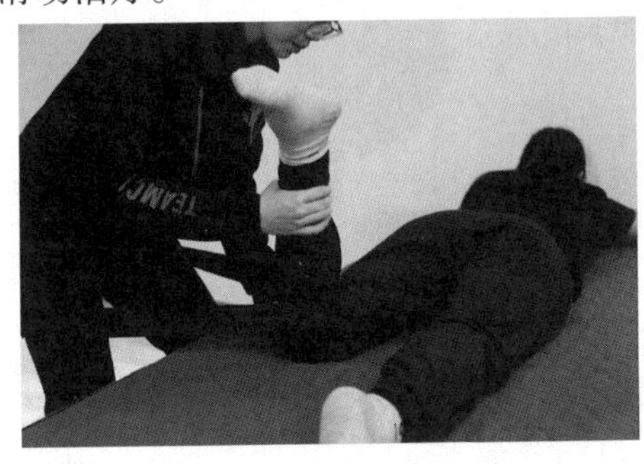

a

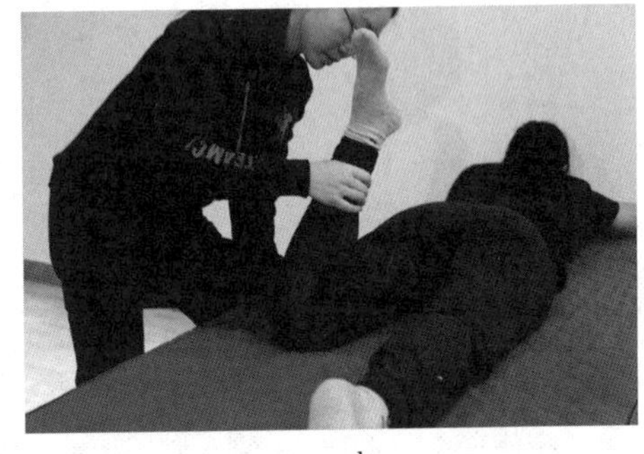

b

图 8-11　膝关节外侧滑动

（二）膝关节内侧滑动改善膝关节屈曲

1）动作名称：膝关节内侧滑动。

2）动作作用：改善膝关节屈曲活动障碍。

3）动作要领（图 8-12）。

（1）患者俯卧，治疗师一手前臂旋后，固定于患者股骨远端。

（2）治疗师另一手抓住患者胫骨远端，屈膝至 90°。

（3）将治疗带固定在患者患侧胫骨近端，绕在治疗师的腰部区域，治疗师借助治疗带后移身体。

（4）患者主动屈曲膝关节 90°～135°，治疗师需同步运动，确保沿着治疗平面行滑动治疗。

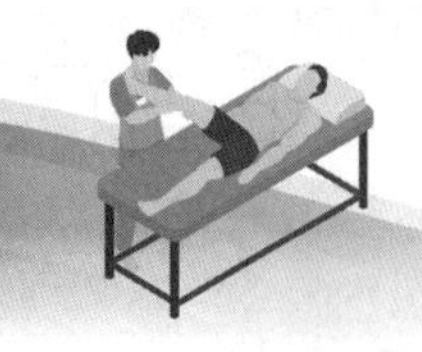

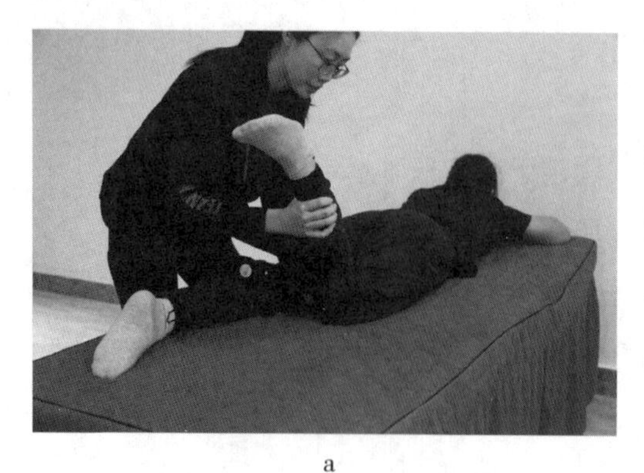
a

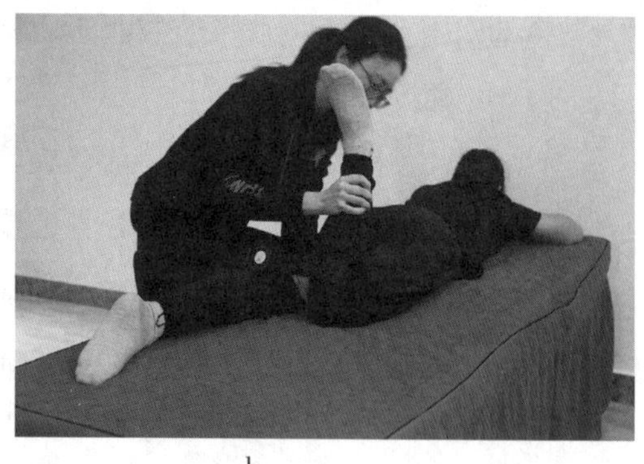
b

图 8-12　膝关节内侧滑动

（三）膝关节内旋 / 外旋改善膝关节屈伸

1）动作名称：膝关节内旋 / 外旋。

2）动作作用：改善膝关节屈 / 伸活动障碍。

3）动作要领（图 8-13）。

（1）患者仰卧，治疗师一手抓住小腿，另一手抓住胫骨近端（图 8-13a）。

（2）治疗师内旋 / 外旋患者胫骨（图 8-13b）。

（3）在治疗师行旋转治疗时，患者主动屈曲膝关节（图 8-13c）。

（4）同理，在治疗师行旋转治疗时，患者可主动伸直膝关节。

（5）治疗师需同步运动，确保沿着治疗平面行滑动治疗。

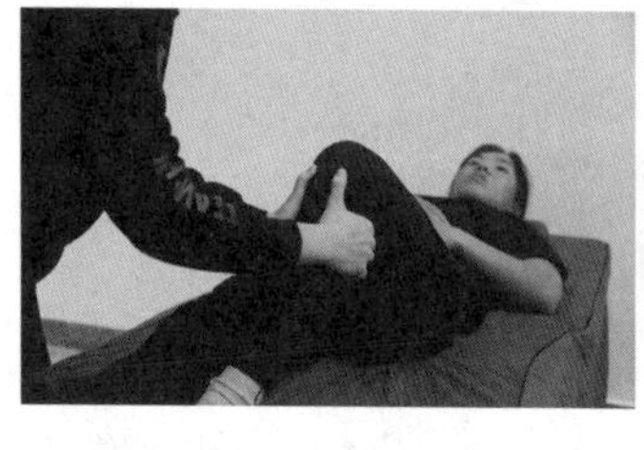
a

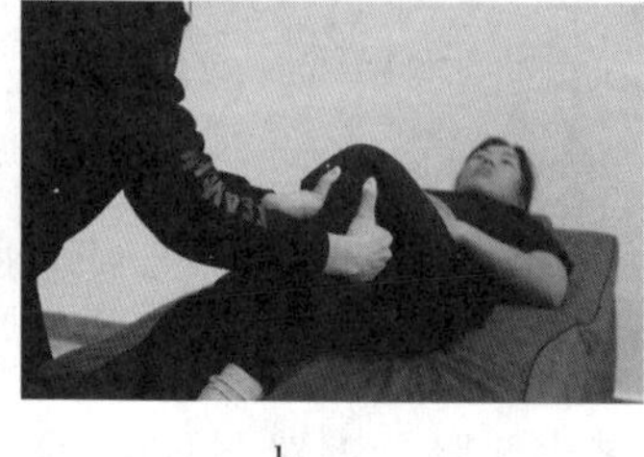
b

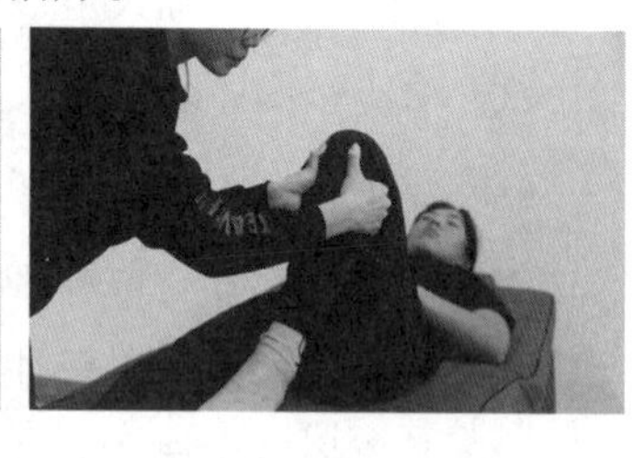
c

图 8-13　膝关节内旋 / 外旋改善

（四）膝关节外侧滑动改善膝关节伸直

1）动作名称：膝关节外侧滑动。

2）动作作用：改善膝关节伸直活动障碍。

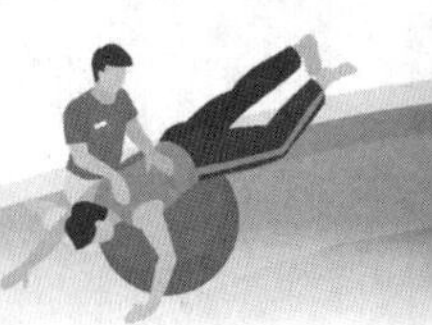

3）动作要领（图 8-14）。

（1）患者仰卧，治疗师一手固定于患者股骨远端。

（2）治疗师另一手抓住患者胫骨远端。

（3）治疗师固定股骨远端，将治疗带固定在患者患侧胫骨近端，绕在治疗师的腰部区域，治疗师借助治疗带后移身体，行胫骨外侧滑动。

（4）患者主动伸直膝关节，治疗师需同步运动，确保沿着治疗平面行滑动治疗。

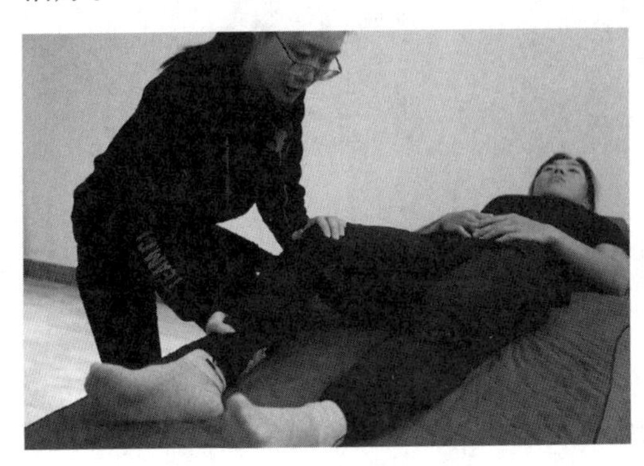

a

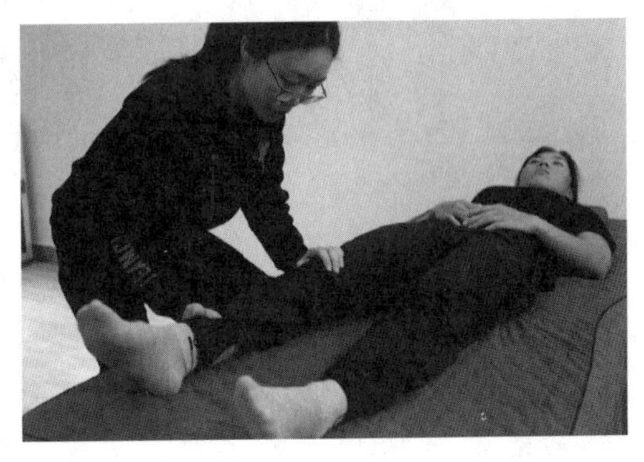

b

图 8-14　膝关节外侧滑动

三、肌肉牵伸

（一）膝关节侧向拉伸

1）动作名称：膝关节侧向拉伸。

2）动作作用：释放膝部侧面肌群张力。

3）动作要领（图 8-15）。

（1）两脚合并站立，双手自然置于体侧。

（2）右腿从左腿后方绕到左腿左侧约 15 cm 处，上身向左侧侧弯，使膝侧面有拉伸感，进行 3 次深呼吸。

（3）左右交替进行。

4）运动负荷：在安全的环境下，进行 2 组 ×3 次 / 组训练，每组间歇 15 s。

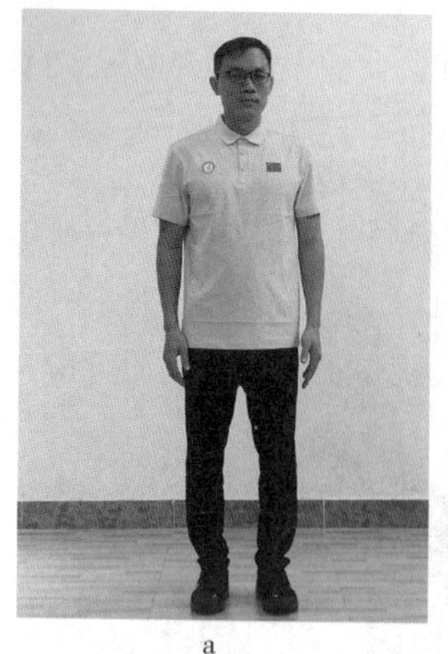
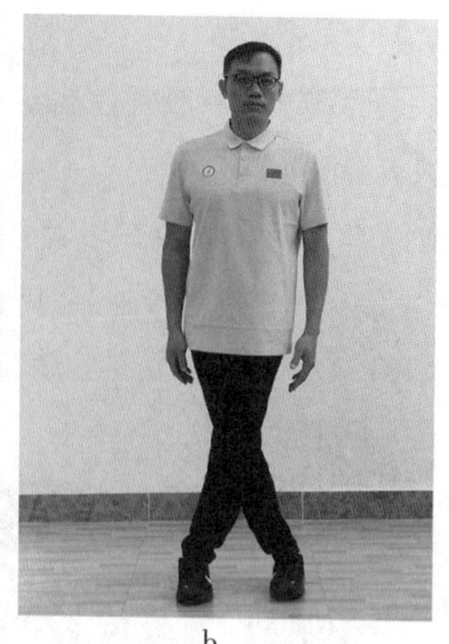
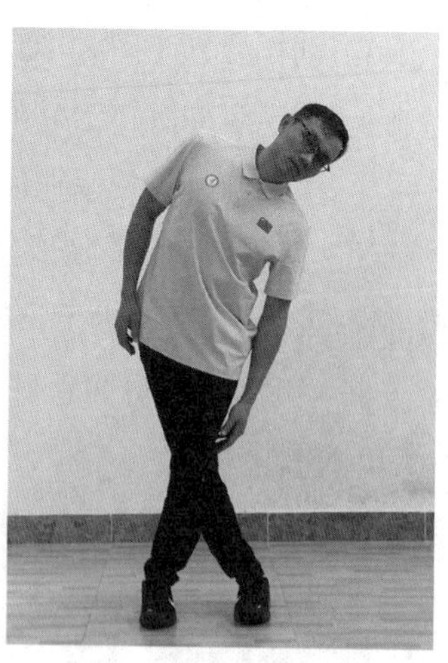

a　　b　　c

图 8-15　膝关节侧向拉伸

（二）膝关节屈曲拉伸

1）动作名称：膝关节屈曲拉伸。

2）动作作用：释放膝部前侧肌群张力。

3）动作要领（图 8-16）。

（1）俯卧位，左手在胸前做前臂支撑，屈右膝，同时右手握住脚背，使足跟尽量靠近臀部，直到膝前有拉伸感，进行 3 次深呼吸。

（2）左右交替进行。

4）运动负荷：在安全的环境下，进行 2 组 ×3 次 / 组训练，每组间歇 15 s。

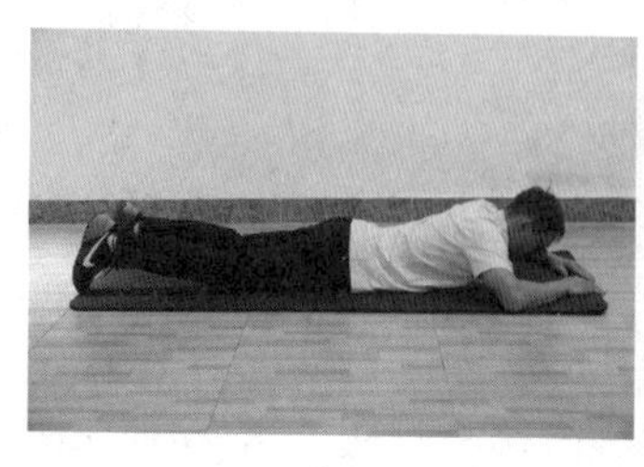
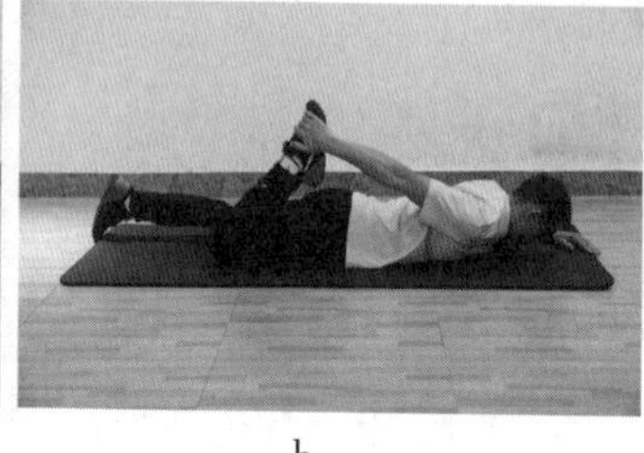
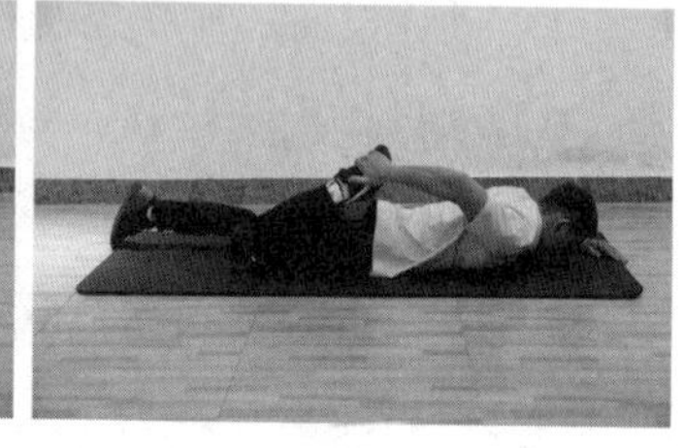

a　　b　　c

图 8-16　膝关节屈曲拉伸

（三）膝关节伸展拉伸

1）动作名称：膝关节伸展拉伸。

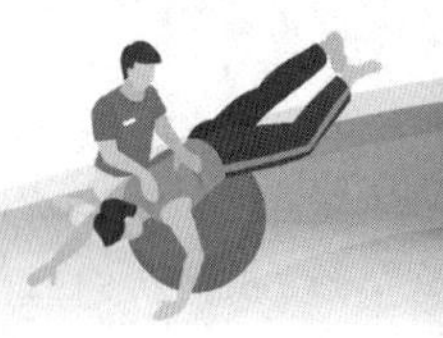

2）动作作用：释放膝部后方肌群张力。

3）动作要领（图 8-17）。

（1）两脚站立，与肩同宽，双手置于体侧。

（2）左腿向前一步，左足跟着地，屈髋，上身下压，同时双手交叠置于膝上加以辅助，直到膝后有拉伸感，进行 3 次深呼吸。

（3）左右交替进行。

4）运动负荷：在安全的环境下，进行 2 组 ×3 次 / 组训练，每组间歇 15 s。

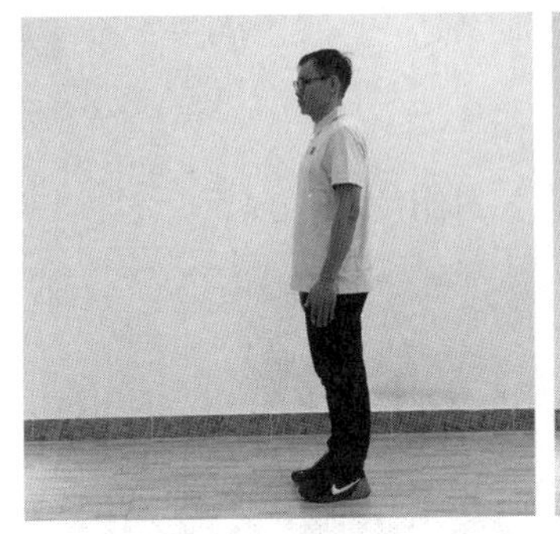

a

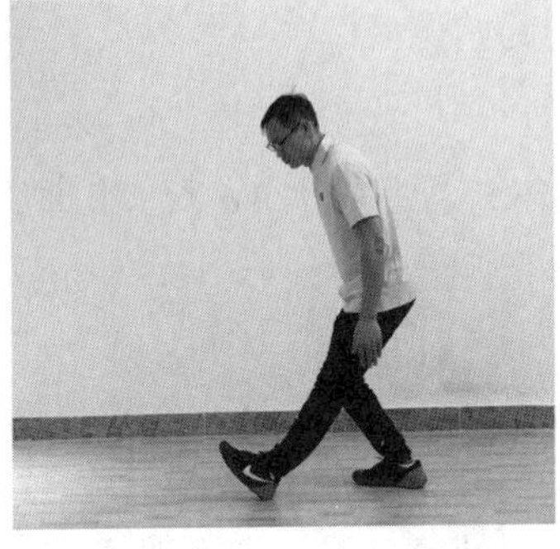

b

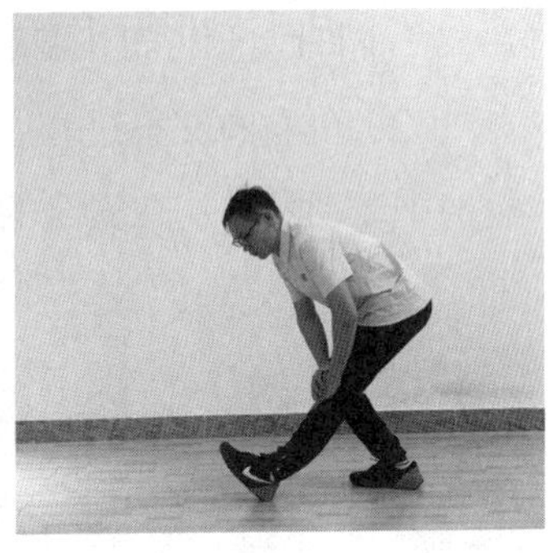

c

图 8-17　膝关节伸展拉伸

四、灵活性训练

（一）膝关节屈曲训练

1）动作名称：膝关节屈曲训练。

2）动作作用：释放膝部前张力。

3）动作要领（图 8-18）。

（1）俯卧位，下巴垫底，双手置于身体两侧，手掌朝上，双腿并拢。

（2）双腿屈膝，使足跟尽量贴近臀部，再回到起始位。

4）运动负荷：在安全的环境下，进行 3 组 ×6 次 / 组训练，每组间歇 30 s。

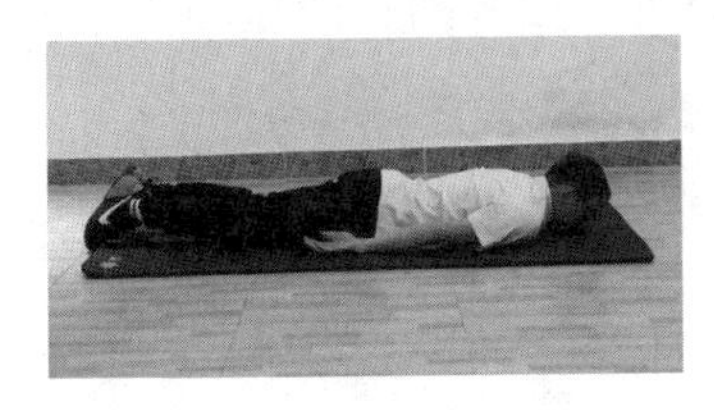

a

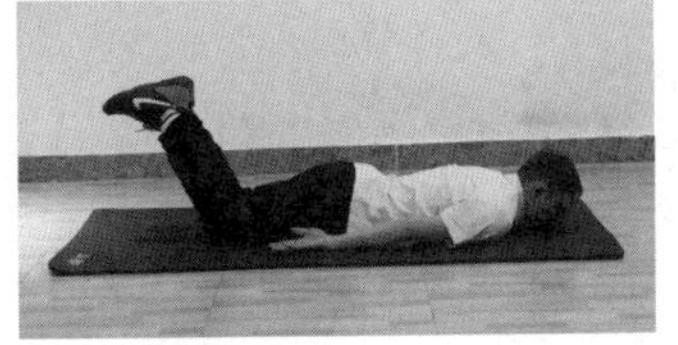

b

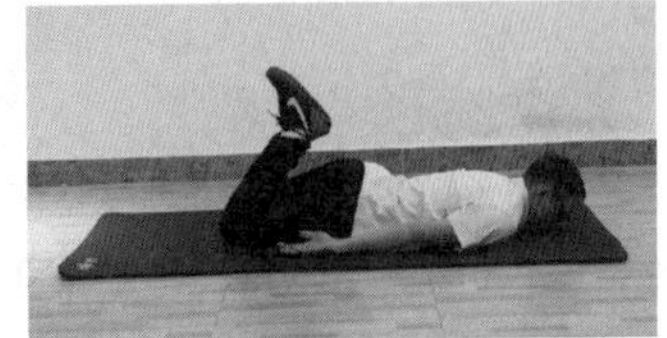

c

图 8-18　膝关节屈曲训练

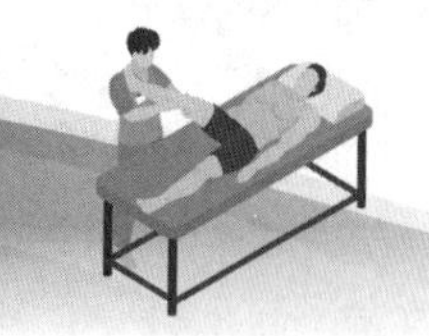

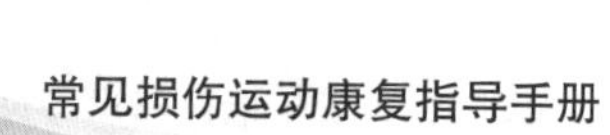

（二）膝关节伸展训练

1）动作名称：膝关节伸展训练。

2）动作作用：释放膝部前后张力。

3）动作要领（图 8-19）。

（1）仰卧位，左腿屈髋屈膝，双手尽量抱膝。

（2）双手松开腿部，伸髋伸膝，尽量使左腿垂直于地面（屈髋 90°，伸膝 170°），同时勾脚，再恢复到起始位。

（3）可左右交替进行。

4）运动负荷：在安全的环境下，3 组 ×6 次 / 组训练，每组间歇 30 s。

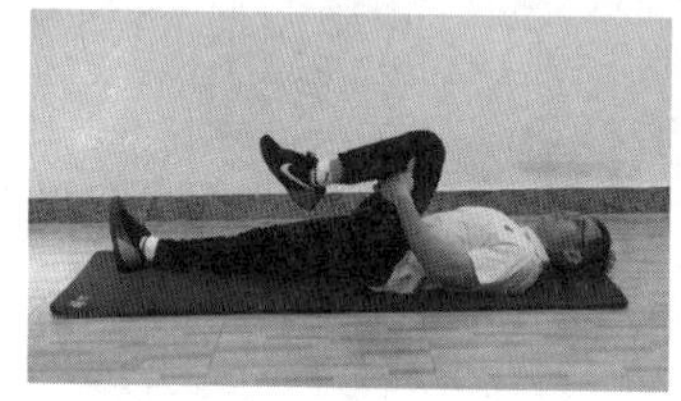

a

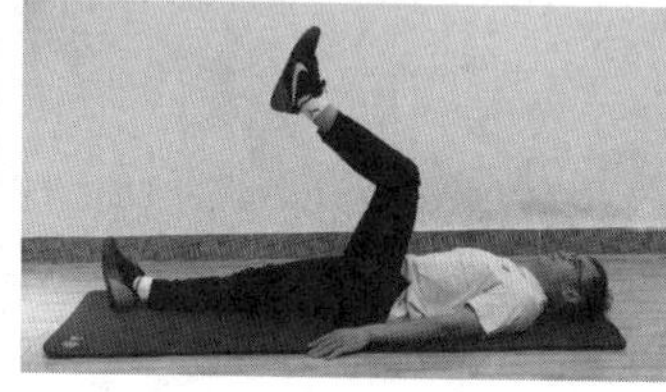

b

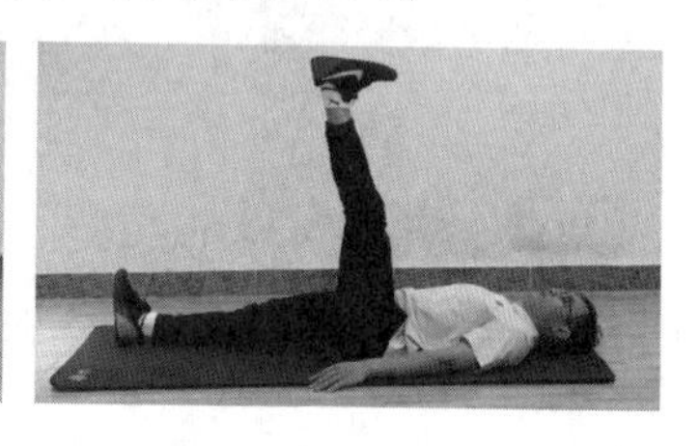

c

图 8-19　膝关节伸展训练

五、膝部功能训练——适应阶段

（一）伸屈膝训练

1）动作名称：伸屈膝训练。

2）动作作用：激活膝部伸屈肌群。

3）动作要领（图 8-20）。

（1）双手叉腰，上身始终保持脊椎中立位，右腿在前、左腿在后站立，双膝关节伸直。弹力带置于右膝下方，前方固定。

（2）上身保持不动，右膝缓慢而有控制地屈膝约 30°，再缓慢而有控制地回到伸直位。

（3）可左右交替进行训练。

4）运动负荷：在安全的环境下，进行 3 组 ×6 次 / 组训练，每组间歇 30 s。

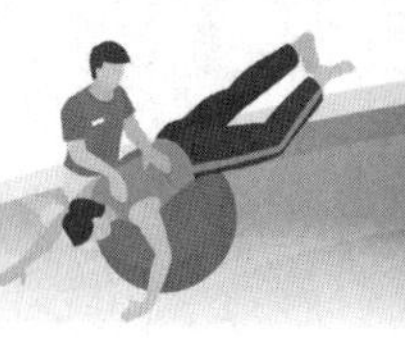

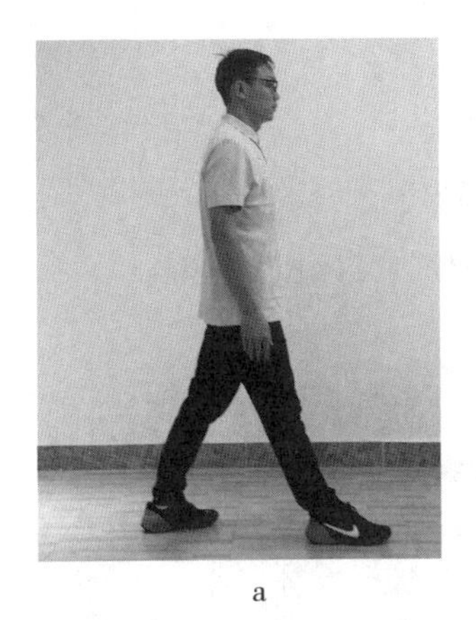

a

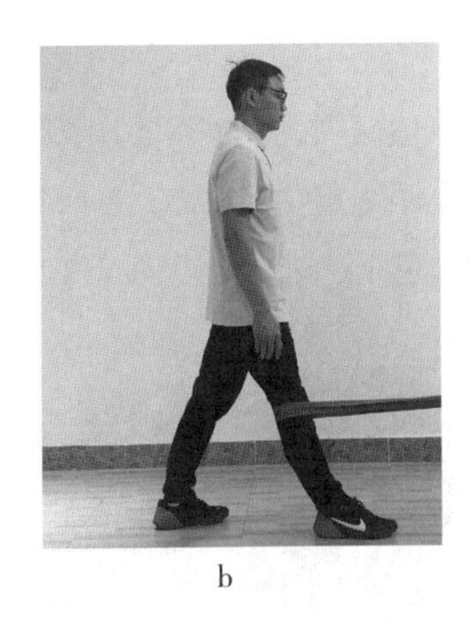

b

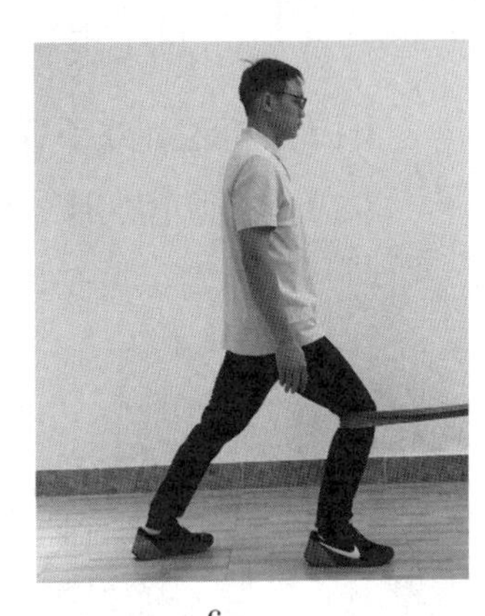

c

图 8-20　伸屈膝训练

（二）坐姿伸膝

1）动作名称：坐姿伸膝。

2）动作作用：激活膝部伸肌群。

3）动作要领（图 8-21）。

（1）坐位，右腿屈髋屈膝，双手尽量抱膝，上身始终保持直立。

（2）双手松开腿部，伸髋伸膝，尽量使右腿平行于地面（屈髋 90°，伸膝 170°），同时勾脚，再恢复到起始位。

（3）可左右交替进行。

4）运动负荷：在安全的环境下，进行 3 组 ×6 次 / 组训练，每组间歇 30 s。

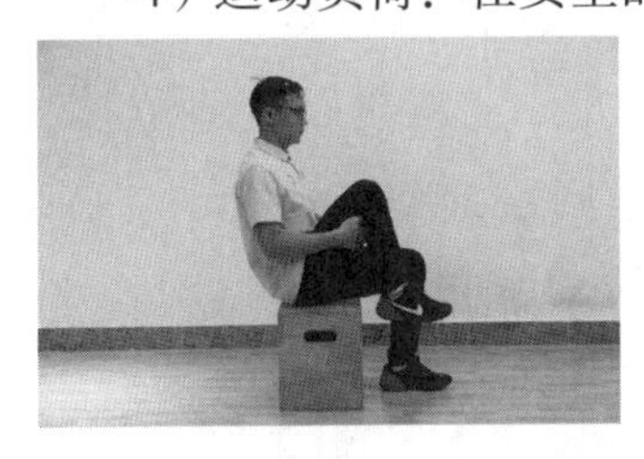

a

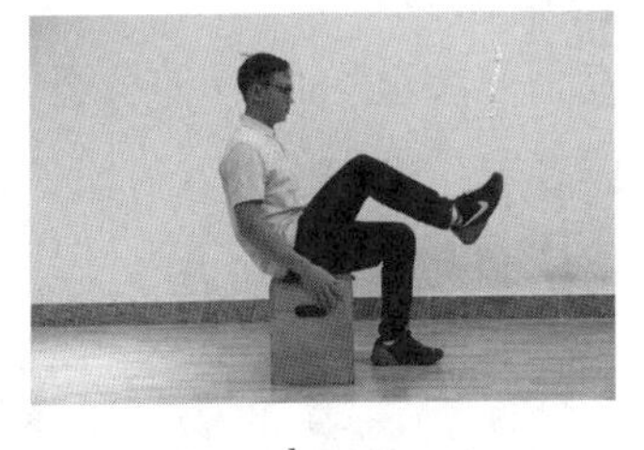

b

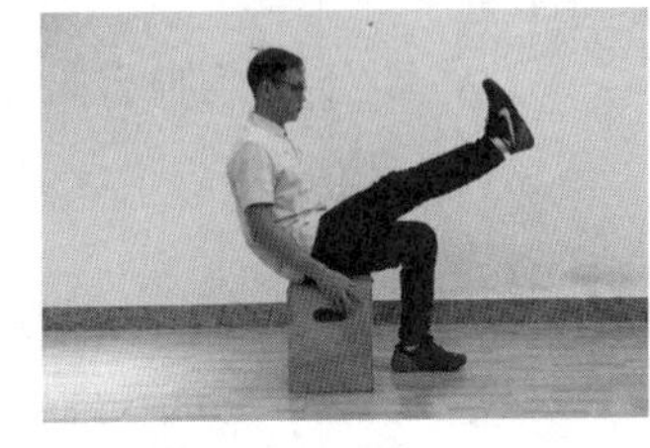

c

图 8-21　坐姿伸膝

（三）仰卧收腿

1）动作名称：仰卧收腿。

2）动作作用：激活膝部屈肌群。

3）动作要领（图 8-22）。

（1）仰卧位，双手置于身体两侧，手掌朝下，双腿并拢。

（2）双腿屈髋屈膝，使足跟尽量贴近臀部，再回到起始位。

4）运动负荷：在安全的环境下，进行 3 组 ×6 次 / 组训练，每组间歇 30 s。

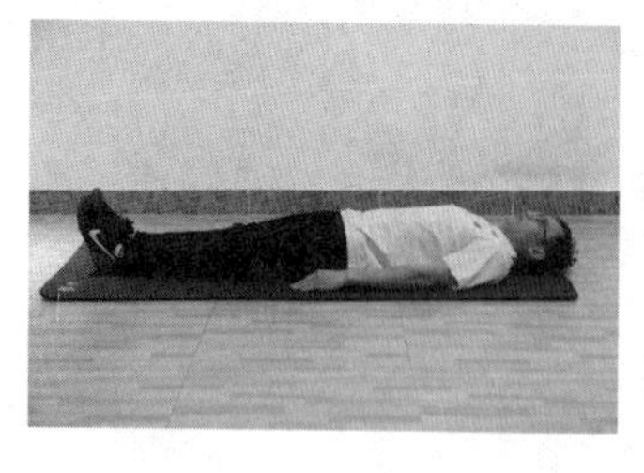
a

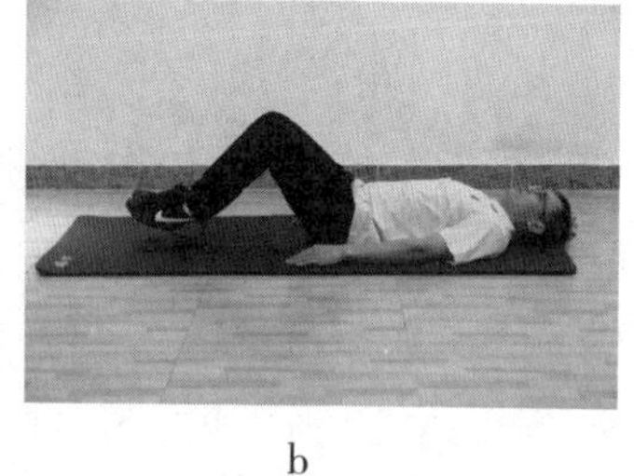
b

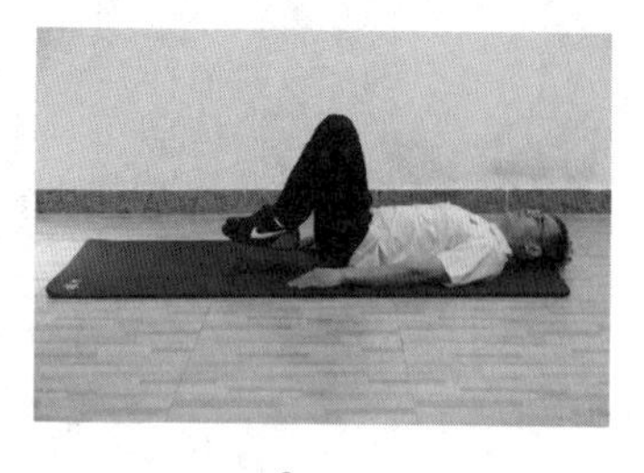
c

图 8-22　仰卧收腿

六、膝部功能训练——强化阶段

（一）弹力带硬拉

1）动作名称：弹力带硬拉。

2）动作作用：强化髋膝部肌群。

3）动作要领（图 8-23）。

（1）双手握住弹力带中间，双腿与肩同宽，压住弹力带两端，屈髋约 90°，屈膝 60°，臀部后坐，上身始终保持脊椎中立位。

（2）双手握着弹力带站直（伸髋至 180°，伸膝至 170°），再缓慢回到起始位。

4）运动负荷：在安全的环境下，进行 3 组 ×6 次 / 组训练，每组间歇 30 s。

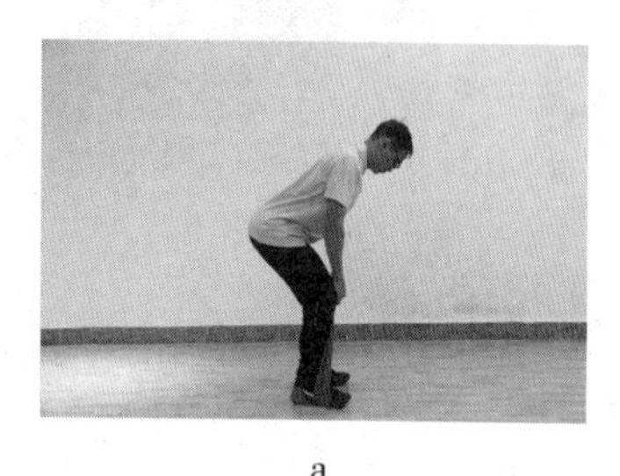
a

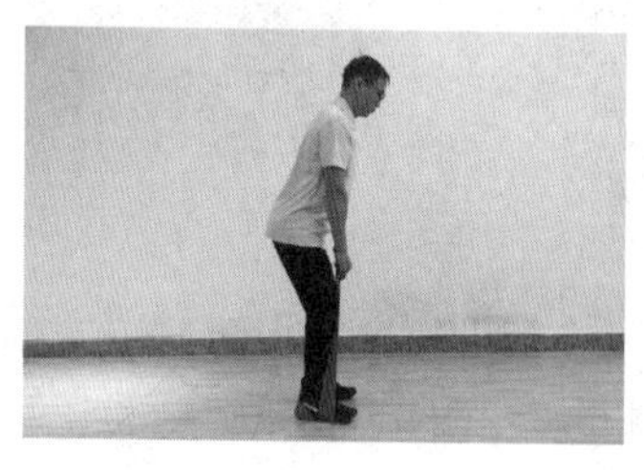
b

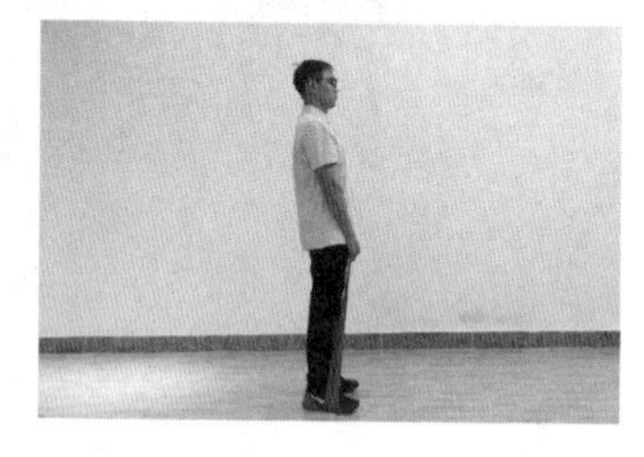
c

图 8-23　弹力带硬拉

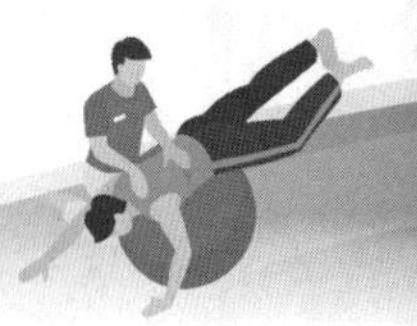

（二）跪姿伸髋

1）动作名称：跪姿伸髋。

2）动作作用：强化髋膝部肌群。

3）动作要领（图 8-24）。

（1）双膝跪位，与肩同宽，双手自然下垂，臀部坐于足跟上，脊椎始终保持中立位。

（2）双手相对，保持手肘伸直，肩关节伸至 180°，同时伸髋，使髋关节伸至 180°，再回到起始位。

4）运动负荷：在安全的环境下，进行 3 组 ×6 次 / 组训练，每组间歇 30 s。

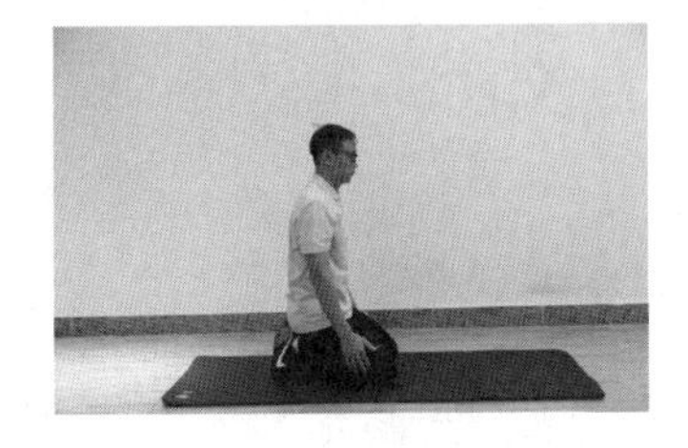

a

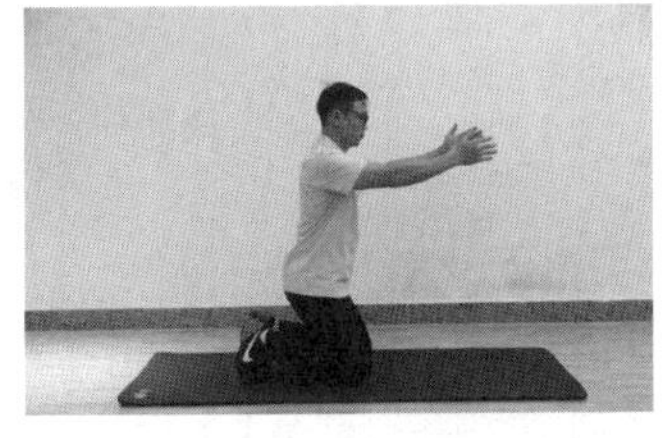

b

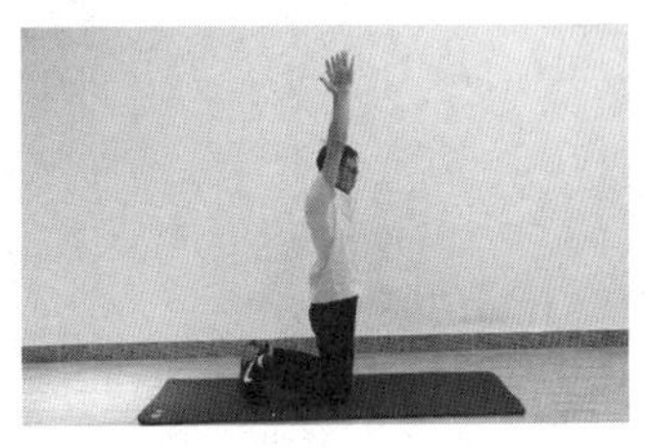

c

图 8-24　跪姿伸髋

（三）徒手深蹲

1）动作名称：徒手深蹲。

2）动作作用：强化髋膝部肌群。

3）动作要领（图 8-25）。

（1）两脚站立，与肩同宽，双手自然下垂。

（2）屈髋深蹲至膝关节屈至约 90°，下蹲时膝关节不超过脚尖，再回到起始位。

4. 运动负荷：在安全的环境下，进行 3 组 ×6 次 / 组训练，每组间歇 30 s。

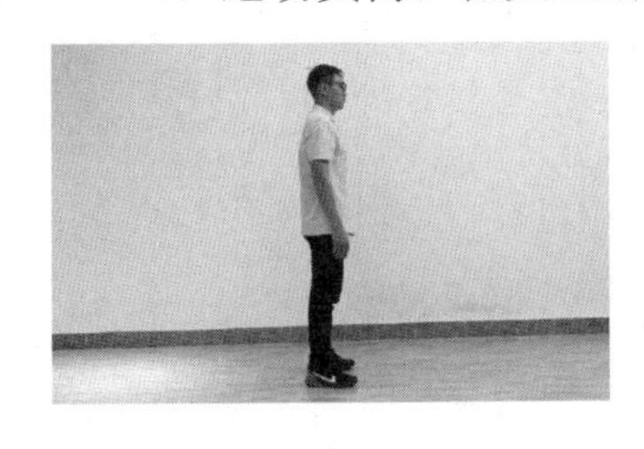

a

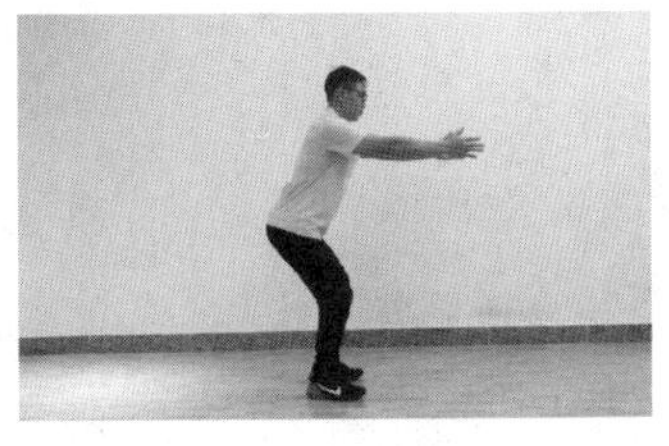

b

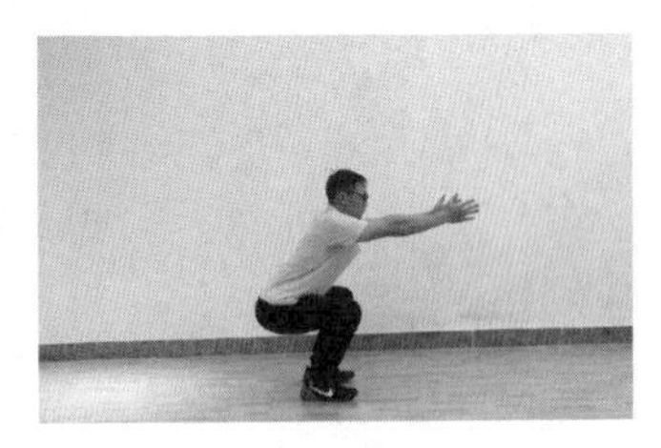

c

图 8-25　徒手深蹲

项目九

踝足部损伤运动康复

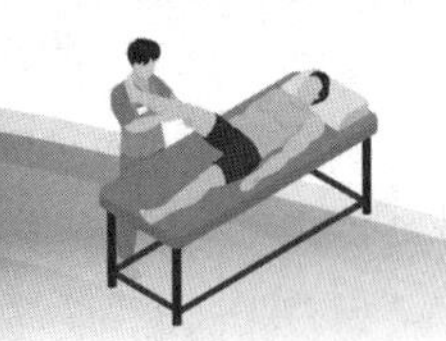

【学习目标】

1. 了解踝关节解剖功能和引起疼痛的原因。
2. 熟悉引起踝关节疼痛的常见疾病及预防措施。
3. 掌握踝关节疼痛的功能评估和运动康复。

足是人体运动时接触地面的部分，起到承重、减震以及提供推动力的作用。踝关节是人体运动的重要枢纽及承重关节，然而由于解剖结构复杂，其稳定性差，易发生损伤。

任务一　踝足部常见疾病

【任务导入】

案例：患者，男性，22岁，篮球运动员。在一次比赛中他右脚踩到其他运动员脚上，出现踝关节疼痛，行走功能受限。

请思考：

（1）如何进行功能评估？

（2）如何制订运动康复方案？

一、踝关节扭伤

踝关节扭伤是常见的运动损伤之一，在进行过度的强力内翻或外翻活动时，如行走在不平的路面上，高处跌下或跑跳时落地不稳，均可引起外侧或内侧韧带损伤，部分撕裂或完全断裂甚至撕脱性骨折。

（一）损伤的原因与机制

1. 内翻位扭伤

内翻位扭伤导致外侧副韧带损伤非常常见，尤其是距腓前韧带最容易罹患。外侧副韧带主要是阻止距骨半脱位，可在跖屈内翻内旋状态下损伤。在内翻力量增强的情况下，跟腓韧带和距腓后韧带也会发生损伤。

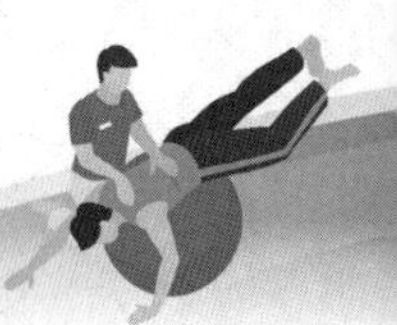

2. 外翻位扭伤

外翻位扭伤较内翻位扭伤少见，绝大部分是由骨骼和韧带的解剖结构所致。在踝穴中，腓骨端较胫骨端低，并且内侧三角韧带较强劲，从而阻止了过度的外翻。较常见的是在外翻位损伤时可能在三角韧带撕裂之前就发生了撕脱性骨折。在内翻位下由于胫骨端与跟骨的撞击，可导致内侧三角韧带的挫伤。尽管外翻位扭伤很少见，但较内翻位扭伤更严重，需要更长的时间来恢复。

（二）症状和体征

1. 症状

通常有急性外伤病史，伤后踝关节外侧 / 内侧疼痛。

2. 体征

迅速肿胀，局部皮下瘀斑，有压痛，活动受限，患者跛行，不敢负重。X 线检查可帮助排除骨折，核磁共振（MRI）检查可确诊踝关节韧带损伤。

（三）治疗原则

1. 一般治疗

急性损伤发生后患者应立即用拇指压迫疼痛损伤部位止血，检查韧带损伤情况，用冰袋或冷冻气雾剂冷冻，立即加压包扎。待急性期过后，可进行外敷、理疗、针灸、按摩、药物痛点注射及支持带固定等。24 h 以后，根据伤情选用治疗手段，并应及早练习踝关节功能。

对较严重的韧带损伤，也可采用石膏管型固定，若合并有关节骨折或关节不稳等后遗症时，可考虑手术治疗。

2. 运动康复

进行踝关节活动度练习、踝关节周围肌力训练及本体感觉训练。

二、跟腱炎

跟腱炎指的是跟腱及其周围发炎，是一种无菌性慢性炎症。

（一）发病原因和机制

由于各种原因造成的跟腱过度使用可导致跟腱内的纤维发生慢性损伤，较为常见的损伤原因包括：热身活动不充分，造成小腿三头肌柔韧性差，在进行诸如篮球、网球等需要频繁地进行停止、启动以及跳跃运动时，易发生跟腱炎；练习者锻炼计划不当，负荷过大或者次数过于频繁；扁平足，足弓过低，会导致运动时跟腱承受额外的压力，从而增加发生跟腱炎的风险。

（二）症状和体征

1\. 症状

（1）急性期表现为患者走、跑、跳等运动时跟腱处疼痛、局部有热感。

（2）慢性期表现为患者跟腱疼痛或者僵硬，多发于清晨或晨起加重。患者走路尤其是爬山及上楼时会感觉跟腱疼痛。病程较长者可出现跟腱增厚、粗大。

2\. 体征

（1）局部可有红肿、发热，明显肿胀，伴触痛，肌腱两端受到挤压时会有强烈的疼痛感，严重者甚至有结节包块增生。

（2）首选超声检查，结合 MRI 检查，可以进一步明确诊断。

（三）治疗原则

1\. 一般治疗

（1）急性期需要休息、冰敷，必要时可口服消炎药。

（2）中、后期可采用物理治疗、按摩。

（3）酌情选择足跟支撑垫或相关支具减轻跟腱负担。

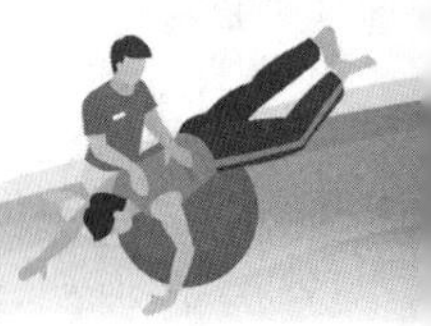

2. 运动康复

进行小腿三头肌的牵伸及小腿肌群的力量训练，还需加强臀肌力量。

三、足底筋膜炎

足底筋膜炎是足底肌腱和筋膜过度拉伸导致的无菌性炎症，常发生于需要重复跳跃和山地跑的运动者中。

（一）发病原因及机制

足底筋膜是起自足底跟骨内侧面与韧带联合至脚趾的纤维带。当足跟抬起时，脚趾与跖骨之间的角度增加，筋膜处于拉伸状态。通常在人体全足着地阶段，足弓变低，足底筋膜伸展从而为足趾蹬地提供弹性势能。但是，当后足落地过度内旋时，或者第一跗趾关节活动性较差，将导致足底筋膜被过度拉伸造成损伤；反复拉伸和紧张的筋膜也是足底筋膜损伤的潜在因素，可能会引起筋膜起点、应力集中点和止点的细微撕裂；跟腱过短、高足弓、高跟鞋、不合适的运动鞋和较硬的路面，都可能是诱发足底筋膜炎的原因。

（二）症状和体征

1. 症状

（1）起病隐匿，早期多表现为筋膜起始处的不适或者跟骨疼痛，运动后消失，休息时减轻。

（2）运动员会出现足底筋膜的晨僵现象和疼痛性跛行，运动后症状消失。

（3）患者在用脚趾站立或者足跟行走时可能会出现疼痛。远端足底筋膜炎表现为足中部筋膜中段局限性疼痛，疼痛可向近端和远端放射。

2. 体征

在筋膜起始附着点足底筋膜有压痛。伸展附着于跟骨的筋膜，疼痛可向远端放射。

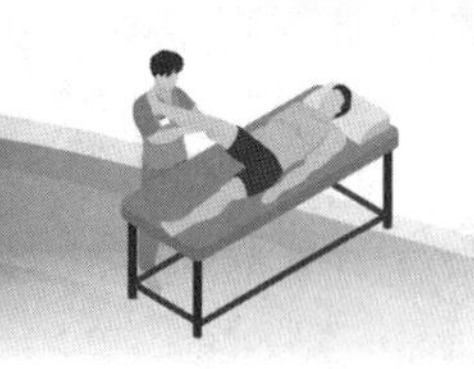

（三）治疗原则

足底筋膜炎是一种自限性疾病，通常可以通过保守治疗愈合，预后良好。

（1）急性期，可进行冰敷、休息以及调整训练负荷，必要时可以使用非甾体消炎药物。

（2）使用带有足弓支撑的鞋垫、保护支持带可均匀分散患者足底压力，可在下肢负重时有效降低足底筋膜所受的拉力，进而减少反复牵拉对足底筋膜的伤害。

（3）物理因子治疗法可改善足跟的疼痛，包括超短波、中频电、体外冲击波等方法。

四、踝足部常见损伤的预防措施

（1）穿着合适的鞋子。

（2）选择合适的场地。

（3）在体育活动前，准备活动要充分具体；运动后要及时拉伸、放松。

（4）有反复扭伤史者，在运动前对脚踝进行必要的防护。

（5）避免在疲劳或者身体不适时坚持运动。

（6）日常进行适量踝关节力量与本体感觉训练。

任务二　踝足部功能解剖及功能障碍评估

一、踝足部功能解剖

（一）踝关节

踝关节由胫、腓骨远端的关节面和距骨滑车组成，故又称为距小腿关节。距骨是第二大附骨和主要的承重骨，位于跟骨之上并连接内踝、外踝。距骨的形状允许踝关节做背屈和跖屈。因为距骨滑车前宽后窄，所以当足背屈时，踝穴紧扣距骨前宽后窄的连接部分，关节稳定。相反，跖屈时，滑车较窄的部位进入踝穴内，相比背屈，显得不稳。如走下坡路时踝关节松动，此时容易发生扭伤，其中以内翻位扭伤最常见。外踝比内踝长而低，可阻止距骨过度外翻。足尖向上，足与小腿间的角

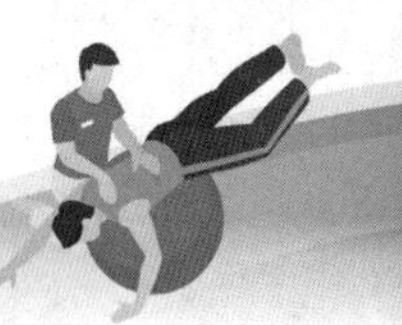

度小于 90° 称为背屈；反之，足尖向下，足与小腿间的角度大于 90° 称为跖屈。在跖屈时，足可做一定范围的侧方运动。

（二）关节囊和韧带

踝关节关节囊前后较薄，两侧较厚，周围由韧带围绕，包括腓侧副韧带、胫腓骨远端韧带和胫侧三角韧带。腓侧副韧带连结于外踝与距骨、跟骨之间，包括距腓前韧带、距腓后韧带和跟腓韧带，当足过度跖屈内翻时，易损伤距腓前韧带及跟腓韧带。胫腓骨远端韧带维持距腓骨的位置，从而形成骨间膜。坚厚的胫侧三角韧带起自内踝，呈扇形向下止于距骨、跟骨、舟骨三骨，包括距胫后韧带、跟胫韧带、胫舟韧带和位于其内侧的距胫前韧带，主要抵抗足外翻。

（三）踝关节肌肉

1. 踝足部动作肌相关肌群

踝足部肌肉主要包括前侧肌群、外侧肌群和后侧肌群（表 9-1）。

表 9-1　踝足部动作及相关肌群

动作	主要肌肉
背屈	胫骨前肌、踇长伸肌、趾长伸肌
跖屈	腓骨长肌、腓骨短肌、小腿三头肌、胫骨后肌、踇长屈肌、趾长屈肌
内翻	胫骨前肌、胫骨后肌、踇长屈肌、趾长屈肌
外翻	腓骨长肌、腓骨短肌、趾长伸肌

2. 足部内侧纵弓生物力学

内侧纵弓是足部吸收震荡最主要的结构。静止站立时，内侧纵弓的高度由非肌肉的组织支撑：韧带、关节及足底筋膜通常不需要肌肉主动收缩来支撑正常足弓。行走时，内侧纵弓与肌肉交互作用，吸收震荡，其中主要依赖胫骨后肌和胫骨前肌的离心收缩。

当足部内侧纵弓过度下降时，此种情况被称为低弓足（扁平足），此时必须依赖足内外部肌肉主动收缩，以支撑足弓，这种过度代偿会导致相关肌肉负荷过重（尤其是胫骨后肌），产生疲劳、骨刺、炎症，如足底筋膜炎等。

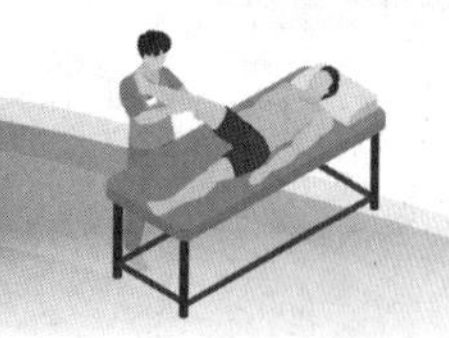
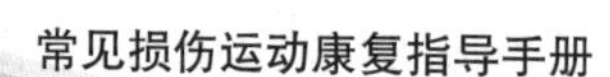

3. 臀肌与踝关节损伤

（1）臀大肌：臀大肌具有外展和外旋髋关节的能力，帮助稳固膝关节以及下肢生物力学结构。跑跳运动时，臀大肌是重要的动力肌，若臀大肌无力，踝关节将承受过大压力，从而造成损伤。

（2）臀中肌：臀中肌是骨盆动态稳定的关键肌肉，负责维持下肢稳定，有助于下肢整体的对线对位。臀中肌肌力减退可能会导致下肢（胫骨）相对于足位置内旋，体重向足内侧转移增加，距下关节过度旋前，从而引起足底筋膜炎或者跟腱病。

二、功能障碍评估

（一）一般检查

1. 视诊

（1）观察患者双侧皮肤颜色、肿胀程度、瘢痕、肌肉形态。

（2）观察患者双下肢力线是否对称。

（3）观察患者双侧足的位置、足弓形态是否正常。足弓形态的检查方法：患者单足负重站立，观察足弓高度，然后检查者被动将患者踇指背伸，观察足弓高度变化。若足弓抬高，则说明足弓弹性尚可；若足弓高度没有变化，则说明足底筋和（或）腱膜太过松弛，足弓塌陷（图 9-1）。

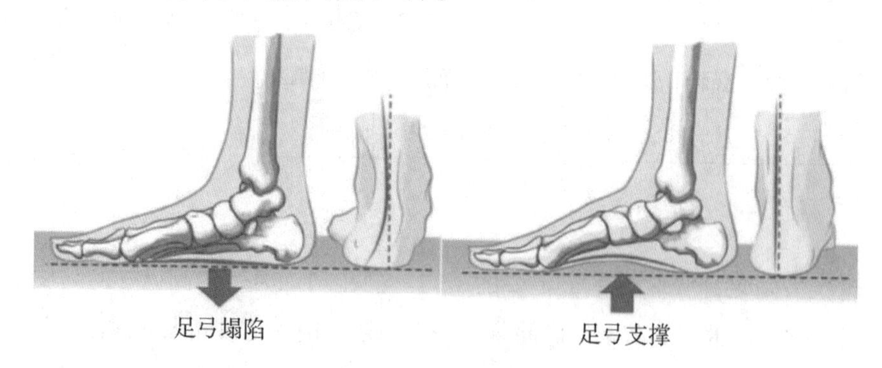

图 9-1　足弓形态

（4）观察步态。观察是否有支撑相缩短的问题，若存在明显的支撑相缩短，则提示单足负重有障碍。

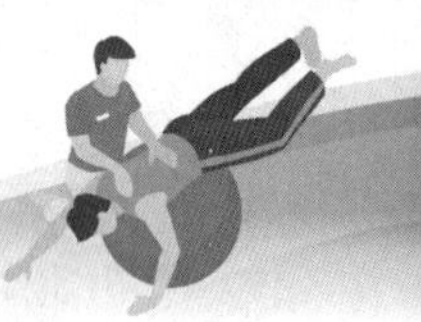

2. 触诊

触摸患者皮温；触摸患者足底软、硬是否对称，是否存在扳机点，是否有压痛。

（二）灵活性检查

（1）直膝位下主被动踝关节背屈、跖屈：观察健侧和患侧活动度差异，以及是否出现疼痛。背屈时前侧痛提示关节附属运动障碍；后侧痛考虑由软组织紧张所致，需进行屈膝位下被动踝背屈检查。

（2）屈膝位下被动踝关节背屈：膝屈曲 20°～30°，此时小腿后侧肌群处于放松状态。若出现受限，考虑肌肉或关节囊问题。

（三）肌力检查

做踝关节背屈、跖屈、内外翻徒手肌力抗阻，对比健侧和患侧力量差异。

（四）协调平衡功能测试

闭眼单腿独立测试：

测试时，受试者自然站立，当听到“开始”口令后，抬起任意一足，同时闭眼。测试员开始计时，当受试者支撑足移动或抬起足着地时，测试员停终止计时。测试两次，取最好成绩。结果说明：闭眼单腿站立 15 s 左右达标。正常两侧差异小于 5%（图 9-2）。

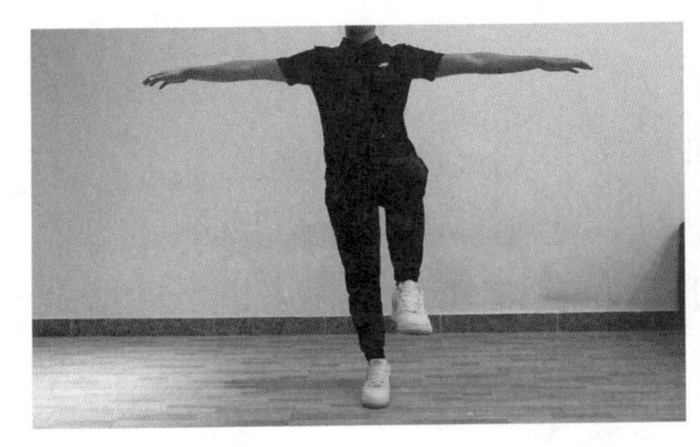

a

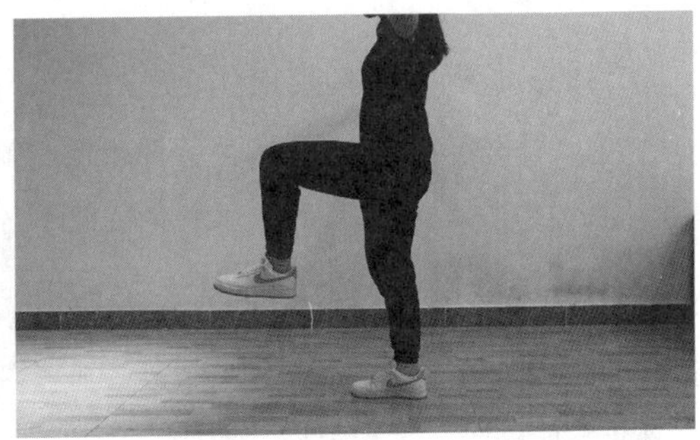

b

图 9-2　闭眼单腿独立测试

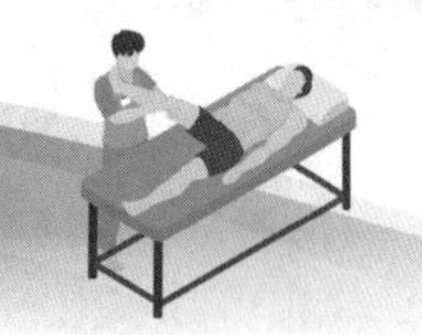
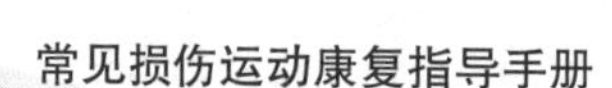

（五）特殊检查

1. 踝关节前抽屉试验

目的：检查前距腓韧带完整性。

患者体位：仰卧位，踝关节伸出治疗床外，踝关节放松。

检查者体位：靠近检查侧肢体。

检查步骤：检查者位于患者检查侧。一手稳定住患者胫骨与腓骨远端，另一手握住患者距骨前方。在踝关节跖屈 20° 的体位下，使距骨向前抽动，将健侧与患侧进行对比（图 9-3）。

阳性体征：与健侧相比，患侧距骨向前移动幅度增加则为试验阳性。在急性损伤期，此试验可因肿胀、肌肉痉挛、疼痛等而出现假阴性体征，但可观察到前距腓韧带处的凹陷。

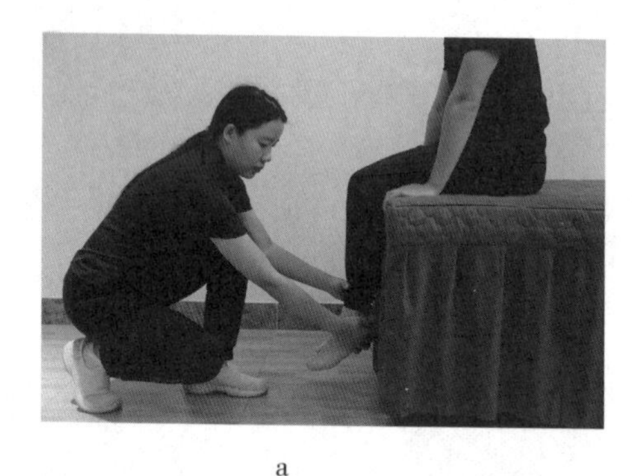

a

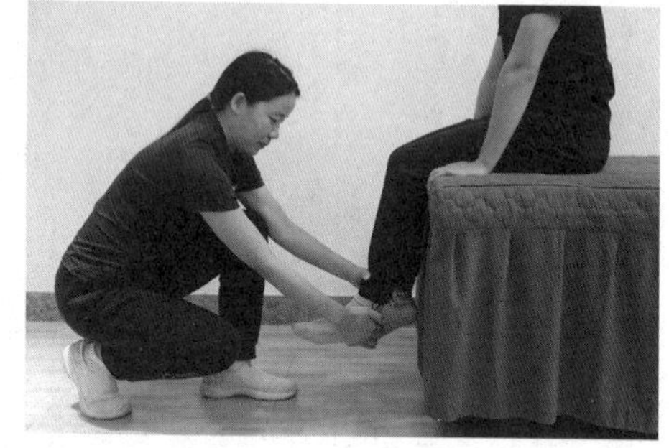

b

图 9-3 踝关节前抽屉试验

2. 踝关节强迫内翻试验（距骨倾斜试验）

目的：诊断跟腓韧带损伤。

患者体位：俯卧位，踝关节伸出治疗床外，放松。

检查步骤：检查者位于患者检查侧。触诊患者跟腓韧带，如患者出现不适，则进行关节松弛度检查。将患者踝关节维持在中立位，一手握住跟骨，并用示指触诊跟腓韧带的位置；另一手在小腿远端固定，然后施加内翻应力，将健侧与患侧进行对比（图 9-4）。

阳性体征：试验过程中，若患者跟腓韧带处出现疼痛等不适，关节间隙出现明显的开口感，则试验为阳性。

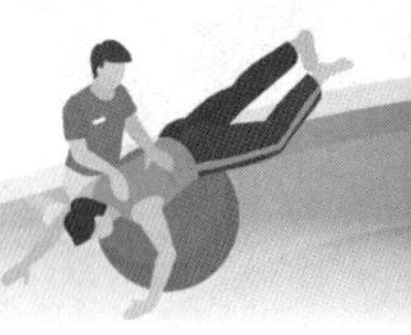

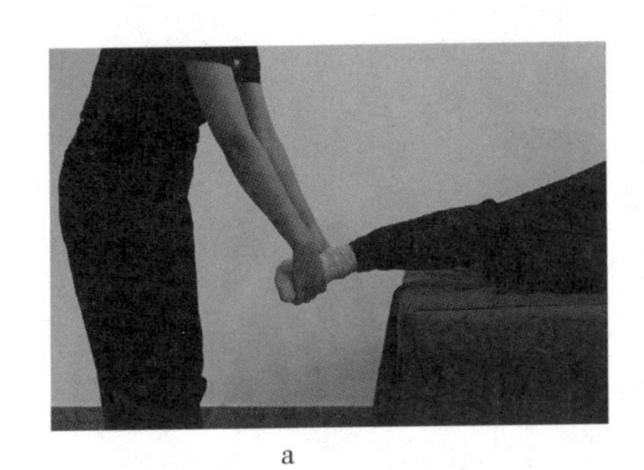

a

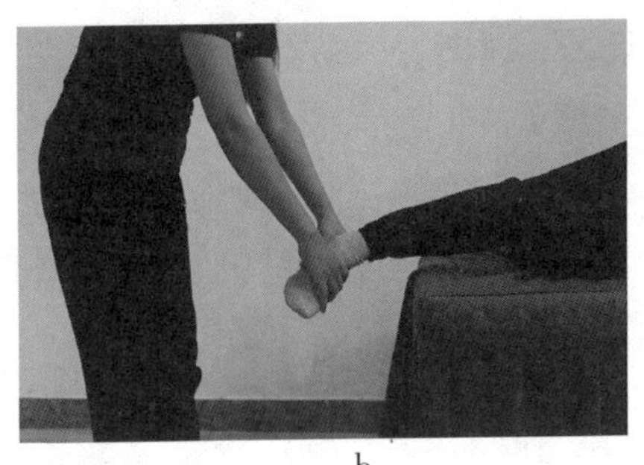

b

图 9-4　踝关节强迫内翻试验

任务三　踝足部运动康复

一、筋膜手法

（一）胫骨前肌筋膜手法

1）手法名称：胫骨前肌及前侧筋膜的手法松解。

2）手法作用：缓解胫骨前肌及筋膜紧张，释放张力。

3）手法要领（图 9-5）。

（1）患者体位：仰卧位，脚踝露出床面。

（2）操作程序：治疗师正对患者小腿，双手半握拳，两拳面构成三角形，放在足背上，肘关节伸直，利用身体重量，沿着胫前肌双手往上推，推至胫骨粗隆处两手松开。

（3）配合动作：患者配合缓慢做踝关节屈伸活动。

4）手法要求：治疗师在安全的环境下，观察患者反应，力度适中，一般操作 2～3 次。

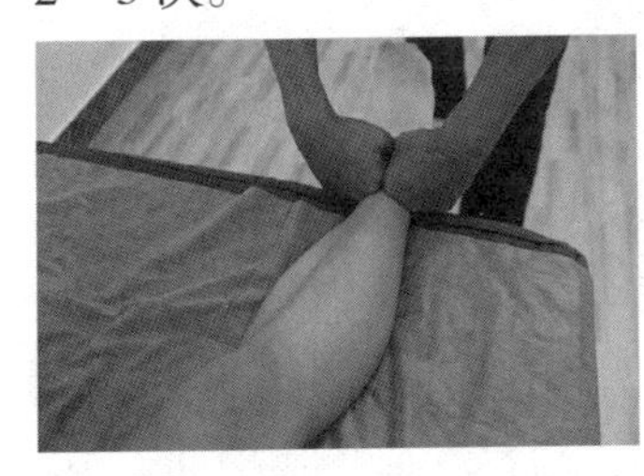

a

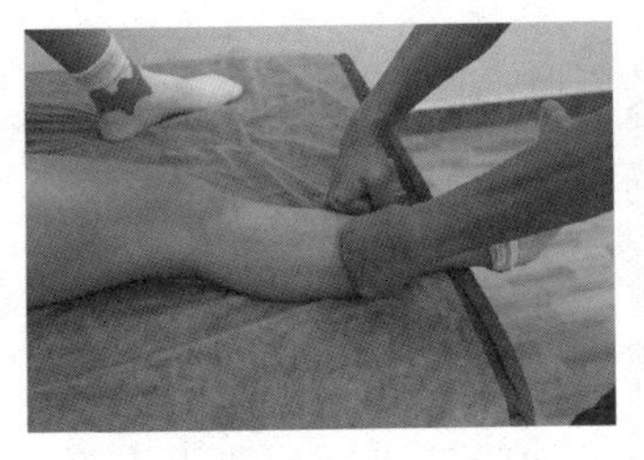

b

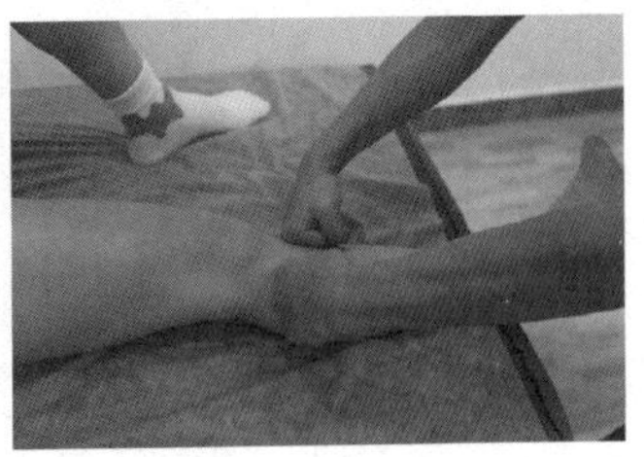

c

图 9-5　胫骨前肌及前侧筋膜的手法松解

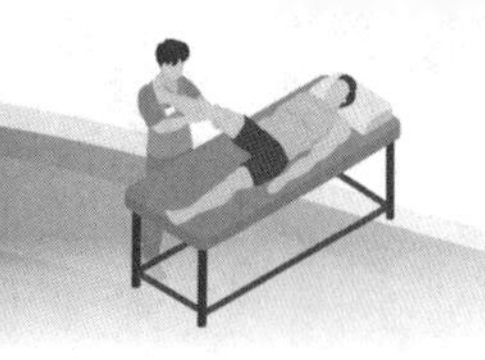

（二）腓骨肌筋膜手法

1）手法名称：腓骨肌及外侧筋膜的手法松解。

2）手法作用：缓解腓骨肌及筋膜紧张，释放张力。

3）手法要领（图 9-6）。

（1）患者体位：侧卧位，脚踝露出床面，小腿外侧朝上。

（2）操作程序：治疗师站在患者脚跟侧，单手半握拳，放在患者小腿外侧，肘关节伸直，利用身体重量，沿着患者腓骨长短肌往上推，推至患者腓骨头处松开。治疗时，腿下方可放一个枕头。

（3）配合动作：患者配合缓慢做踝关节内外翻活动。

4）手法要求：治疗师在安全的环境下，观察患者反应，力度适中，一般操作2～3 次。

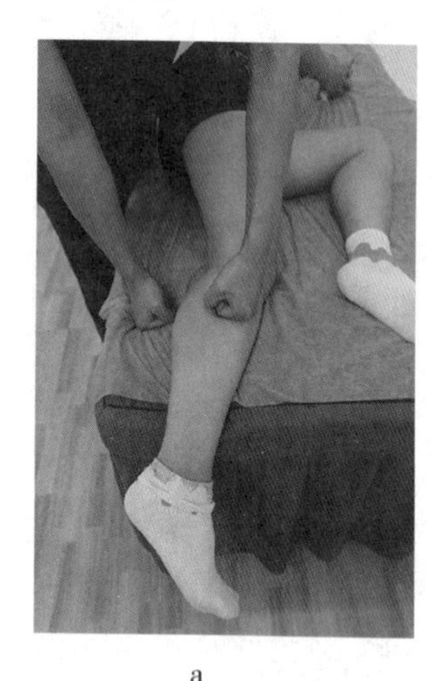

a

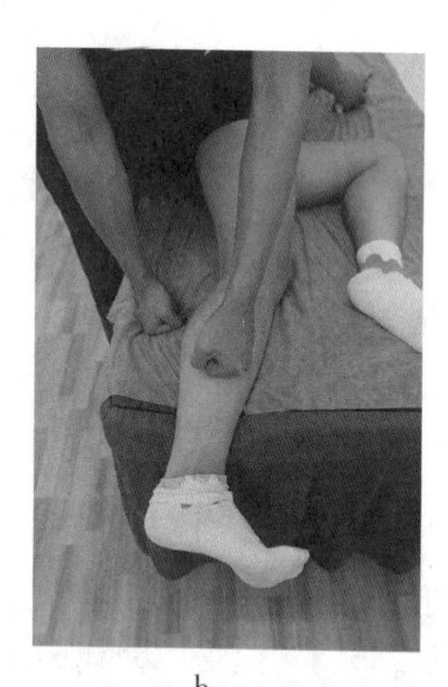

b

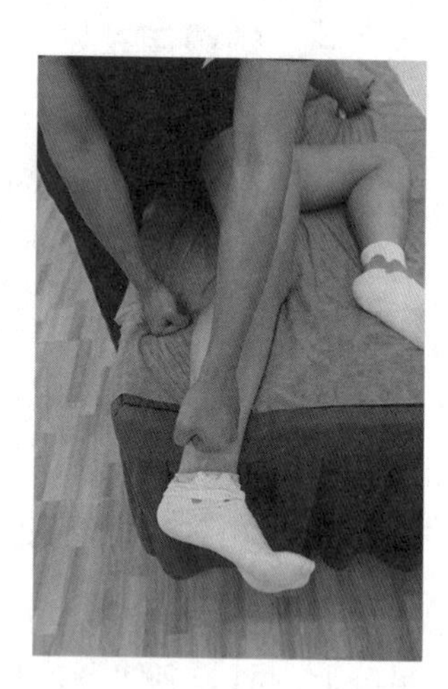

c

图 9-6 腓骨肌及外侧筋膜的手法松解

（三）腓肠肌筋膜手法

1）手法名称：腓肠肌及后侧筋膜的手法松解。

2）手法作用：缓解腓肠肌及筋膜紧张，释放张力。

3）手法要领（图 9-7）。

（1）患者体位：俯卧位，双脚踝伸至床沿外。

（2）操作程序：治疗师正对患者小腿，双手半握拳放在患者腓肠肌处，肘关节伸直，同时身体往下压，治疗师双手沿患者腓肠肌上推，推至腘窝处两手松开。

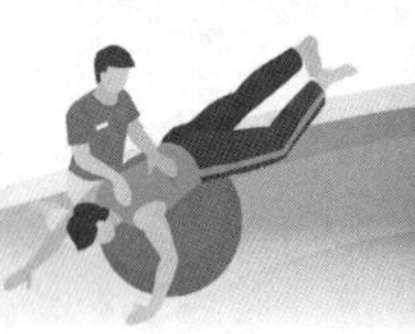

（3）配合动作：患者配合缓慢做踝关节屈伸活动。

4）手法要求：治疗师在安全的环境下，观察患者反应，力度适中，一般操作2～3次。

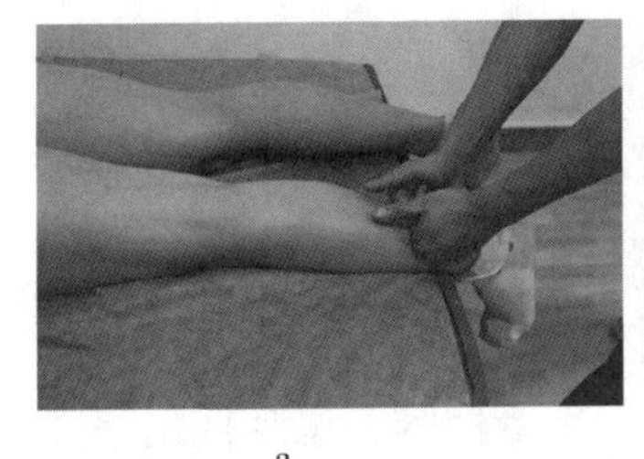

a

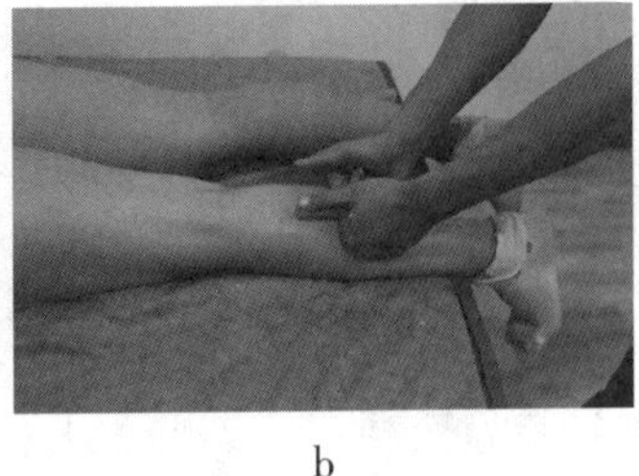

b

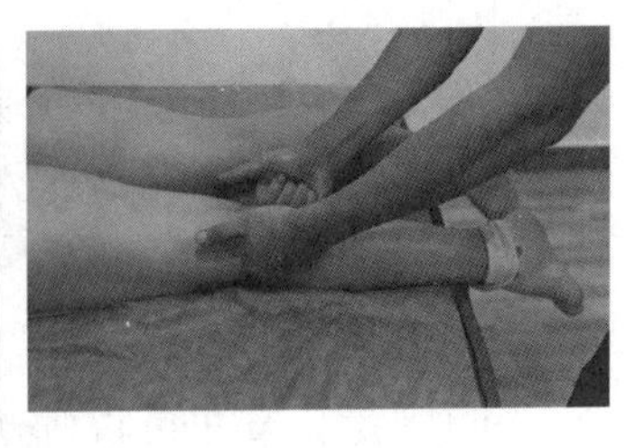

c

图 9-7　腓肠肌及后侧筋膜的手法松解

（四）足底筋膜筋膜手法

1）手法名称：足底筋膜的手法松解。

2）手法作用：缓解足底筋膜紧张，释放张力。

3）手法要领（图 9-8）。

（1）患者体位：仰卧位（也可俯卧位），脚踝伸至床沿外。

（2）操作程序：治疗师坐位或跪位在患者治疗脚旁，一手轻扶患者脚背，治疗手半握拳，屈肘腕伸直，用食指、中指的中间指节放在足底跖趾关节处，适度用力由上向下往足跟推压。推压时，可以考虑沿不同跖骨方向推压足底筋膜。

（3）配合动作：患者配合缓慢做踝关节跖屈背伸活动。

4）手法要求：治疗师在安全的环境下，观察患者反应，力度适中，一般操作2～3次。

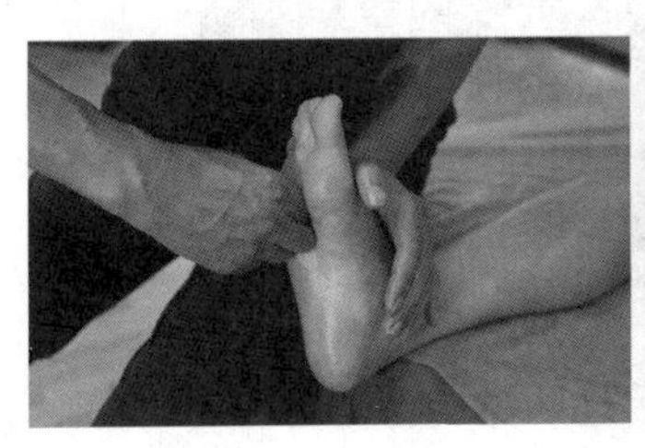

a

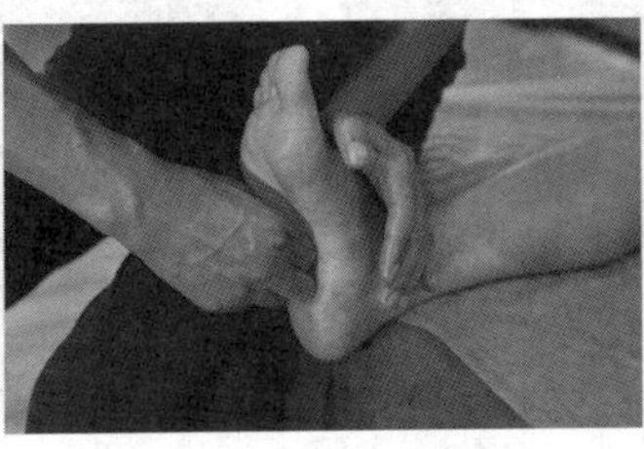

b

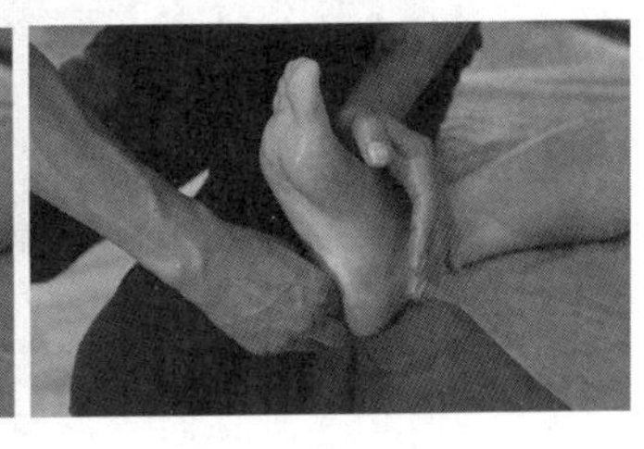

c

图 9-8　足底筋膜的手法松解

二、踝关节动态关节松动术

（一）踝关节内翻扭伤动态关节松动术

1）动作名称：踝关节内翻扭伤动态关节松动术。

2）动作作用：改善踝关节扭伤后腓骨头的错位。

3）动作要领。

（1）踝关节非负重位动态关节松动术（图 9-9）。①患者仰卧，患足伸出治疗床，治疗师一手大鱼际抵住患者腓骨远端，另一手从内侧后方稳定患者胫骨。②治疗师向后、外侧和上方滑动患者腓骨，行适当的滑动治疗，使患者产生轻微的踝背屈和足外翻动作。

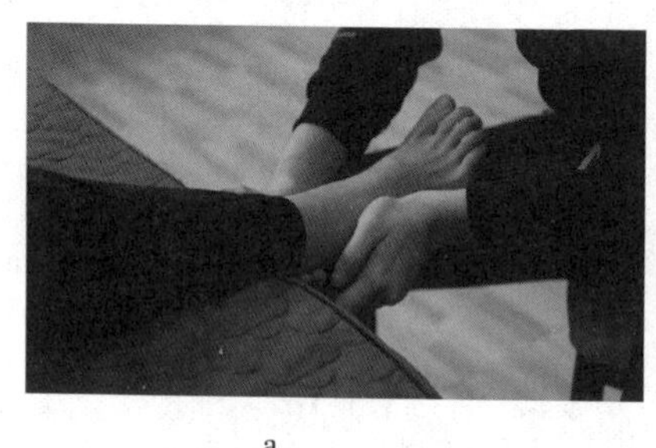
a

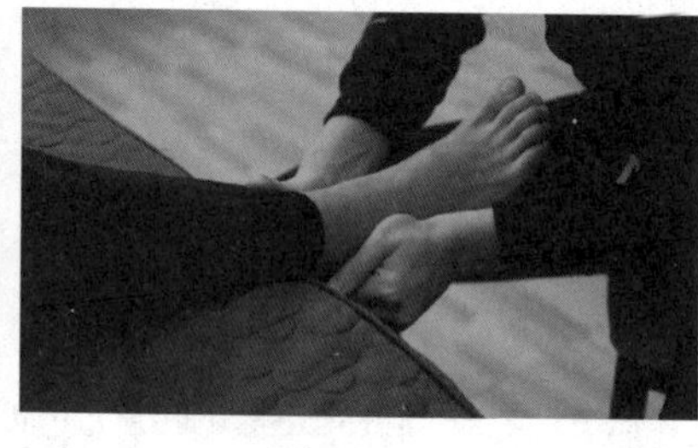
b

图 9-9　踝关节非负重位动态关节松动术

（2）踝关节负重位内翻扭伤腓骨头复位（图 9-10）。治疗师行与动作（1）相同的手法进行治疗，治疗师行滑动治疗时患者同时背屈踝关节。

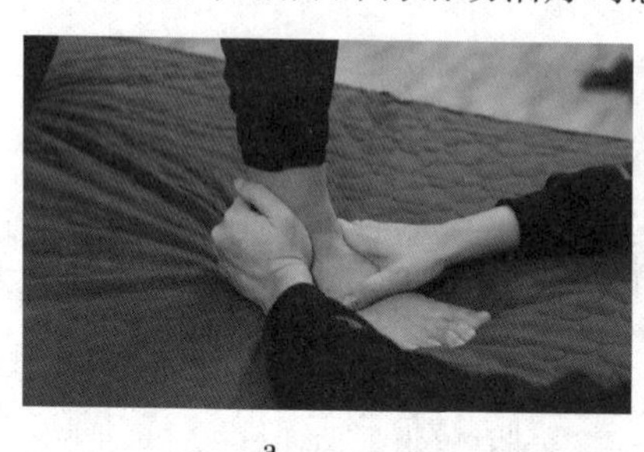
a

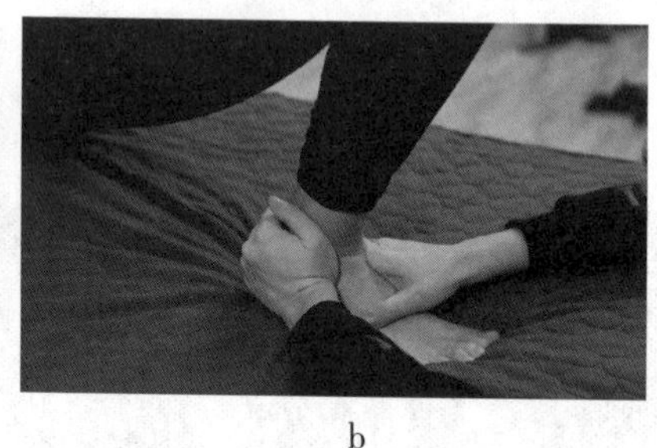
b

图 9-10　踝关节负重位内翻扭伤腓骨头复位

（二）踝关节背屈动态关节松动术

1）动作名称：踝关节背屈动态关节松动术。

2）动作作用：改善踝关节背屈受限和疼痛。

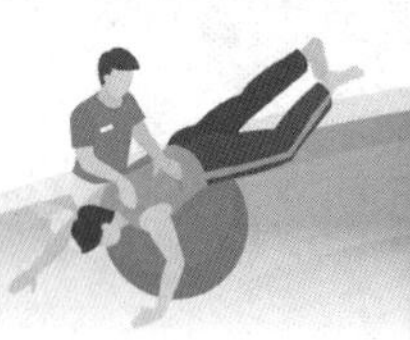

3）动作要领（图 9-11）。

（1）患者仰卧，患足伸出治疗床沿，治疗师一手抓住患者跟骨，另一只手用虎口固定患者距骨。

（2）治疗师一手下拉患者跟骨，另一手从上方推动患者距骨，实现患者踝关节的背侧滑动治疗。

（3）到活动度末端时，治疗师可用大腿固定踝关节加压，增加背屈末端活动度。

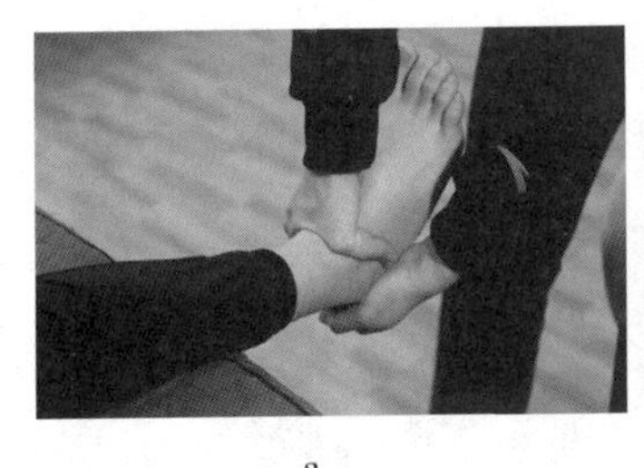
a

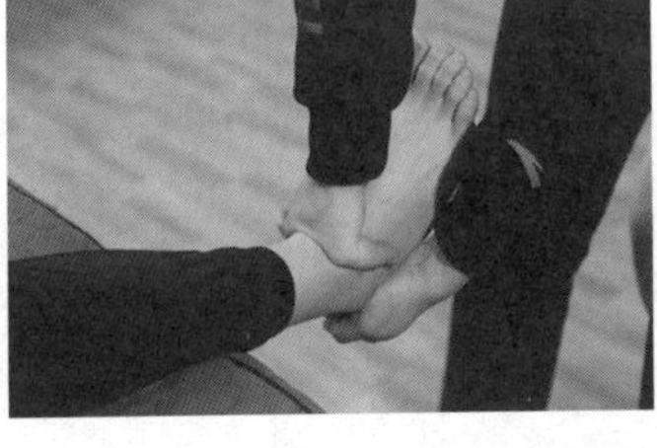
b

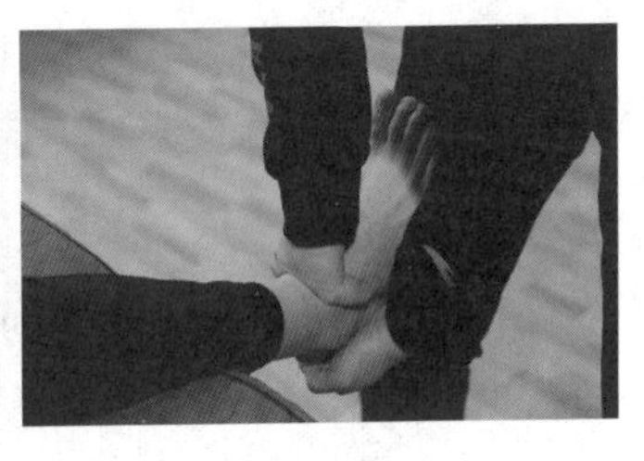
c

图 9-11　踝关节背屈松动术

（三）部分负重位踝关节背屈受限动态关节松动术

1）动作名称：负重位踝关节背屈受限动态关节松动术。

2）动作作用：改善负重位踝关节背屈受限和疼痛。

3）动作要领（图 9-12）。

（1）患者单膝跪位，将治疗带放置于跟腱上 2 cm，另一端绕于治疗师臀部。

（2）治疗师两手虎口固定患者距骨，拉动治疗带使患者胫骨和腓骨向前。

（3）患者弓步向前背屈踝关节，治疗师同时下蹲，维持治疗带与胫骨垂直，重复 8～10 次。

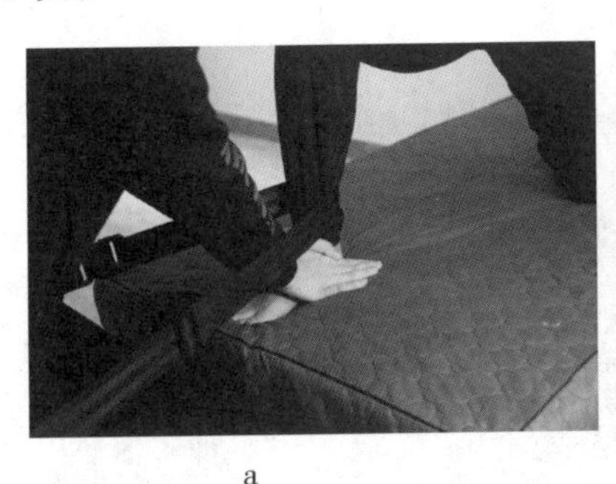
a

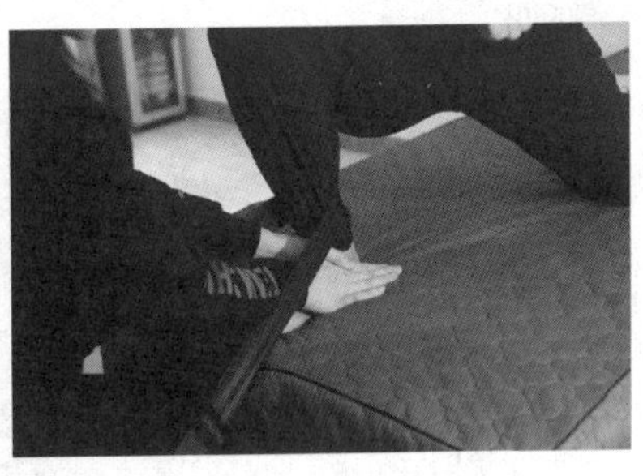
b

图 9-12　踝关节背屈受限动态关节松动术

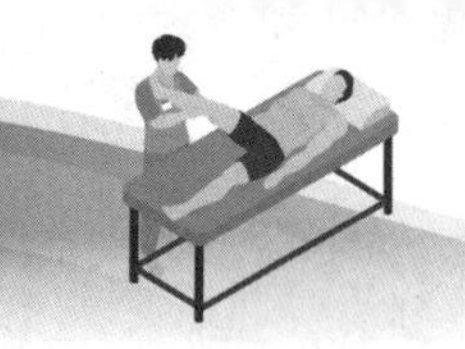

三、肌肉牵伸

（一）腓肠肌拉伸

1）动作名称：腓肠肌拉伸。

2）动作作用：释放腓肠肌张力。

3）动作要领（图 9–13）。

坐位，屈髋屈膝，双手握住前脚掌做踝背屈，直到小腿后侧有拉伸感，进行 3 次深呼吸。

4）运动负荷：在安全的环境下，进行 2 组 ×3 次 / 组训练，每组间歇 15 s。

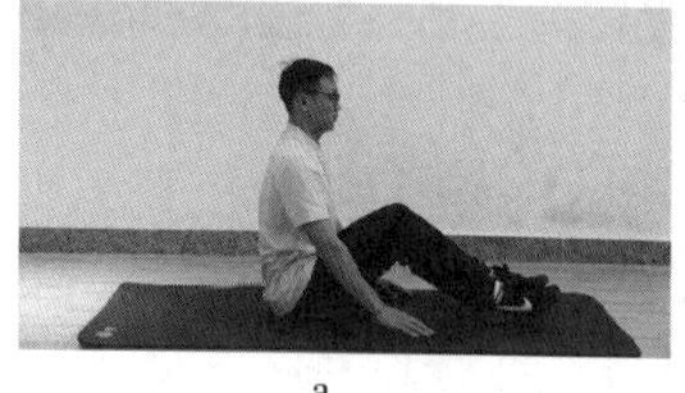
a

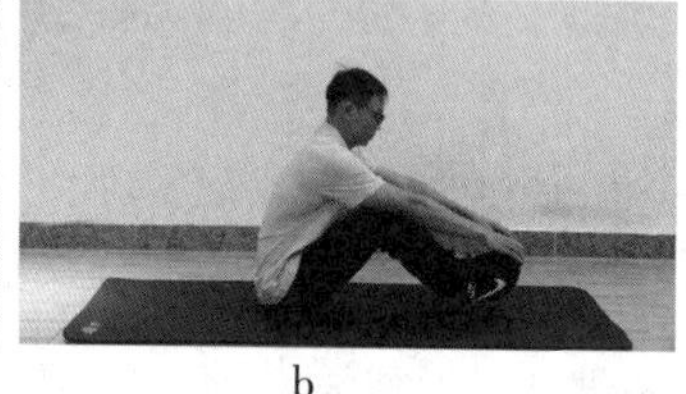
b

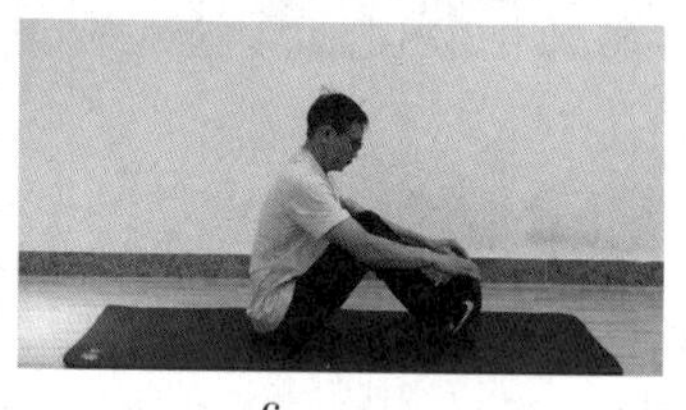
c

图 9–13　腓肠肌拉伸

（二）腓骨长肌拉伸

1）动作名称：腓骨长肌拉伸。

2）动作作用：释放腓骨长肌张力。

3）动作要领（图 9–14）。

右腿在前，左腿在后做弓字步，双手叉腰，左足做向翻至小腿外侧有拉伸感，进行 3 次深呼吸。

4）运动负荷：在安全的环境下，进行 2 组 ×3 次 / 组训练，每组间歇 15 s。

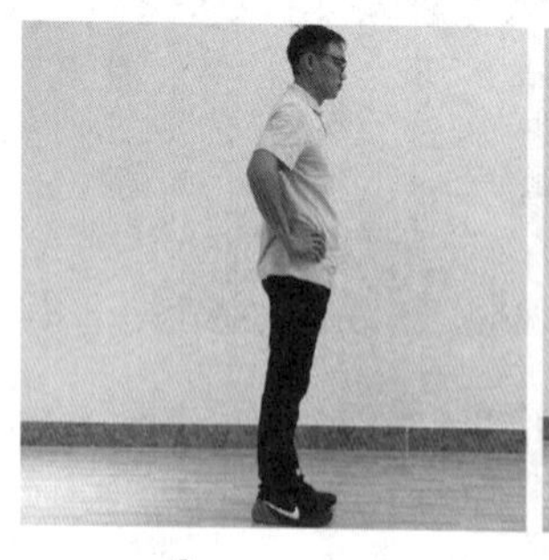
a

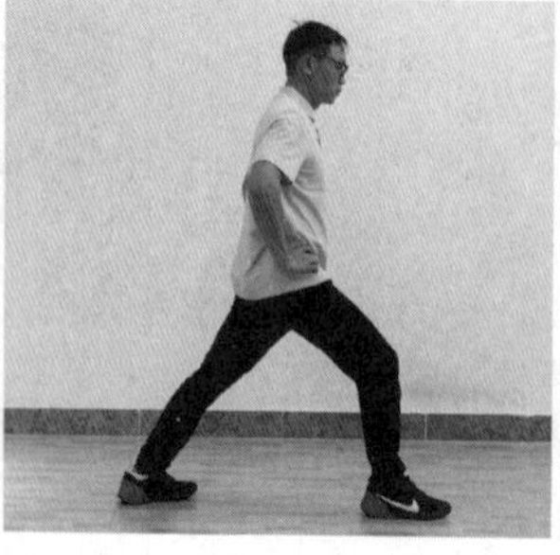
b

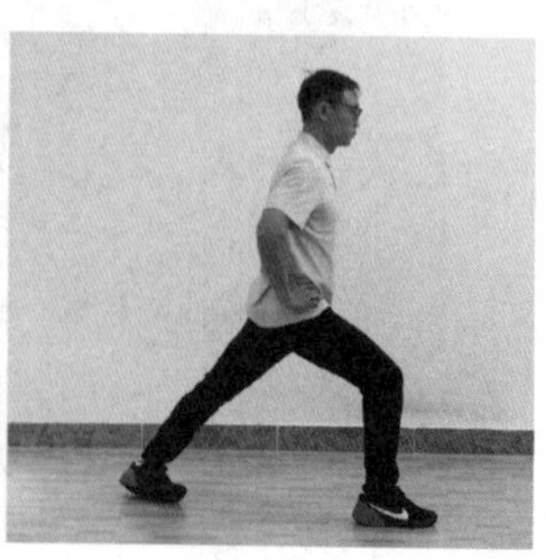
c

图 9–14　腓骨长肌拉伸

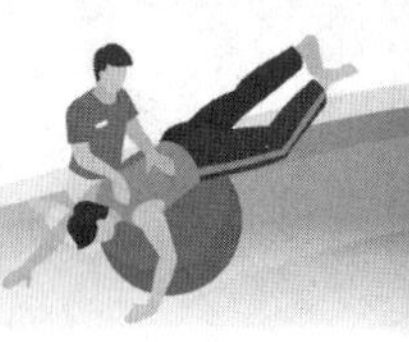

（三）胫骨前肌拉伸

1）动作名称：胫骨前肌拉伸。

2）动作作用：释放胫骨前肌张力。

3）动作要领（图 9–15）。

右腿在前，左腿足背贴于矮凳上，双手叉腰，重心垂直于地面下蹲，直至小腿外前侧有拉伸感，进行 3 次深呼吸。

4）运动负荷：在安全的环境下，进行 2 组 ×3 次 / 组训练，每组间歇 15 s。

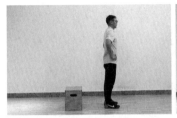

a

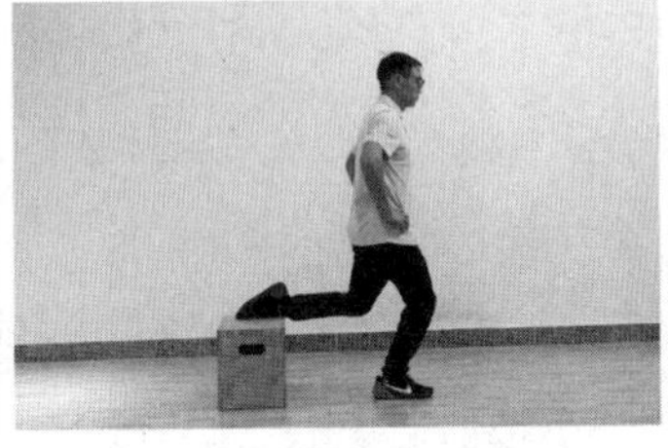

b

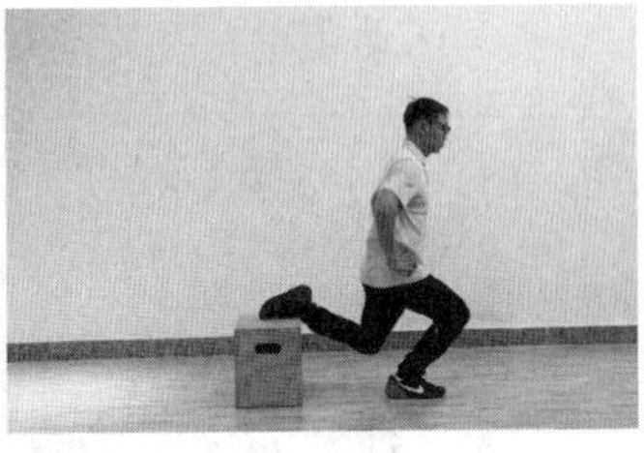

c

图 9–15　胫骨前肌拉伸

四、灵活性训练

（一）踝部灵活性训练

1）动作名称：踝部灵活性训练。

2）动作作用：增加踝部灵活性。

3）动作要领（图 9–16）。

（1）双脚稍呈外八字，屈髋屈膝蹲坐位，双手平举，与肩同宽，手掌朝下，在身前约小腿长度处放置一软垫。

（2）保持上半身不动，伸髋至 180° 使膝盖跪至前方软垫上，再回到起始位。

4）运动负荷：在安全的环境下，进行 3 组 ×6 次 / 组训练，每组间歇 30 s。

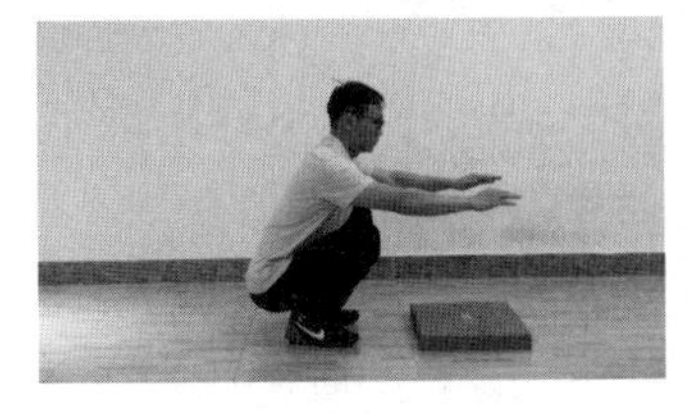

a

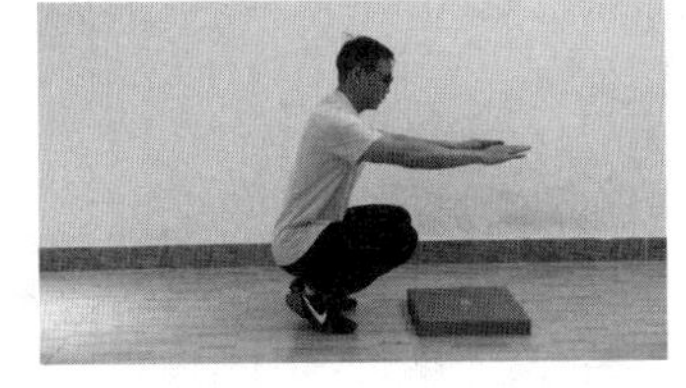

b

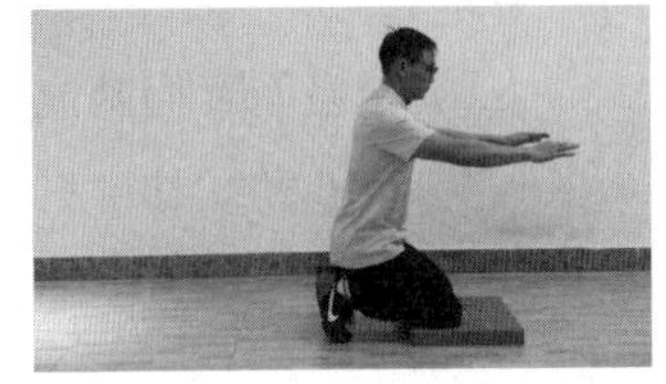

c

图 9–16　踝部灵活性

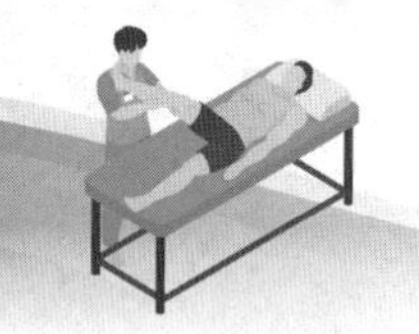

（二）踝部前后灵活性

1）动作名称：踝部前后灵活性。

2）动作作用：增强踝部前后灵活性。

3）动作要领（图 9-17）。

（1）单膝弓步跪位，前腿同侧的上肢平举撑墙，后腿同侧的上肢自然下垂，保持脊椎中立位。

（2）身体重心水平往前，做弓步下压姿势，再回到起始位。

4）运动负荷：在安全的环境下，3 组 ×6 次 / 组训练，每组间歇 30 s。

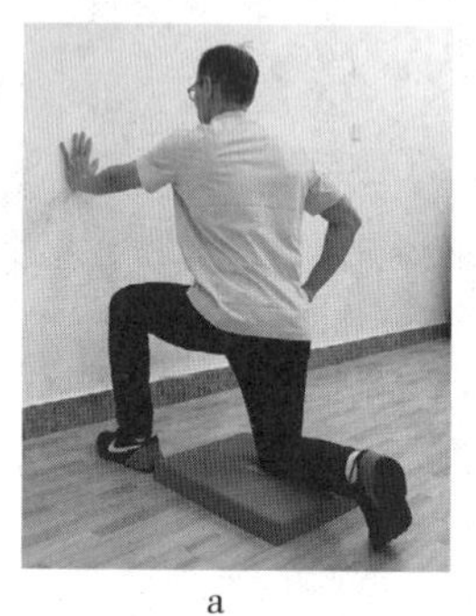

a

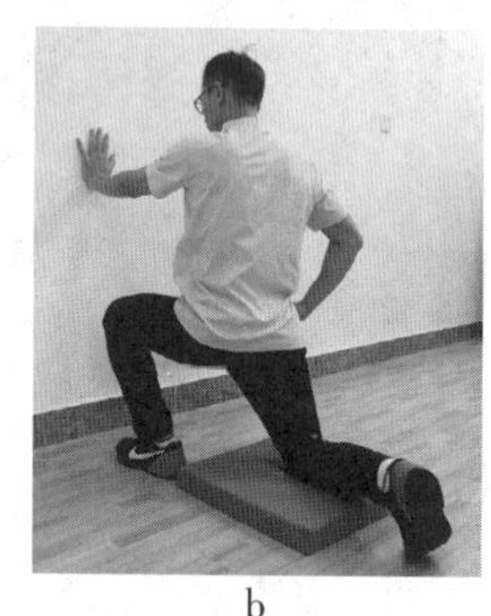

b

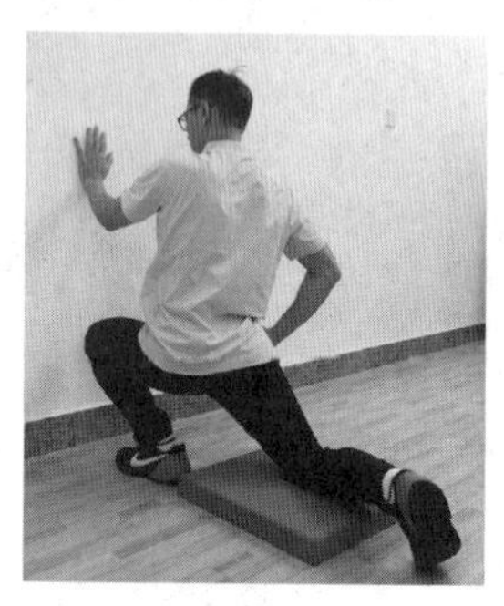

c

图 9-17　踝部前后灵活性

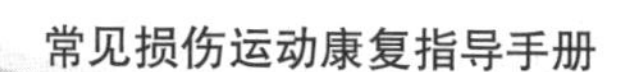

五、踝部功能训练——适应阶段

（一）弹力带勾脚尖

1）动作名称：弹力带勾脚尖。

2）动作作用：激活踝部肌群。

3）动作要领（图 9-18）。

（1）坐在软垫上，双手置于臀外后侧支撑上身，弹力带前方固定，另一端绑在前脚掌上。

（2）缓慢而有控制地做踝屈伸。

（3）可左右交替进行。

4）运动负荷：在安全的环境下，进行 3 组 ×6 次 / 组训练，每组间歇 30 s。

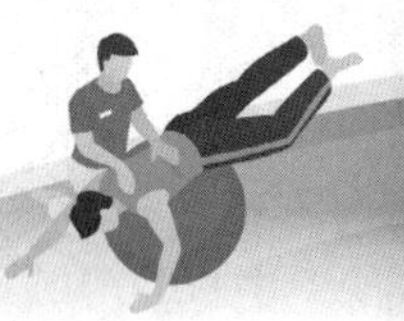

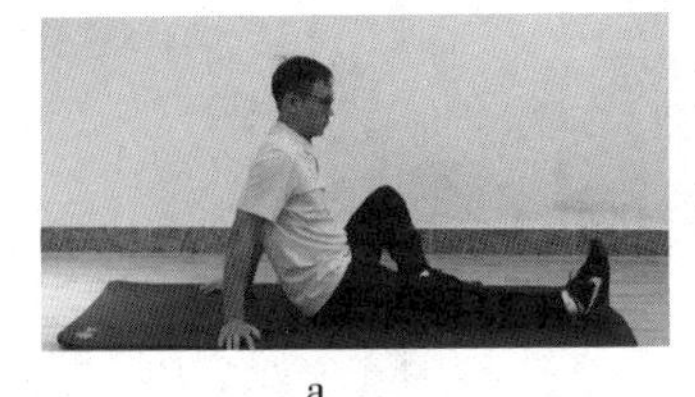

a

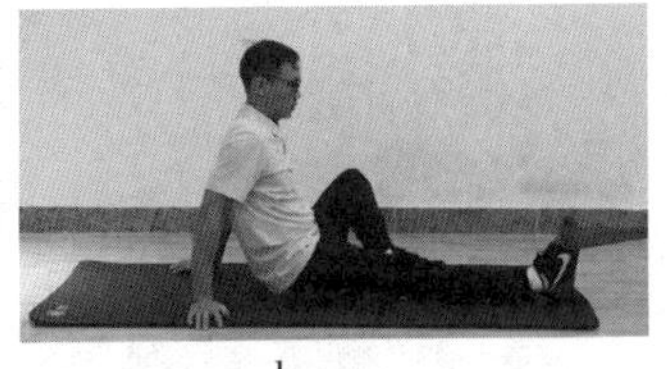

b

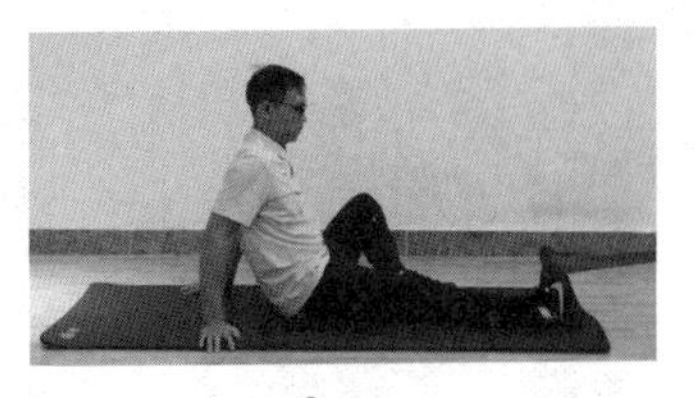

c

图 9-18　弹力带勾脚尖

（二）弹力带外旋

1）动作名称：弹力带外旋。

2）动作作用：激活踝部肌群。

3）动作要领（图 9-19）。

（1）坐在软垫上，双手置于臀外后侧支撑上身，弹力圈套在双脚的前脚掌上。

（2）双脚同时缓慢而有控制地做踝外旋。

（3）可左右交替进行。

4）运动负荷：在安全的环境下，进行 3 组 ×6 次 / 组训练，每组间歇 30 s。

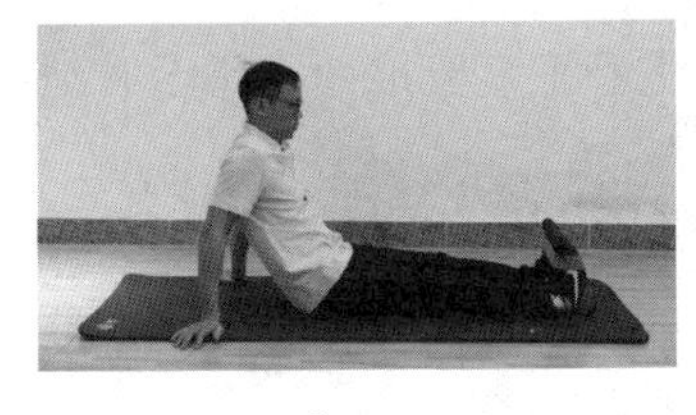

a

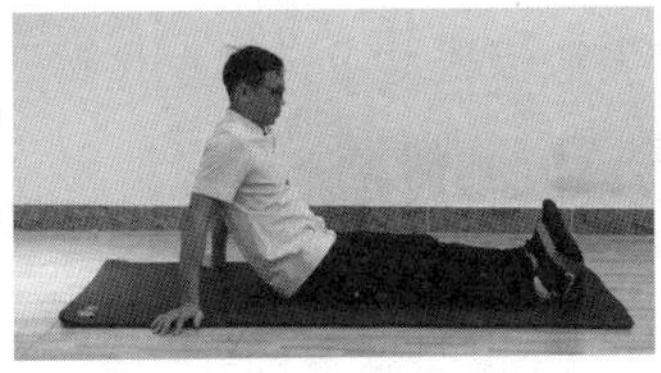

b

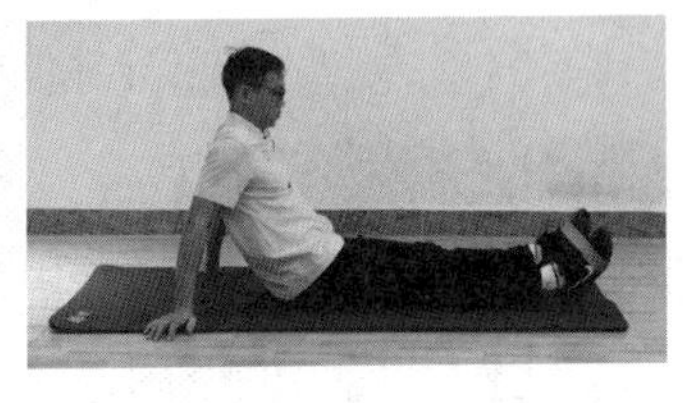

c

图 9-19　弹力带外旋

（三）平衡球单腿支撑

1）动作名称：平衡球单腿支撑。

2）动作作用：激活踝部肌群，增强本体感觉和平衡觉。

3）动作要领（图 9-20）。

（1）单腿站立于平衡球上，双手自然活动以平衡身体。

（2）可左右交替进行。

4）运动负荷：在安全的环境下，进行 3 组 ×6 次 / 组训练，每组间歇 30 s。

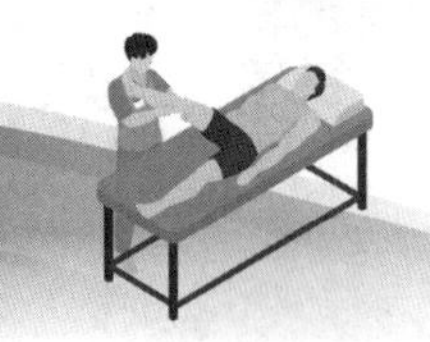

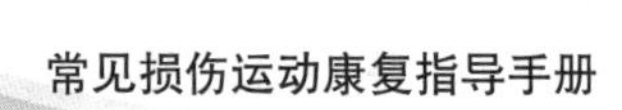

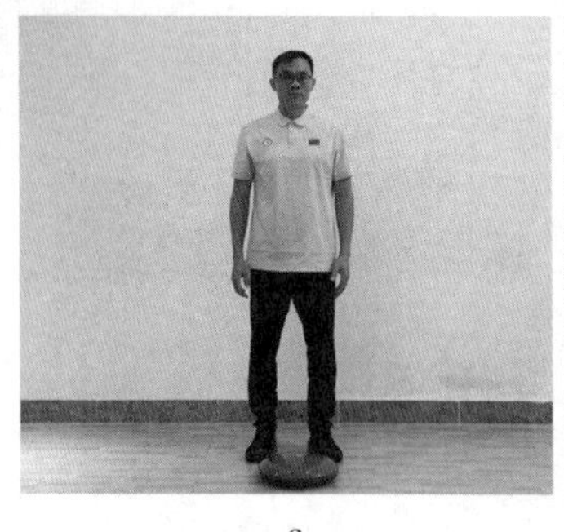
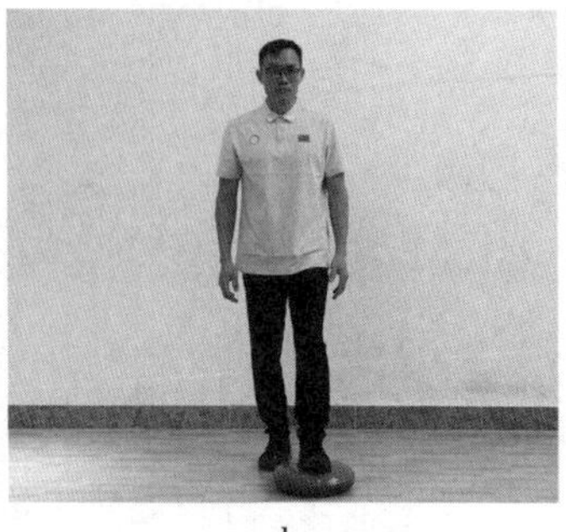
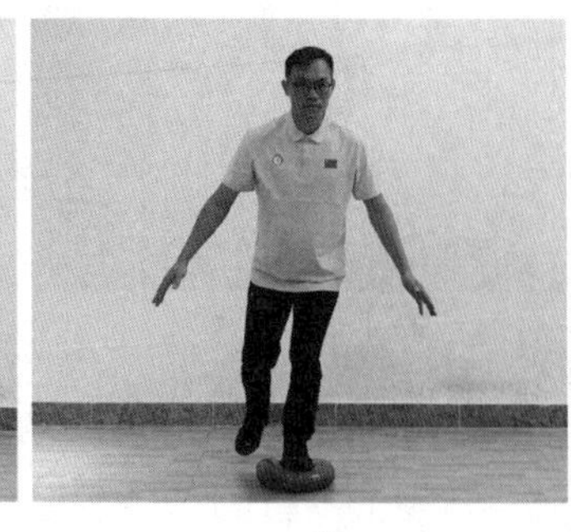

a b c

图 9-20 平衡球单腿支撑

六、踝部功能训练——强化阶段

（一）分腿提踵

1）动作名称：分腿提踵。

2）动作作用：强化踝部肌群。

3）动作要领（图 9-21）。

（1）左腿在前，右腿足尖垫于矮凳上，双手叉腰，重心垂直于地面下蹲至右腿屈膝 90°，踝关节 90°。

（2）左腿做提踵—恢复—提踵—恢复动作。

（3）可左右交替进行。

4）运动负荷：在安全的环境下，进行 3 组 ×6 次 / 组训练，每组间歇 30 s。

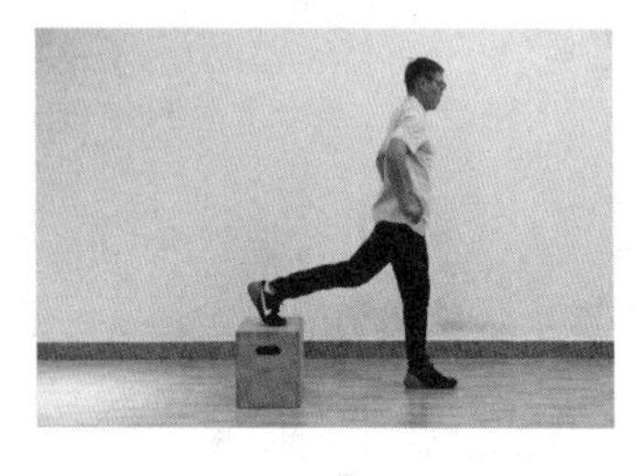
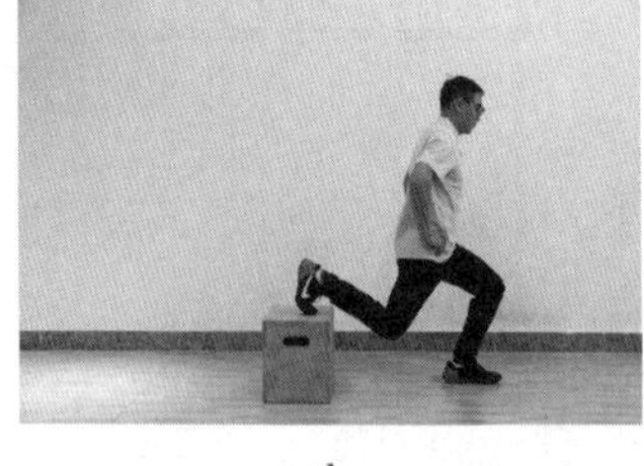
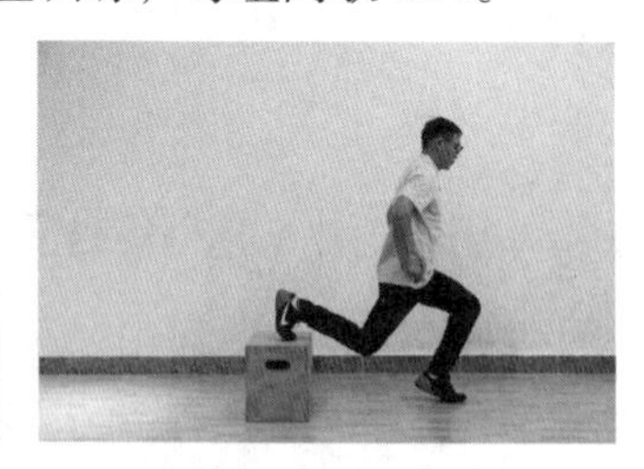

a b c

图 9-21 分腿提踵

（二）站姿勾脚尖

1）动作名称：站姿勾脚尖。

2）动作作用：强化踝部肌群。

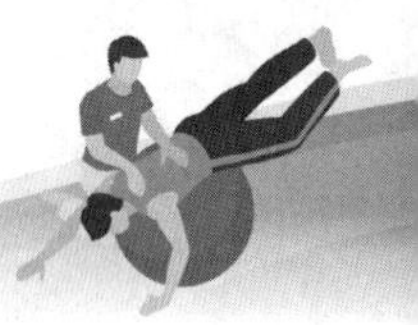

3）动作要领（图 9-22）。

（1）双脚微微打开，相互平行，自然站立，双手平举轻轻扶墙。

（2）保持足跟贴地，双侧踝关节做背屈，并尽量保持身体其他部位不动，再回到起始位。

4）运动负荷：在安全的环境下，进行 3 组 ×6 次 / 组训练，每组间歇 30 s。

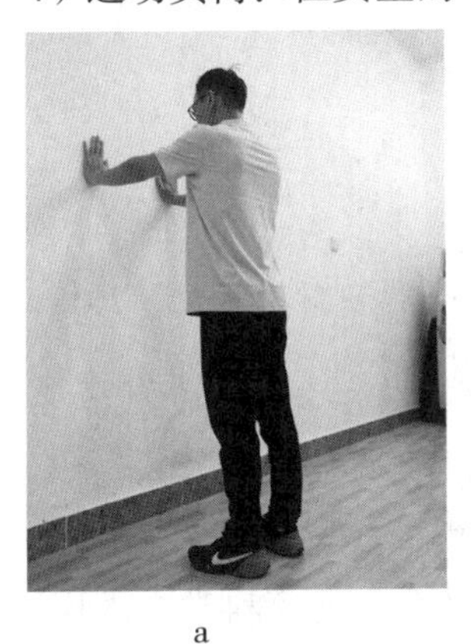

a

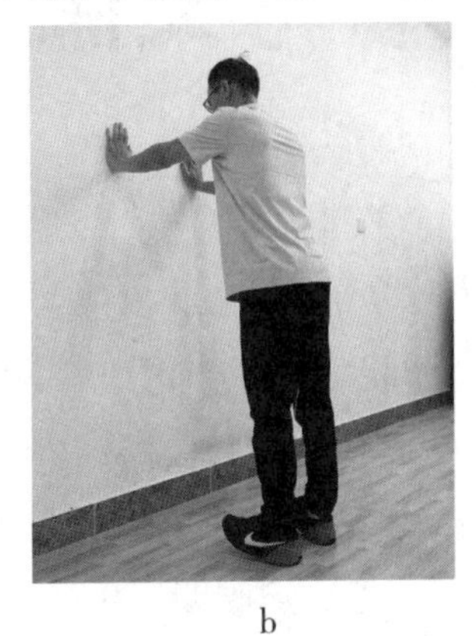

b

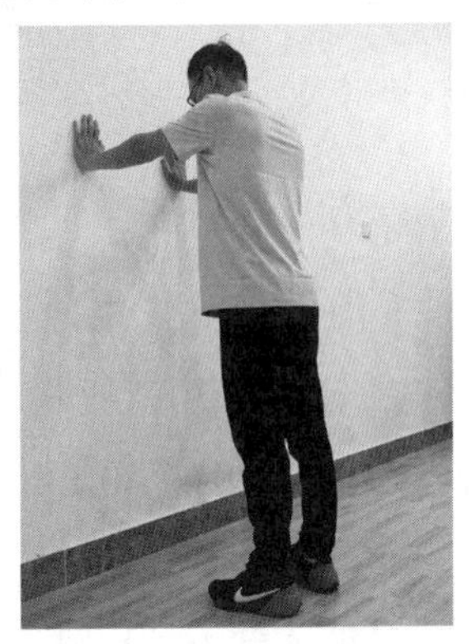

c

图 9-22　站姿勾脚尖

（三）站姿提踵

1）动作名称：站姿提踵。

2）动作作用：强化踝部肌群。

3）技术标准（图 9-23）。

（1）双脚微微打开，相互平行，自然站立，双手平举轻轻扶墙。

（2）双侧同时提踵（踝伸）并尽量保持身体其他部位不动，再回到起始位。

4）运动负荷：在安全的环境下，进行 3 组 ×6 次 / 组训练，每组间歇 30 s。

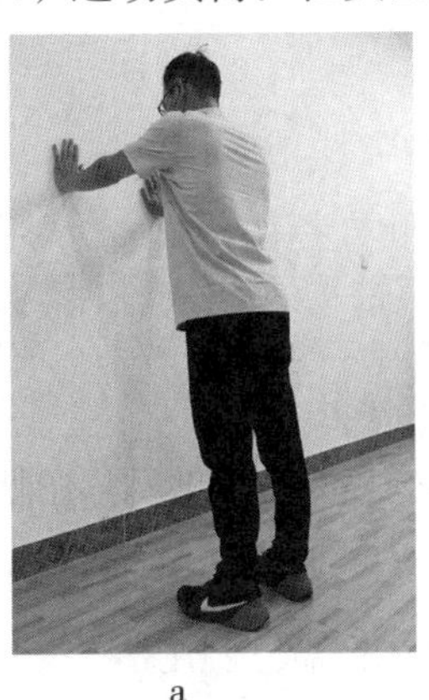

a

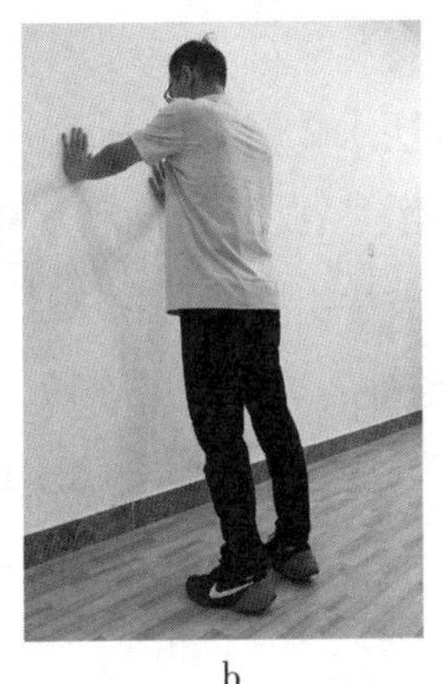

b

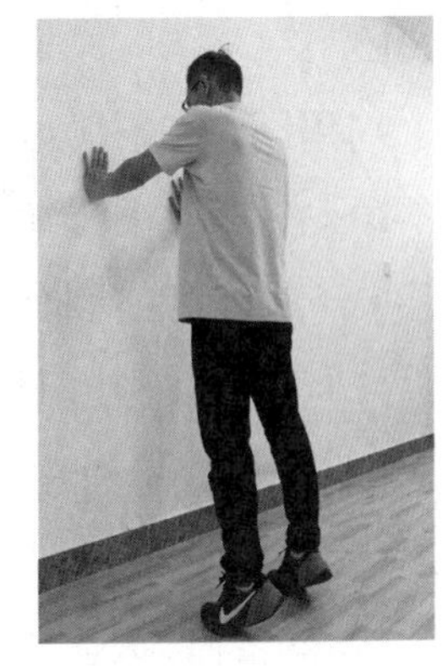

c

图 9-23　站姿提踵

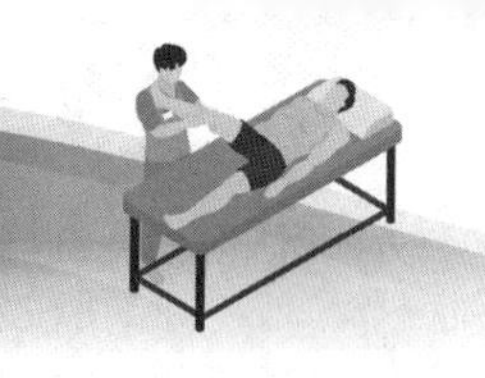

参考文献

［1］王国祥，王琳．运动损伤与康复［M］．北京：高等教育出版社，2019.

［2］运动康复产业联盟．2020—2021年中国运动康复产业白皮书［J］．中国运动医学杂志，2021，40（9）：749–756.

［3］〔澳〕朱尔，〔英〕法拉，〔澳〕特里莱文，〔澳〕奥利里．颈痛障碍康复管理：基于循证到方法［M］．王于领，廖麟荣，主译．北京：北京科学技术出版社，2021.

［4］〔日〕赤羽根良和．肩关节功能障碍评估和手法治疗：改善挛缩、缓解疼痛、恢复关节功能［M］．谢地，主译．北京：北京科学技术出版社，2022.

［5］〔日〕熊谷匡晃．髋关节功能障碍评估和手法治疗：改善挛缩、缓解疼痛、恢复关节功能［M］．马玉宝，主译．北京：北京科学技术出版社，2023.

［6］〔日〕桥本贵幸．膝关节功能障碍评估和手法治疗：改善挛缩、缓解疼痛、恢复关节功能［M］．马全胜，朱毅，主译．北京：北京科学技术出版社，2022.

［7］王予彬，王惠芳．运动损伤康复治疗学［M］．2版．北京：科学出版社，2019.

［8］《运动康复技术》编写组．运动康复技术［M］．北京：北京体育大学出版社，2015.

［9］周同，王于领．运动疗法［M］．广州：中山大学出版社，2017.

［10］〔美〕美国运动医学会．ACSM运动测试与运动处方指南［M］．9版．王正珍，主译审．北京：北京体育大学出版社，2018.

［11］丁文龙，刘学政．系统解剖学［M］．9版．北京：人民卫生出版社，2018.

［12］付德荣，肖才坤，李豪杰．肌动学［M］．北京：北京体育大学出版社，2020.

［13］李富德．人体解剖生理学［M］．北京：人民卫生出版社，2013.

［14］曲绵域，于长隆．实用运动医学［M］．北京：北京大学医学出版社，2003.

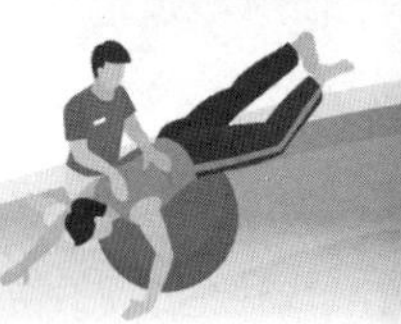

［15］涂文坚，王蕾，曾育辉．运动损伤急救［M］．北京：社会科学文献出版社，2022.

［16］〔英〕埃尔斯，〔美〕梅尔斯．筋膜释放技术：身体结构平衡调整［M］．翁长水，张丹玥，主译．北京：北京科学技术出版社，2018.

［17］〔芬〕罗马拉，〔芬〕皮尔曼．筋膜手法实用指南：基于循证和临床到技术［M］．李思雨，陈婷，等主译．北京：北京科学技术出版社，2019.

［18］〔美〕鲍伊尔．体育运动中的功能性训练［M］．2版．张丹玥，王雄，译．北京：人民邮电出版社，2017.

［19］〔美〕迈尔斯．解剖列车：徒手与动作治疗的肌筋膜经线［M］．关玲，主译．北京：北京科学技术出版社，2018.

［20］孙小华，李豪杰．运动防护［M］．北京：北京体育大学出版社，2016.

［21］王俊华，杨毅．康复医学导论［M］．北京：人民卫生出版社，2019.

［22］王之虹，于天源．推拿学［M］．北京：中国中医药出版社，2012.

［23］国家体育总局训练局国家队体能训练中心．身体功能训练动作手册［M］．北京：人民体育出版社，2014.

［24］〔法〕布鲁萨尔－德瓦尔，〔法〕加诺．身体灵活性科学训练［M］．闫琪，译．北京：人民邮电出版社，2021.

［25］〔美〕美国运动医学会．NASM-CES 美国国家运动医学学会纠正性训练指南［M］．王维，JUZPLAY® 运动训练表现，译．北京：人民邮电出版社，2019.